Ingfried Hobert

Körperbewusstsein und Zellintelligenz

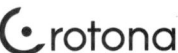

Dr. med. Ingfried Hobert

Körperbewusstsein und Zellintelligenz

Mit der Kraft der Zellen zu mehr Gesundheit und Lebensfreude

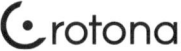

Deutsche Originalausgabe:

1. Auflage 2011

© Crotona Verlag GmbH

Kammer 11

83123 Amerang

www.crotona.de

Alle Rechte der Verbreitung, auch durch Funk, Fernsehen, fotomechanische
Wiedergabe, Tonträger jeder Art und auszugsweisen Nachdruck, sind vorbehalten.

Umschlaggestaltung: Annette Wagner
unter Verwendung von outer space star © Yang MingQi #2176393 / Fotolia.com

Druck: Bercker • Kevelaer

ISBN 978-3-86191-016-9

INHALT

EINLEITUNG

WAHRNEHMUNG UND BEWUSSTSEIN ALS EVOLUTIONSMOTOR

Je stärker das Bewusstsein verfeinert wird,
desto größer wird die Übereinstimmung
mit der natürlichen Welt.

DALAI LAMA

Schon während meines Studiums und der anschließenden Facharztausbildung begleitete mich immer das Gefühl, dass an alledem, was ich lernen durfte und musste, etwas ganz Entscheidendes fehlte. Sehr mechanisch und statisch beschrieb die Schulmedizin ein Menschenbild, in dem der menschliche Körper völlig getrennt von Umwelt und Kosmos existiert. Ganz entscheidende Fragen des Menschseins blieben unbeachtet und wurden sogar bewusst abgelehnt. Die Ignoranz, mit der sie auch alles abwertete, was andere Kulturen zu anderen Zeiten hervorgebracht hatten, machte mich zunehmend neugierig. Wie kann sich die Schulmedizin nach siebzig Jahren erdreisten und bis heute alles ablehnen, was der Erfahrungsschatz der Menschheit über Jahrtausende zusammengetragen hat.

Meine Neugierde führte dazu, dass ich fast alle Semesterferien in Krankenhäusern ferner Länder verbrachte. Auch die späteren Urlaube nutzte ich intensiv, um Naturvölker aufzusuchen, Schamanen zu befragen, in Tempeln zu meditieren und in den Konsultorien örtlicher Heiler meinen Wissensdurst zu befriedigen. Ich wollte nicht nur wissen, wie andere Kulturen und Völker mit Gesundheit und Krankheit umgehen, sondern vor allem interessierten mich Antworten auf die entscheidende

Frage, der ich auch dieses Buch widmen möchte: Was macht eigentlich ein Leben zu einem erfüllten und gelungenen Leben? Welches sind die Faktoren, die das Leben bereichern, und welche schränken es ein? Was hält uns wirklich gesund, nährt uns und hebt unser Energieniveau an, und was sind die Dinge, die zehren und unser Energieniveau absenken? Wie können wir der Gefahr eines allzu normalen Lebens entkommen und bislang unentdeckte Potenziale, Ressourcen und Möglichkeiten, die in unserem Zellbewusstsein schlummern, zur Entfaltung bringen? Kann die in der Tiefe der Zelle verankerte Intelligenz und Weisheit uns sinnvoll unterstützen, nicht nur um nachhaltig vital zu bleiben, sondern auch um weiterhin an der Evolution teilzuhaben und unser Bewusstsein zu entwickeln? Welche Naturgesetze bestimmen auf dieser Reise unser Leben, und wie schaffen wir es, diese in Alltagssituationen im Auge zu behalten und sinnvoll anzuwenden? Wie können wir neue Lebensstile entwickeln, die uns wieder näher an die Natur herantreten und uns auf all den verschiedenen Ebenen im Einklang mit ihr leben lassen? Kann uns das asiatische Heilwissen – allen voran die tibetische Weisheitsmedizin – Unterstützung bieten, um den Alltag ernster als bisher neu auszurichten, so dass unser Leben bereichernder und erfüllender für uns und andere ist?

Die Beschäftigung mit der Wirklichkeit ist letztlich eine Auseinandersetzung mit dem, was in mir wirkt. So formt sich meine tägliche Realität aus der Sichtweise heraus aus der ich sie betrachte. Spüre ich ein tiefes „Lächeln" in mir und schaue ich aus diesem Lächeln heraus in die Welt so lächelt sie mir zurück.

Das, was die Evolution vom Einzeller bis heute am meisten vorangetrieben hat, ist gleichzeitig das, was uns heute gesund erhält und ein erfülltes und letztlich gelungenes Leben möglich macht. In dieser Hinsicht geht auch die Evolution weiter. Was ihr dient, wird vom System gefördert. Herausforderungen werden zu Chancen der Weiterentwicklung. Gesteigerte Wahrnehmung bzw. ein starkes Bewusstsein ist der eigentliche Evolutionsmotor. Wahrnehmung schafft Verbindung. Verbindung ermöglicht die Aufnahme neuer Reize und schenkt die Chance, darauf adäquat und immer wieder anders zu reagieren. Aus dem Austausch und der Auseinandersetzung mit den „Resultaten" erfolgen Erfahrungen, die integriert werden und damit Neues schaffen, das wirkt und eine neue Wirklichkeit aufbaut. Drei Verbindungen haben sich als Schlüssel zum Leben entpuppt: Die Verbindung zur Natur, zu den Mitmenschen und zu mir selbst. An allen drei Verbindungen können wir erfolgreich arbeiten oder aber auch daran scheitern.

Verbindung entsteht durch Wahrnehmung und Bewusstsein in Sprache und Ausdruckform. Dies generiert Energie. Ohne Energie ist jegliche Handlung eingeschränkt. Energie schöpft man aus verschiedenen Bereichen, auf die ich in diesem Buch eingehe.

Das verfeinerte Bewusstsein bzw. die geschärfte Wahrnehmung und Reflexion schafft Überlebensvorteile, stärkt unser System und führt zu mehr Gesundheit und Wohlbefinden. Spannend sind dabei all die Verfahren und Techniken, die wir haben, um Bewusstsein zu stärken. Das *Shen* spielt dabei die entscheidende Rolle. Shen ist so etwas wie das Bewusstsein hinter dem Bewusstsein. Es ist aus Sicht der alten Taoisten das verbindende Glied zur universellen Schöpferkraft. Shen ist im Herzen zu Hause. Mit vielen Verfahren der traditionellen fernöstlichen Medizin- und Weisheitssysteme lässt sich Shen stärken.

In diesem Buch möchte ich – ohne Anspruch auf Vollständigkeit – mit Ihnen einen Blick auf die wichtigsten Gesetze werfen, die das Leben bestimmen, und dabei mit Hilfe der asiatischen Perspektiven herausarbeiten, wie wir konkret im Alltag diese Kenntnisse umsetzen können, so dass unser Leben lebenswerter und erfüllter wird. Auf diesem Weg steht den „herausfordernden" Programmierungen unserer Zellen gleichzeitig unsere Körperintelligenz gegenüber. Mit Hilfe der Weisheit unseres Systems, unseres besonderen Wahrnehmungspotenzials und unseres zur achtsamen Reflexion fähigen Bewusstseins sowie unserer Fähigkeit, gezielt kraftvolle Schwingungsmuster und Felder aufzubauen, können wir das Zellbewusstsein beeinflussen und damit unsere Ressourcen, Stärken und Talente gezielter zu Tage fördern. So können wir unsere Realität in einer Weise umgestalten, die es uns ermöglicht, das Genie auszuleben, das in uns angelegt ist.

Wir alle sollten ernsthafter als bisher dieser Erkenntnis ins Auge schauen und eine nachhaltige Intentionswandlung vollziehen. Dieses Buch soll Ihnen die dazu nötige Motivation sowie Inspiration und Techniken vermitteln, die Ihnen die Schubkraft schenkt, um mit neuen Bewusstseinsfelder Ihren Alltag nachhaltig zu verbessern. Das Ziel ist es, die Welt zu einem besseren Ort zu machen, indem wir selbst mit gutem Beispiel vorangehen und unser Leben neu ausrichten.

Die Weisheit und Intelligenz unseres Körpers ist darauf ausgerichtet, uns auf diesem Weg zu helfen. Mit der ihr innewohnenden Kraft können wir das Zellbewusstsein über alte Begrenzungen hinauswachsen lassen.

Wir leben in einer Zeit des Wandels und außergewöhnlicher Herausforderungen. Vieles von dem, was auf der Welt geschieht, müsste so nicht sein. In vielen Bereichen läuft einiges schief; und Vieles davon wird so nicht weitergehen. Äußerst unwahrscheinliche, statistisch fast ausgeschlossene Katastrophen (schwarzer Schwan), wie etwa in Japan, deuten bereits einen Wandel an. Was nicht sein darf, wird bald nicht mehr sein. Auf der Suche nach Auswegen und nachhaltigen Lösungen sind wir gut beraten, wenn wir uns verstärkt mit den unsichtbaren Welten befassen, die unser Leben bestimmen.

Auf den Weg zu einem gelungenem Leben sind einige grundsätzliche Faktoren, denen ich mich in diesem Buch widmen möchte, sehr hilfreich:

1. **Kenntnis und Gespür der Faktoren, die das Leben fördern**
   Zellforschung, Evolutionsbiologie und Quantenmedizin belegen, welche Verhaltensoptionen der Weiterentwicklung dienen.

2. **Kenntnis und Gespür der Faktoren, die das Leben einschränken**
   Volksweisheiten, religiöse Verhaltenskodexe, traditionelles Heilwissen anderer Kulturen und Zeiten und natürlich die moderne Psychologie geben hier klare Hinweise über die Herausforderungen und Hindernisse.

3. **Kenntnis und Verständnis der Naturgesetze,**
   die das Leben steuern
   Wer die Spielregeln eines Spieles beherrscht, tut sich leichter und
   nimmt mit deutlich mehr Spaß daran teil. Dem renommierten
   Arzt und Verhaltensforscher Ruediger Dahlke ist es mit seiner
   lebensnahen Interpretation und seiner speziellen Weiterentwicklung der „Hermetischen Gesetze" sowie der „Archetypenlehre"
   C.G. Jungs zu verdanken, dass ein alltagstaugliches Grundwissen
   zur Verfügung steht, dessen Anwendung das Menschsein in all
   seinen Facetten erleichtert.

4. **Ein Gespür für Spiritualität und inneres Wachstum**
   Der Drang, die Wahrheit zu erfahren und die Möglichkeiten und
   Grenzen des eigenen Bewusstseins erforschen zu wollen. Das Anerkennen einer universellen inneren Weisheit und Schöpferkraft,
   die uns herausfordert und hilft, über das Normale hinauszuwachsen, um das Eigentliche und Einzigartige zu finden. Dankbarkeit
   und Demut sind dabei hilfreiche Begleiter.

5. **Bewusstsein, Wahrnehmung und Empathie**
   Verbindung zur Natur, Verbindung zu anderen Menschen und
   Verbindung zu mir selbst, dies sind die drei wesentlichen Energiequellen und gleichzeitig Schlüssel für die Verbindung mit der
   Schöpferkraft. Eine innere Haltung, die in der Schönheit der Natur und in der Schönheit des anderen sich selbst (und damit das
   Göttliche) erkennt, hat den Geschmack der Verbindung und Einheit auf der Zunge...
   Urteilsfreie Wertschätzung der Dinge und Menschen, so wie sie
   sind, und eine Haltung, die das Leben aller bereichern möchte,
   drückt sich letztlich in bewusster bzw. gewaltfreier Kommunikation aus.

6 Anschubkraft und Ausdauer

Asiatische Übungen, Rituale und spezielle Therapien sind in der Lage, Verbindungen mit der Schöpferkraft aufzubauen, um so Trennung Stück für Stück zu überwinden. Sie können, richtig angewendet, das Bewusstsein schärfen und innere Weisheit erlebbar machen.

Die göttliche Musik lässt ohne Unterlass ihre Harmonien in uns erklingen, aber das sinnliche Leben ist so laut, das es diese subtile Melodie übertönt, diese Melodie, die so anders klingt als alles andere und die jeder sinnlichen Realität weit überlegen ist.

MAHATMA GANDHI

KAPITEL 1

DIE WEISHEIT DES KÖRPERS UND SEINER ZELLEN

Eine reiche Erde voller unbegrenzter Möglichkeiten

Jeden Tag aufs Neue verleihen Naturschauspiele, Pflanzen, Tiere und Menschen unserem Planeten ein neues Gesicht. Er ist ein Organismus, der niemals schläft und einem eigenen Rhythmus folgt. Er entwickelt sich und unterliegt dabei seinen ganz eigenen Gesetzmäßigkeiten.

Überall gibt es Leben, alles scheint so wunderbar verwoben und miteinander verbunden. Alles ist in Bewegung, fließt und entwickelt sich fortwährend weiter. Wir Menschen bewohnen die Erde und teilen sie mit allen Lebewesen. Die Erde sorgt für uns. Wir trinken ihr Wasser und nutzen ihre Pflanzen und Früchte, um uns zu ernähren. Die Blätter der Bäume schenken uns frische Luft zum Atmen. In ihrem Schatten ruhen wir uns aus, und an den Stämmen können wir uns jederzeit anlehnen. Im Gleichgewicht der Natur hat alles einen Sinn. Jedes noch so kleine und bescheidene Lebewesen hat eine Aufgabe. Es dient sich selbst und seiner Umgebung. Ob Vögel in der Luft oder wilde Tiere im Wald, sie alle leben zufrieden in der Umgebung, welche die Natur ihnen bereitet hat. Wir Menschen dürfen an dieser Fülle der Natur mit ihren unbegrenzten Möglichkeiten teilhaben. Dank unseres reflektierenden Geistes und unseres Bewusstseins können wir uns all der Annehmlichkeiten erfreuen, die uns die Natur in ihrer unermesslichen Fülle bereitstellt. Wir können uns Unterkunft suchen und diese ganz nach unseren Wünschen passend einrichten, genauso wie wir passende Kleidung und gesunde Ernährung auswählen können, um dann tatkräftig und schöpferisch unsere ganz persönlichen Vorlieben auszuleben.

Wir sind frei zu entscheiden, ob wir uns Dutzenden von Zwängen und gesellschaftlichen Programmen unterwerfen oder ganz eigene Lebensmodelle entwickeln.

Kommt das Glück von außen oder von innen?

Es zeigt sich heute zum ungläubigen Entsetzen vieler, dass sich eine grundlegende, schon lange latent vorhandene Ahnung immer mehr zu bestätigen scheint. Das, was uns Mystiker, Philosophen und Weisheitsgelehrte schon seit Menschengedenken nahe bringen wollen, wird zunehmend zu einer Gewissheit: Das eigentliche Glück ist niemals außen zu finden, sondern nur im Inneren. Oder wie der Dalai Lama es kürzlich erst wieder formulierte:

„Wenn dir im Inneren etwas fehlt, nützt dir der größte äußerliche Reichtum nichts."

Viel ernsthafter als bisher sind wir heute gefordert, uns darüber klarzuwerden, dass unsere gegenwärtige Kenntnis des menschlichen Bewusstseins und all seiner Möglichkeiten und Werkzeuge noch in den Kinderschuhen steckt und völlig ungenügend ist, vergleicht man es mit dem, was wir an Erkenntnissen über die physische, materielle Welt gesammelt haben. Wir leben in einem riesigen Missverhältnis betreffend unseres Wissens über die innere und äußere Welt. Unsere Freude am Leben und unser Glück im weitesten Sinne strömen aus einer unsichtbaren Quelle unseres Seins. Dieser Wahrheit müssen wir ins Auge schauen, denn aus diesem Inneren heraus entspringen unsere Gefühle, Bedürfnisse, Gedanken und Handlungen mit all ihren Konsequenzen für unsere Zukunft und die unserer Umwelt. Nicht das, was wir haben, macht uns glücklich, sondern wie wir mit dem umgehen, was wir sind und haben. Es kommt letztlich auch nicht so sehr darauf an, was ich alles im Leben getan habe, sondern vielmehr darauf, wie ich mich gefühlt habe, als ich es tat. Habe ich im vollen Bewusstsein und in Übereinstimmung mit dem, was in mir lebendig war, gehandelt?

Glücklich oder unglücklich sind wir nicht durch unsere Lebenslage, sondern durch unsere Einstellung zum Leben.

HAZRAT INAYAT KHAN

Gewinnt zum Schluss das Genie oder der mit dem meisten Spielzeug?

Werfen wir einen Blick auf die großen Menschen der nahen und fernen Vergangenheit. Auf Genies und Berühmtheiten verschiedenster Disziplinen. Wir erkennen Männer und Frauen, die kaum Anspruch und wenig irdischen Besitz hatten, deren inneres Gefäß aber mit größten Schätzen angefüllt war, so dass sie für Millionen von Menschen Wegweiser und Quelle von Kraft und Weisheit waren. Betrachten wir nur die Propheten und Begründer der Weltreligionen – oder Menschen wie Aristoteles, Platon, Sokrates, Konfuzius, Kopernikus oder Albert Schweitzer – und die Umgebung, in der sie lebten, dann können wir unschwer daraus folgern, dass Luxus und Überfülle nicht im Geringsten notwendig sind für das innere Aufblühen eines Menschen. Wir sehen eher, dass schwer zu meisternde Herausforderungen diesen Menschen die Möglichkeit gaben, zu reifen und sich zu etwas Außergewöhnlichem zu veredeln. Selbst die intelligentesten Männer und Frauen unserer Zeit ziehen heute noch Kraft aus Leben und Äußerungen dieser großen Menschen der Vergangenheit.

Trotz größter technischer Leistungen und wissenschaftlichen Fortschritts und trotz unvorstellbarer Bequemlichkeiten in unserem glanzvollen Zeitalter haben wir es nicht geschafft, einige wenige Männer und Frauen hervorzubringen, die über die gleiche Haltung, den gleichen Intellekt, die gleiche Moral und Geistigkeit verfügen wie die meisten dieser großen geschichtlichen Gestalten, die in einer Zeit der Dunkelheit, der Härten und des Mangels lebten. Wenn wir über Erfüllung im Leben nachdenken und die Zukunft planen, müssen wir zuvor aus der Vergangenheit eine Lehre ziehen und herausfinden, warum wir im Äußeren immer reicher werden, während unser innerer Schatz gleichzeitig zu verarmen droht. Es scheinen die Informationsflut und die unaufhörlich herabrollenden Tsunamis an Ablenkungsmöglichkeiten im Äußeren zu sein, die uns, jetzt mehr als je zuvor, davon ablenken, nach innen zu gehen und unseren Blick in die Innenwelt zu lenken, um dort Halt zu finden. Halt in einer immer haltloseren Welt, die den sichtbaren Körper sowie überhaupt alles Sichtbare überbetont. Eine Welt, die nach Besitz, äußerlichem Vergnügen und Macht strebt und dabei die geistige und spirituelle Natur des Menschen ebenso leugnet wie die Existenz eines umfassenderen Bewusstseins und einer allmächtigen intelligenten Ursache des Universums. Ist die Menschheit inzwischen glücklicher, tugendhafter und friedvoller geworden, als sie es irgendwann in der Vergangenheit war? Wieso zeigen uns Statistiken immer wieder, dass die glücklichsten Menschen in Bangladesh und im Norden Skandinaviens leben, und nicht in den wohlhabenden und fortschrittlichsten Nationen? Weder der Luxus Dubais und Abu Dhabis noch der New Yorks scheinen danach Anteil am Glücklichsein zu haben. Klar ist auf jeden Fall, dass dort, wo es noch zu keiner vollständigen Abtrennung von der Natur gekommen ist, wo Menschen noch Kontakt zu Natur haben, diese pflegen, behüten und sich in die Gesetzmäßigkeiten eingebunden fühlen, das Maß an Erfüllung höher ist. Erst recht wenn dies einhergeht mit hohen Tugenden, edlen Charaktereigenschaften und wenn die Ideale des Familienlebens hochgehalten werden. Gleichzeitig lässt sich unschwer beobachten, dass je höher der Grad an Tugendhaftigkeit und Reife eines Volkes ist, mit desto weniger Polizisten, Militär und Gesetzen kommt dieser Staat aus.

Das Wissen um die Gesetzmäßigkeiten der Natur und die bereits gemachten Erfahrungen reichen aus, um ein rechtschaffendes Dasein auf dem Boden von Wohlwollen und gegenseitiger Unterstützung zu führen.

Treibende Evolutionskräfte – ungeahnte Möglichkeiten

Doch geht es wirklich nur darum, erfüllt und möglichst gesund zu leben? Liegt nicht die größte Erfüllung eines gelungenen Lebens darin, Wissen und Erkenntnis über die Wirklichkeit und die potenziellen

Möglichkeiten des Menschseins und die ihm innewohnenden Kräfte zu erfahren und diese zum Wohle aller praktisch anzuwenden; Kraftpotenziale zu erschließen, kreativ Neues zu erschaffen und über sich selbst hinauszuwachsen sowie dabei einen Beitrag für die Weiterentwicklung auf unserem Planeten zu leisten?

Kein Geringerer als Carl Friedrich von Weizsäcker, einer der bedeutendsten Brückenbauer zwischen abendländischer Wissenschaft und östlicher Weisheit, ist überzeugt davon, dass weite Bereiche des geistigen Potenzials des Menschen noch unerschlossen sind und auf Erweckung warten.[1] Er geht davon aus, dass in jeder Zelle, in jedem Menschen und auch im Kollektiv ein permanenter Impuls zur Evolution am Werk ist; ein Drang zu spirituellem Fortschritt und Weiterentwicklung, der bei naturgemäßer Lebens-und Verhaltensweise zu einer Art geistiger Wiedergeburt führen kann. Diese antreibende Kraft wird im Yoga als mächtige Kundalini-Energie bezeichnet, die in der Lage ist, den Menschen zur Entfaltung seiner Möglichkeiten und seines inneren Potenzials zu führen. Ungewöhnliche künstlerische Talente, Heilkräfte, Vorausschau und vielerlei andere wunderbare Gaben können aus dem Verborgenen hervortreten und sich zur Genialität entwickeln. Ein Mensch mit der Intention, wachsen zu wollen, mit gesunder Konstitution, einem wachen Geist und edlen Charaktereigenschaften kann sich zu einem wahren Wunder an außergewöhnlicher Faszinations- und Anziehungskraft entfalten. Der Impuls zu einer solchen Entwicklung ist in jedem Menschen vorhanden, doch nur bei den Wenigsten wird er wahr- und ernst genommen und wirklich erweckt, so dass dieser Mensch auf die nächsthöhere Entwicklungsebene gehoben wird, die von der göttlichen Ordnung für ihn bestimmt ist. Der Impuls aus der Zelle war der Anfang. So konnte sich das entfalten, was von Natur aus angelegt war.

Dieses wunderbare Kraftreservoir der Kundalini, als unmissverständliches Symbol des Göttlichen im Menschen, öffnet neue Horizonte unbeschreiblicher Möglichkeiten, die alle Vorstellungskraft sprengt. So schließt Weizsäckers Werk mit den Worten: „Der menschliche Geist

---

1   (Vgl.: Yoga und die Evolution des Bewusstseins, Amerang 2010).

ist so angelegt, dass kein Luxus und keine Schätze der Erde seine brennende Sehnsucht nach einer Erklärung der eigenen Existenz beruhigen können. Das ganze schwere Gewicht dieses Mysteriums, alle Fragen, die der Intellekt stellt, alles Leiden, alle Schmerzen, alle Qualen vergehen wie Nebel beim Aufgang der inneren Sonne, wenn das geheime Selbst, jenseits von Denken, Zweifel und Sterblichkeit, erkannt wird. Einmal erschaut, erleuchtet es die Finsternis des Geistes, so wie das Aufleuchten eines starken Blitzes die Dunkelheit der Nacht aufbricht, und verwandelt den Menschen…"

Sei selbst die Veränderung, die du in der Welt sehen willst.

GANDHI

KAPITEL 2

DIE INTELLIGENZ DER ZELLMEMBRAN

Das Vertrauen in die eigenen Kräfte, Ressourcen und Möglichkeiten muss wiederentdeckt und gezielt gestärkt werden. Moderne Quantenphysik, Epigenetik, neueste Erkenntnisse der Placebo-Forschung, aber auch das überlieferte Heilwissen asiatischer Kulturen, allen voran die Weisheitslehren der Tibeter, Konfuzianer und Yoga-Meister, beweisen, welche ungeheuren Potenziale in jedem von uns ungenutzt schlummern. Der Arzt der Zukunft wird ohne Zweifel ein Philosoph und Lehrer sein, der seinen Patienten hilft, sich wieder an ihre eigene Kraft zu erinnern und sie einzusetzen. Er wird ihnen Werkzeuge an die Hand geben, die ihnen Schubkraft geben, um das praktisch umzusetzen, was ihr Körper ihnen schon seit längerem mitzuteilen versucht.

Das Wunderwerk des Körpers bedarf in all seinen Facetten sicherlich keiner weiteren physiologischen Beschreibungen. Perfekt und unablässig dient unser System uns in so beeindruckender Weise, dass wir eigentlich singend und lachend durch den Tag tanzen müssten. Obwohl wir alles für ein außergewöhnliches Leben Notwendige mitbekommen haben, ist vielen von uns der Geschmack von Fülle und Leichtigkeit über die Jahre abhanden gekommen. Enge einschränkende Strukturen, Ansprüche und Erwartungshaltungen bestimmen inmitten einer Welt der Ablenkungen unmerklich immer intensiver unser Leben, kosten uns Freiheit und tragen die wachsende Gefahr eines normopathischen (unerfüllt abgelebten) Lebens in sich. Herkömmliche Medizin und Wissenschaft können an dieser sehr wichtigen Stelle kaum weiterhelfen.

Hilfreich kann es jedoch sein, sich mit all den Gesetzmäßigkeiten, in die wir verflochten sind und die ein gelungenes Leben möglich machen, zu beschäftigen. Die Intelligenz unserer Zellen, mit all ihren komplexen Strukturen und Ressourcen, kann uns zu etwas Neuem inspirieren und ungeahnte Kräfte verleihen. Voraussetzung ist jedoch ein starkes Körperbewusstsein und eine feine Wahrnehmung für die vielschichtigen Botschaften, die aus der Weisheit unserer Zellen zu uns dringen.

Unser Zellbewusstsein ist voller nützlicher Programme und sehr spezieller Muster, aber zugleich auch reich angefüllt mit Potenzialen und Möglichkeiten, auf die wie bisher kaum Zugriff genommen haben. Besonders in geraumer Vorzeit, aber auch heute noch dienen viele dieser Programmierungen unserem Überleben. Andere hingegen erweisen sich heute als echtes Hindernis auf dem Weg zu einem erfüllten Leben. Nur allzu oft treten wir in immer die gleichen Fettnäpfchen und regen uns über den inneren „Schweinehund" auf, der uns im Hamsterrad gefangen hält oder uns wie ein Esel hinter immer derselben Karotte herrennen lässt.

Im Alltag schränken viele dieser Gewohnheiten und Überzeugungen unser Leben ein. Projektionen und Kompensationsmechanismen lenken uns nur allzu gerne vom Wesentlichen ab, so dass kaum Raum bleibt, um das wahre Potenzial unserer Möglichkeiten auszuschöpfen.

Dank unserer vielfältigen Möglichkeiten der Wahrnehmung ist unser Bewusstsein in der Lage, sich weiterzuentwickeln und zu verfeinern. So können lebenseinschränkende Überzeugungen, Glaubenssätze und andere Hindernisse überwunden werden und den Weg zu weiterem Wachstum freimachen. An deren Stelle können wir ganz neue kraftvolle Felder aufbauen, die unserem Leben dienen und es auf erfrischende Weise bereichern. Ernsthafter als bisher sollten wir unsere Aufmerksamkeit auf die verborgene Weisheit, die bereits in unseren Zellen verankert ist, richten. Wir dürfen ihr weit mehr vertrauen und ihr durchaus mutiger als bisher Ausdruck verleihen. Das durch unsere Aufmerksamkeit ausgelöste Erwachen dieser Zellkräfte bringt eine Ausdehnung des Bewusstseins mit sich, die dem Einzigartigen und Genialen in uns die Türen öffnet und erstaunlich schnell Lebensumstände in einer Weise verändert, die unserem Leben neue Faszination und Tiefe schenkt.

Dabei geht es um nicht weniger als darum, die persönlich höchste Zukunftsmöglichkeit zu erkennen und mutig zu verwirklichen sowie gemeinsam daran mitzuwirken, das Leben aller zu bereichern.

> Die Welt ist voll von kleinen Freuden. Die Kunst besteht nur darin, sie zu sehen, ein Auge dafür zu haben.
>
> Li Tai Phe

Wahrnehmung als Schlüssel zur Weiterentwicklung

Der Mensch erkrankt, wenn er langfristig einzelne Teile des Körpers, der Psyche oder des Geistes aus der Wahrnehmung verdrängt oder ablehnt. Man könnte diesen Vorgang der Wahrnehmungsverweigerung auch als *innere Intoleranz* bezeichnen. Nur als Ganzes – mit allen Schwächen und Widrigkeiten – kann eine Person mit sich im Reinen sein und dauerhaft gesund bleiben. Das Erkennen des eigenen facettenreichen Selbst ist allerdings nur den wenigsten Menschen möglich. Dies geschieht in den seltenen Augenblicken, wo man nicht durch Alltagsdrogen oder die Medien abgelenkt ist. Gleichzeitig sind viele Menschen in einem permanenten Arbeits- und Leistungsdruck gefangen, der verhindert, dass sie sich selber wahrnehmen. Alle jene Menschen, die auf eine jahrelange Praxis der Meditationen zurückblicken, finden sich in einer entspannteren und angenehmeren Realität wieder, egal unter welchen äußeren Bedingungen sie leben.

Allerdings gibt es dann weitere Schwierigkeiten, die beachtet werden sollten. Wenn die Wahrnehmungsfähigkeit steigt (im Allgemeinen als erweitertes Bewusstsein bezeichnet), tritt ein Selbstverstärkungseffekt des Egos auf. Die Identifikation mit sich selber bläht sich wie eine Blase auf und verhindert die weitere Entwicklung der Selbsterkenntnis. Die eigene Wahrnehmungsfähigkeit wird auf das Wesentliche reduziert und dort zugleich hundertfach verstärkt. Das Wesentliche ist das, was wirklich existiert. Die Erfahrung der WIRKLICHEIT abzüglich der eigenen Vorstellungen dessen, was sein könnte. Der freie Mensch ist nicht an seinem Ego orientiert, sondern an etwas Höherem, das ihn befähigt, über sich selber hinauszuschauen und darüber hinauszuwachsen. Dies vermittelt ihm die Perspektive, Zusammenhänge zu erkennen und Lüge und Wahrheit auseinanderzuhalten. Spirituelle Bewusstseinstechniken, wie z.b. die Meditation, können Glaubenssätze, Muster, individuelle Neurosen und Zwangsvorstellungen im Zuge einer energetischen Aufarbeitung auflösen. Dies gibt dem Menschen seine Unabhängigkeit im Denken und Handeln zurück.

Das Quantenbewusstsein der Zelle

Die ersten Einzeller, die über drei Milliarden Jahre die Erde beherrschten, zeigen uns bereits, welche Faktoren nicht nur für das Überleben, sondern auch für ein gelungenes Leben verantwortlich sind. Die Entwicklung vom Einzeller zu höheren Lebensformen zeigte eine treibende Kraft. Es war und ist die Möglichkeit zu bewusster Wahrnehmung. Umso größter die Zelloberfläche mit ihren Wahrnehmungsrezeptoren war, desto „klüger" war die Zelle. Ihre Überlebenschancen wuchsen mit der Zahl der Wahrnehmungsrezeptoren. Diese nahmen die Umweltreize auf und spiegelten sie nach innen, worauf Effektor-Rezeptoren mit einem adäquaten Verhalten reagierten. Eine gestärkte Wahrnehmung wurde damit zum Schlüssel der Weiterentwicklung. Das Gleiche können wir heute auch feststellen. Je feiner unsere Wahrnehmung, desto größer unsere Übereinstimmung mit der natürlichen Welt. Durch Wahrnehmung schaffen wir Verbindung. Energie fließt und tauscht sich aus. Wahrnehmung bedeutet, die Wahrheit zu nehmen bzw. sie zu erkennen und so anzunehmen, wie sie ist. Gewahr zu sein bedeutet, eins zu sein mit der Wahrheit, mit dem, was um mich herum ist, wie auch immer es ist. Wertfrei einverstanden zu sein mit der Wirklichkeit und dennoch in einer Weise zu reagieren, wie es dem entspricht, was in mir lebendig ist.

Die heutige Zeit des „zu viel von allem" betäubt die Sinne und versperrt den Weg für das Eigentliche. So wird die Stimme der Körperweisheit nicht wahrgenommen. Je weniger wir mit ihr verbunden sind, desto größer sind unsere Ängste, die wir mit äußeren Ersatzbefriedigungen nur allzu gerne betäuben. Ist die Verbindung zu uns selbst abgerissen, fühlen wir uns entwurzelt und nur unzureichend geerdet. Wie im Nebel suchen wir Halt im Äußeren und sind froh, wenn uns andere sagen, was wir tun sollen. Wir nehmen Medizin und lassen unsere Organe austauschen, wenn sie schmerzen. Wir folgen den (Ver-)Führern und glauben den Bewusstseinsfeldern, die sie über uns legen.

Es gibt so viele Gewohnheiten und eingefahrene Programme, die uns intensiv und nachhaltig steuern, dass kaum Raum für Neues und wirklich intuitiv Eigenes bleibt. In der Gewohnheit und Routine liegt das größte Gefahrenpotenzial der menschlichen Entwicklung. Wenn es etwas zu fürchten gibt, dann ist es nicht die Zukunft, sondern bestenfalls die Vergangenheit. Dort haben sich die starren Muster gebildet und verfestigt. Auch die vielen „Nocebos", die negativen Glaubenssätze, die sich über die Jahre eingefräst haben wie in ein Stück Holz, blockieren unsere menschliche Weiterentwicklung.

Wenn ich aus einer empathischen Grundhaltung eine klare Wahrnehmung habe für das, was den Anderen bewegt und antreibt, kann ich ein besseres Verständnis für seine Handlungen aufbringen. Wenn ich wahrnehme, was meine Sinnesorgane mir mitteilen, trete ich in Kontakt mit meiner Umwelt. Wenn ich bewusst wahrnehme, was in mir lebendig ist und wie mich meine Bedürfnisse antreiben, kann ich mit Hilfe meines Bewusstseins darüber reflektieren, welche Handlungsmöglichkeiten ich habe. Ich kann vor allem die auswählen, die mein Leben und das möglichst vieler anderer bereichern, statt es einzuschränken. Je tiefer meine Wahrnehmung reicht, desto intensiver spüre ich etwas von der Schöpferkraft in mir und bin mutiger, meine Talente auszubilden.Wenn ich die Natur mit all ihren Kräften wahrnehme und darüber mit ihr in Verbindung trete, habe ich eine Kraftquelle, die nie versiegt.

Die bewusste Wahrnehmungsfähigkeit zu schulen, gelingt erst dann, wenn ich Werkzeuge benutze, die mir helfen, mein Wachbewusstsein auf ein höheres Niveau zu bringen. An dieser Stelle hat der Taoismus viel zu bieten.

Die Evolution des Bewusstseins beginnt in der ersten Zelle

Die Zeit ist reif für grundlegende Veränderungen. Die Ereignisse der letzten Zeit zeigen, dass wir vor großen globalen Veränderungen stehen. Jeder von uns ist jetzt gefordert, ernsthafter als bisher an sich zu arbeiten. Die Intelligenz unseres Körpers, mit der uns innewohnenden, mit allem verbundenen Weisheit, zeigt uns bereits überdeutlich den Weg. Dieser ist dabei gar nicht neu. Schon Goethe formulierte deutlich: „Wenn jeder nur vor seiner eigenen Tür kehren würde, wäre die ganze Welt sauber." Oder: „Jeder muss nur in sich selbst Frieden schaffen, und wir haben Frieden in der Welt."

Die alten Weisheitslehren Asiens versuchen es uns schon seit langem nahezubringen. Jetzt ist die Zeit der praktischen Umsetzung gekommen. Naturgesetze wollen nicht nur erkannt, sondern täglich in einer Weise praktisch umgesetzt werden, die das Leben aller bereichert und lebenswerter macht. Was kann es schließlich Höheres geben, als das Leben anderer zu erleichtern und zu bereichern. Die Intelligenz unserer Zellen steht uns auf diesem Weg hilfreich zur Seite. Das Zellbewusstsein hat verschiedene komplexe Aspekte, die sich nutzen lassen, um kraftvoll Veränderungen umzusetzen. Veränderungen, die es uns ermöglichen, inmitten der alltäglichen Herausforderungen zu einem erfüllten und gelungenen Leben zu finden.

Die Entwicklung des Menschen vom Einzeller bis heute ist geprägt von unzähligen evolutionären Herausforderungen. Der Mensch musste unendlich viel lernen, um zu überleben und sich als Teil einer sozialen Gemeinschaft weiterzuentwickeln. Die Evolution hat unsere Gehirne mit der Fähigkeit versorgt, in kurzer Zeit eine unvorstellbar große Anzahl von Verhaltensweisen und Überzeugungen abzuspeichern. Bereits in frühester Kindheit beobachten wir unsere Umgebung genau und speichern dabei schon das Weltwissen unserer Eltern direkt im Unterbewusstsein ab. Hier kommt es zu synaptischen Verdrahtungen, die uns oftmals ein Leben lang steuern. Viele der Verhaltensweisen und Überzeugungen unserer Eltern werden so schleichend zu unseren eigenen. Dazu kommt aber auch die Übernahme all der Erschütterungen und schmerzhaften Berührungen, die unsere Eltern aushalten mussten. Schicksalsschläge und traumatische Ereignisse stärkster Intensität sind häufig im Zellbewußtsein gespeichert, prägen das Denken und Handeln und werden so an die Kinder weitergegeben. Aber die erworbenen Glaubenssätze reichen von „ ich tauge ohnehin nichts" bis „ich habe es nicht verdient". Ein weiterer wichtiger, vielleicht der wichtigste Faktor überhaupt sind die unterschiedlichen Formen von Bindungstraumata aus frühester Kindheit, aus einer Zeit, als sich das Urvertrauen entwickelte und die Mutter die alles entscheidende Bezugsperson war. Inzwischen hat sich in der Neurophysiologie ein ganzer Forschungszweig der „Bindungstheorie" gewidmet. Hier werden Bindungstraumatisierungen und ihr Einfluss auf das Leben erforscht.

Jede Zelle strebt seit Urzeiten, ausgehend von ihrer Zellmembran, nach Verbindung mit anderen Zellen und nach Austausch mit der Umgebung. Dies ist die treibende Kraft der Evolution, die das Überleben sichert. Im täglichen Leben haben wir mit unserer Sprache jeden Moment erneut die Möglichkeit, dem Leben zu dienen, es einzuschränken oder gar es zu zerstören. Eine vergessene Form der lebensfördernden Kommunikation, die auf Selbsteinfühlung und wohlwollendem Verständnis dessen, was im Anderen lebendig ist, statt auf Egoismen aufbaut, kann uns helfen, das Leben nicht nur zu bereichern, sondern ihm eine grundlegende Wendung zu geben. Verbindungen in den Mittelpunkt des täglichen Strebens zu stellen, um daraus Wachstumsimpulse zu erhalten, entspricht dem tiefsten Bedürfnis der Zelle.

Wir tragen also Programmierungen unterschiedlichster Ausprägung in uns. Viele davon haben unser Überleben einmal gesichert, sind nun aber das Leben einschränkender Ballast. Dieser Ballast blockiert uns nicht nur in unserer Entfaltung, sondern er treibt uns immer wieder zu Handlungen mit Auswirkungen, die uns erneut das Leben erschweren oder – wie die Asiaten sagen würden – neues Karma aufbauen.

„Es ist unwichtig, wer wir sind, was wir tun, wie schön wir sind oder wie viel Geld wir haben. Was wirklich zählt, ist unsere Kenntnis der Naturgesetze, denn durch das Verständnis der Naturkräfte befreien

wir uns aus ungesunden Gewohnheiten, die uns im Kreislauf negativer Muster festhalten."

JOSEPH LEVRY

Seit Einstein wissen wir, dass die klassische Physik unsere sichtbare
Welt nur bis zu einem bestimmten Punkt und leider nur in einem sehr
begrenzten Ausmaß erklären kann. Die Quantenphysik dagegen tritt
in die unsichtbare Welt ein und liefert plausible Erklärungsmodelle,
die zur großen Überraschung aller deckungsgleich sind mit dem, was
Schamanen, Mystiker, Yogis und Weise des Ostens aus fernen Zeiten
zusammengetragen haben. Sie sind zu Erkenntnissen über die Gesetze der Natur und die unsichtbaren Kräfte, die sie steuern, gekommen,
die sie in Wort und Schrift weitergetragen haben. Bruce Lipton trägt
dem Rechnung, wenn er schreibt: „Die vielleicht wichtigste Botschaft
der Quantenphysik und der Feldexperimente ist, dass alles mit allem
verbunden ist. Unser Universum funktioniert nicht hierarchisch und
linear, sondern relational (alles steht in Beziehung zueinander) und
fraktal."[2]

Verlassen wir einmal die materialistische Newtonsche Physik, die
den Körper als eine Summe von quantitativ durchmessbaren Organen
beschreibt. So beruhigend und elegant sie für bestimmte Bereiche auch
sein mag, sie enthält keinesfalls die ganze Wahrheit über den menschlichen Körper oder das Universum. Zwar schreitet die medizinische
Forschung immer weiter voran, aber es ist nun einmal so, dass sich die
lebende Zelle und erst recht das komplexe Zusammenwirken mehrerer
Zellen jeder Quantifizierung verweigert. Mögen wir auch noch so viele
Hormone, Zytokine und neue Signalstoffe der Messbarkeit unterziehen,
so haben wir noch lange keine Erklärung für Spontanheilungen oder
die zahlreichen komplementären Heilverfahren, die eindeutig wirken,
ohne dass sie für die Newtonsche Physik oder die orthodoxe Biologie
erklärbar sind. Die unsichtbare Quantenwelt Albert Einsteins, in der

---

2   Bruce H. Lipton/Steve Bhaerman, Spontane Evolution, Burgrain 2009, S.175.

Materie aus Energie besteht und es nichts Absolutes gibt außer Tendenzen, die beeinflussbar sind, liefert interessante Erklärungsmodelle für viele verblüffende und schwer erklärliche körperliche und physische Phänomene. Danach gibt es Energiefelder, die unser Leben und unsere Gesundheit beeinflussen.

Die Quantenphysiker entdeckten, dass physische Atome aus Energiewirbeln bestehen, die sich ständig drehen und schwingen. Jedes Atom ähnelt dabei einem taumelnden Kreisel, der Energie ausstrahlt. Da jedes Atom sein eigenes spezifisches Energiemuster besitzt, sozusagen seine ganz eigenen Schwingungen, weisen auch Zusammenschlüsse von Atomen ihr eigenes identifizierbares Energiemuster auf. So hinterlässt jede materielle Struktur im Universum ihre eigene einzigartige Energie-Signatur. Dies können wir beeinflussen mittels im Feinstofflichen wirkender natürlicher Medizin (Homöopathie, Akupunktur, Blütenessenzen u.v.m.) oder mittels der Kraft unseres Bewusstseins. Dabei haben wir zugleich die freie Wahl, ob wir uns Situationen schaffen, die eine feine oder eine grobe Schwingungsebene haben. Wir sind frei auszuwählen, mit welchen Menschen wir uns umgeben und welche Sprachform wir in der Kommunikation wählen. Wir können schimpfen, werten, verurteilen, fordern, missachten und dabei das Schwingungsniveau auf einer niedrigeren Ebene halten. Wir können uns aber auch in einer Weise einbringen, die das Leben aller bereichert. Das Energiesystem unseres Körpers wird sich darauf einschwingen, und das System wird dadurch Stärke erfahren. Alles, was auf uns einwirkt, hat eine ganz eigene Schwingung. Wir sind als Menschen ausreichend ausgerüstet, um die Schwingungen wahrzunehmen und auf sie zu reagieren. Meist tun wir dies reflektorisch, ohne groß darüber nachzudenken. Spezielle Rezeptoren, die sich schon beim Einzeller als überlebenswichtig herausgestellt haben, helfen uns dabei.

Das Wunder der Zellmembran

Der Zellbiologe Bruce Lipton machte um die Jahrtausendwende einige erstaunliche Entdeckungen. Es gelang ihm, durch Forschung an

Einzellern die Mechanismen zu entschlüsseln, mit denen die einzelne Zelle ihr Überleben und ihre evolutionäre Weiterentwicklung vorantreibt. Dabei zeigte sich, dass die Intelligenz der Zelle nicht, wie zuvor vermutet, im Zellkern schlummert, sondern vielmehr in der Membran. Das Überleben der Zelle hängt letztlich davon ab, wie vielfältig und intensiv die äußeren Impulse von der Zellmembran aufgenommen und assimiliert werden. Der Austausch mit der Umwelt ist der evolutionstreibende Faktor. Der Mechanismus, mit dem die Zelle Umweltsignale in Verhalten umsetzt, ist der Schlüssel zur Weiterentwicklung. Die Zellmembran hat die Fähigkeit zur neurologischen Verarbeitung von Außenreizen. Dank ihrer „Intelligenz" hat sie zum Beispiel die Fähigkeit, wahrzunehmen wo es Nahrung gibt, und kann sich dort hinbewegen. Wenn Gefahr durch Gifte oder Ähnliches droht, kann sie – so zeigen die Experimente – davor flüchten.

An der Zellmembran gibt es so etwas wie winzige Nano-Antennen, die auf bestimmte Umweltsignale ausgerichtet sind. Es sind einerseits Rezeptorproteine, die wie Sinnesorgane nach außen gerichtet sind und externe Signale wahrnehmen, und es gibt solche, die nach innen gerichtet sind, um das innere Milieu zu überwachen. Diese Rezeptoren können Schwingungsenergien verschiedenster Form (auch Licht und Klang) empfangen und dann wie Stimmgabeln vibrieren, wenn in der energetischen Umgebung der Zelle eine Schwingung auftritt, die mit der Antenne des Rezeptors in Resonanz ist. Auch die Schwingungen von Worten und sogar von Gedanken können von den Rezeptorzellen wahrgenommen werden. Die Wahrnehmung hat jedoch noch keine Auswirkungen auf das Verhalten der Zelle. Wenn die Zelle auf den Außenreiz in angemessenere Weise reagiert, dann ist dies die Folge der Aktivität von Effektorproteinen, die nun ein Zellverhalten auslösen. Die integralen Zellmembranproteine steuern also die Zellfunktion hauptsächlich durch ihre Interaktion mit ihrer Umgebung. „Die DNA übermittelt Informationen an die RNA und die RNA kann Informationen an die DNA zurückfließen lassen. Das bedeutet, dass sich das Erbmaterial infolge dieses Umkehrungsprozesses sowohl durch Manipulation als auch durch Umwelteinflüsse verändern kann – nicht nur durch Mutationen, wie man bis dahin annahm."[3] Das Überleben der Zelle hängt also von ihrer Fähigkeit ab, dynamisch auf jede Veränderung ihrer Umgebung zu reagieren und daraus ein intelligentes Verhalten abzuleiten, das ihr Überleben fördert. DNS und gentischer Code spielen dabei eine untergeordnete und bisher völlig überschätzte Rolle. Die Bedeutung der Zellmembran als Sitz der Intelligenz wird auch darin deutlich, dass die Zelle sofort stirbt, wenn man die Zellmembran entfernt. Auch eine isolierte Zerstörung der Effektor- oder der Rezeptorproteine lässt die Zelle „hirntot" ins Koma fallen. Die Proteinkomplexe sind die grundlegenden Einheiten der zellulären Intelligenz und damit der eigentliche Evolutionsmotor. Je effizienter die Zellen ihre äußere Membran nutzten und ihre Oberfläche ausdehnten, um mehr Platz für die Signalproteine zu schaffen, desto intelligenter wurden sie. So wurden aus primitiven Prokaryoten Organismen, tausendfach größere Eukaryoten mit wesentlich mehr Membranoberfläche, so dass durch mehr Wahrnehmung auch die Überlebenschancen erhöht waren.

Gleichzeitig organisierten sich spezielle Funktionen nach innen und bildeten dort die Organellen. Der Erweiterung der Zellmembran waren jedoch physische Grenzen gesetzt. Ab einem bestimmten Punkt war sie zu dünn und nicht mehr in der Lage, die zunehmende Masse an Zytoplasma zu halten. Mit dem Erreichen der kritischen Ausdehnung der Zellmembran war die drei Milliarden Jahre lange Entwicklung des Einzellers an ihre Grenzen gelangt. Um ihre Wahrnehmung zu erweitern und dadurch überlebensfähiger zu werden, musste sie sich mit anderen Zellen zusammenschließen. Es entstanden mehrzellige Gemeinschaften, welche die Wahrnehmung untereinander verteilen konnten.

---

3   Lipton/Bhaerman, a.a.O., S.184.

Je feiner die Wahrnehmung, desto klüger die Zelle

Die Verschmelzung und Zellteilung war der Beginn der Bildung von Zellgemeinschaften, die nun anfingen, sich die Arbeit zu teilen und sich zu spezialisieren. Diese Arbeitsteilung der Wahrnehmung und Reaktion findet heute in unseren vielschichtigen Geweben und Organen seinen vorläufigen Höhepunkt. Der dem lebenden Organismus innewohnende Drang, Kooperationen auf verschiedenen Ebenen einzugehen, ist als einer der entschiedensten Überlebensvorteile anzunehmen. Herausforderungen durch Reiz-und Informationsaustausch mit der Umgebung zu suchen sowie die Verbindung zu anderen, gleichgearteten Zellen fördern zweifellos das Leben und bereichern es.

Der evolutionäre Druck, immer größere Gemeinschaften zu bilden, um zu überleben, zeigt bis heute, dass je besser ein Organismus (wir) seine Umgebung in all ihren Facetten wahrnehmen kann, desto vielfältiger sind auch seine Handlungsoptionen und damit seine Möglichkeiten, sein Überleben zu sichern.

Die Weisheit der kooperierenden Zellen

Vor ungefähr 750 Millionen Jahren entstanden die ersten mehrzelligen Lebewesen. Bis zu diesem Zeitpunkt waren Einzeller die ersten Lebensformen. Diese fanden heraus, dass es eine Möglichkeit gab, noch klüger zu werden, indem sie begannen sich zusammenzuschließen. Zellkolonien von bis zu einhundert Einzellern entstanden. Die Gemeinschaft stellte sich schnell als Überlebensvorteil heraus, und so kam es rasch zu Verbänden von Millionen von interaktiven Zellen.

Kooperation als Überlebensvorteil – Nur gemeinsam sind wir stark

Auch heute noch finden wir im Tierreich Tausende von eindrucksvollen Beispielen, die belegen, dass Kooperation ein Überlebensvorteil ist. Rote Feuerameisen können in Notsituationen ein Rettungsboot aus ihren eigenen Körpern bauen. So überstehen sie Überflutungen und besiedeln neue Gebiete. In ihrem Lebensraum, im brasilianischen Regenwald, werden die Feuerameisen regelmäßig von Überschwemmungen heimgesucht. Die Konstruktion des schwimmenden Floßes funktioniert in Gemeinschaftsarbeit. Mit ihren Kiefern und Klauen haken sie sich ineinander ein. Die Forscher setzten nun Gruppen aus 500 bis 8000 Ameisen auf Wasser aus. Sofort bildeten die Tiere einen Klumpen. Etwa die Hälfte der Kolonie tauchte in dem Experiment unter und bildete eine Plattform, die den Rest der Gruppe trug. So können zahllose Ameisen über das Wasser transportiert werden, ohne dass eine ertrinkt. Beim Ineinanderweben schlossen die Ameisen Luftbläschen ein. Das rettete die untergetauchten Tiere vor dem Ertrinken und gab dem Floß zusätzlichen Auftrieb. In dieser schwimmenden Formation können die roten Feuerameisen mehrere Monate verweilen und so immer wieder neue Gebiete besiedeln. Entfernten die Forscher einzelne Tiere, rückten sofort Nachbarn auf, um die Stabilität des Floßes zu sichern.

Verbindung und Austausch als Überlebensvorteil

Das tief im Zellbewusstsein verankerte Bedürfnis nach Verbindung, Zugehörigkeit und Austausch lässt sich in seiner recht einfach dargestellten Form wunderbar auf uns Menschen übertragen. Unser Bedürfnis nach Verbindung zu anderen Menschen, zur Natur und zu uns selbst steuert viele unser Aktivitäten mehr, als den meisten von uns bewusst ist. Zunächst sind es die Eltern, nach denen wir uns als Kleinkind verzehren, dann die ersten und weitere Freundschaften, dann Gleichgesinnte oder Leidensgenossen und letztlich schließlich wieder die Familie und die eigenen Kinder, nach deren Verbindung wir uns sehnen. Zu allerletzt sind wir möglicherweise im Krankenhaus oder Altenheim froh, wenn uns überhaupt irgendein menschliches Wesen noch beachtet. Die Abhängigkeit von befriedigenden und erfüllenden Verbindungen peitscht viele von uns durch den Tag und durch das Leben. Dabei sind die Strategien, die wir anwenden, um gesehen und wahrgenommen zu werden, durchaus unterschiedlich und oft erstaunlich. Bereits das Kleinkind steht nicht selten „halbbewusst" vor der Entscheidung, ob es durch wohlgefälliges, schmusiges Verhalten auf sich aufmerksam macht oder ob es sich als Zappelphillip und Unruhestifter in Szene setzt. Es handelt nach dem Motto: „Lieber geschlagen werden als gar nicht beachtet zu werden", – also in Verbindung zu sein.

Genauso stehen wir vor der Wahl, welche Strategie wir wählen, um Verbindungen aufrechtzuhalten und ihnen Tiefe zu verleihen. Mit unserer inneren Haltung, unseren Gedanken und ausgesprochenen Worten haben wir es in der Hand, ob wir Türen öffnen oder Mauern errichten. Gewaltfreie, einfühlsame Kommunikation ist ein wertvolles Werkzeug, wenn es darum geht Verbindungen zu schaffen.

Wenn die Sinne auf Reisen gehen. Bewusstsein als Überlebensvorteil

So wie die Zelle durch verbesserte Wahrnehmung eine größere Überlebenschance hat, so können wir dies natürlich auch auf uns beziehen. Bewusstlosigkeit erstickt das Leben, bewusstloses Handeln hat keinen Sinn und schränkt das Leben massiv ein, wenn man etwa nicht aufpasst und bei Rot über die Ampel oder Schranke geht oder im verkehrten Moment auf eine stark befahrene Straße tritt.

Bewusstes Wahrnehmen und Handeln im Einklang mit den Naturgesetzen und der uns innewohnenden Weisheit löst gute Gefühle aus. Dieses innere „Ja, das passt" stärkt unser energetisches System, füllt die Energietanks auf und fördert damit ein erfülltes Leben.

DAS SPÜRSINN-RITUAL

Die Urkraft in Ihrem Wirken zu entdecken, kann zu einer täglichen Meditation werden, sei es in Ihrem Garten, auf dem Weg zur Arbeit oder beim Blick aus dem Küchen- oder Bürofenster. Wählen Sie sich eine Blume, einen Baum oder Busch aus, die oder den Sie eine Zeit lang beobachten wollen. Sie können damit zu jeder Jahreszeit beginnen. Halten Sie jeden Tag einen kurzen Augenblick inne und sehen Sie sich die von Ihnen ausgewählte Schöpfung der Natur an. Nehmen Sie sie ganz in sich auf. Stellen Sie von Tag zu Tag Veränderungen fest? Sind sie an manchen Tagen deutlicher zu erkennen als an anderen? Gibt es Perioden, in denen sich gar nichts zu tun scheint, oder können Sie selbst dann winzige Umgestaltungen ausmachen? Welchen Einfluss haben Witterung, Wind, Regen, Hagel und extreme Hitze? Beeinflussen sie das Wirken der Urkraft an sich oder nur die Art, wie sie sich dann durch die Pflanze ausdrückt?

Dieses Ritual kann zur liebgewonnenen Gewohnheit werden, steigert Ihre Wahrnehmung für feine Nuancen und lässt Sie tiefer in das Wesen der Natur blicken.

Unser Hirn will gefordert sein

Die Wahrnehmung führt aber auch dazu, dass wir schnell passende Überlebensstrategien entwickeln, die im Moment unser Überleben sichern. Langfristig können solche Überlebensprogramme jedoch, einmal eingetippt und assimiliert, sich auch zu einem echten Nachteil entwickeln und unsere Entwicklung einschränken. Die Überzeugungen, Muster und Gewohnheiten, die wir von unseren Eltern meist unbewusst übernehmen, speichern sich im Unterbewusstsein und werden dort durch spezielle Schlüsselreize reaktiviert. Solch eine Triggerung kann inadäquate Emotionen und Verhaltensweisen hervorrufen, die der Situation nicht angepasst sind und für viel Unruhe auf verschiedenen Ebenen sorgen. Einschränkende und selbstsabotierende Überzeugungen, Selbstzweifel und Mangel an Selbstwertgefühl können sich im Unterbewusstsein auf diese Weise verankern und eine spezielle Herausforderung darstellen.

Freiheit als Überlebensvorteil

Die Zellforschung macht klar, dass wir nicht von genetisch fixierten Programmen abhängig sind. Nicht die DNS steuert, ausgehend vom

Zellkern, unser Leben, vielmehr werden unsere Zellen durch die Umgebung geprägt, in der sie leben. Das heiß, die Kontrolle über unser Leben liegt in unseren eigenen Händen. Wir können die Biologie und Weisheit unseres Körpers nutzen, um unser Leben in eine Richtung zu steuern, die wir selbst vorgeben. Wir haben die Freiheit, selbst die Daten zu bestimmen, die wir in unseren Biocomputer eingeben. Die Rezeptoren nehmen das auf, womit wir sie mithilfe unseres Bewusstseins füttern, oder das, womit wir sie durch unsere Umgebung herausfordern. Ganz so wie ein Computer das aufnimmt, was wir eintippen.

„Die unbequeme Wahrheit, dass Gene ihre Aktivität nicht selbst bestimmen und dass Erbinformationen nicht nur in eine Richtung fließen, ist also seit über 20 Jahren bekannt. Doch ungeachtet dieser kleinen Misslichkeiten halten die Lehrbücher, die Medien und vor allem die Pharmakonzerne unwandelbar am zentralen Dogma fest. So fördern sie weiterhin die Überzeugung der unbedarften Öffentlichkeit, dass die Gene unser Leben bestimmen. Es scheint, als könne durch beharrliches Füttern selbst ein totes Dogma noch am Leben erhalten werden.

Obwohl die Wissenschaft bewiesen hat, dass dem Dogma des genetischen Determinismus der „Biss" fehlt, fördern die öffentlichen Medien die Idee weiterhin. Jeden Tag erscheinen Artikel, dass ein Gen entdeckt wurde, das dieses oder jenes Merkmal bestimmt. Ängstliche Menschen stehen Schlange, um mithilfe der Angebote der Gentechnologie einen Blick auf ihr Genom und damit ihr Schicksal zu werfen. Das Konzept des genetischen Determinismus passt so gut zum vorherrschenden Basisparadigma, dass selbst unbestrittene wissenschaftliche Gegenbeweise nichts dagegen ausrichten können."[4]

Nach Bruce Lipton hat die Heilung der Menschenspezies bereits in letzter Sekunde begonnen. Ein Jahrhundert nachdem Albert Einstein seine Masse-Energie-Formel präsentierte und deutlich machte, wie eng Materie und Energie miteinander verwoben sind, klammern sich viele

---

4   Lipton/Bhaerman, a.a.O., S.185.

Menschen immer noch hartnäckig an die Illusion einer rein materiellen Wirklichkeit. „Warum eigentlich?", fragt Lipton nicht zu unrecht.

Die durch ihn mitbegründete Epigenetik hat die Grundlagen der Biologie und Medizin erschüttert, weil sie zeigt, dass wir nicht Opfer, sondern Meister unserer Gene sind. Seine Forschungsergebnisse zeigen deutlich, dass die wesentliche Steuerung unseres Lebens auch durch unseren Geist erfolgt und nicht nur durch unsere Gene vorprogrammiert ist. Unsere Wahrnehmungen steuern nicht nur unser Verhalten, sie steuern auch die Aktivität unserer Gene. In seinem bereits zitierten Buch „Spontane Evolution" beschreibt Lipton auch, wie Religion in allen Kulturen über Jahrtausende als wahrnehmungsschaffende Kraft genutzt wurde – im konstruktiven wie im destruktiven Sinne. Im 19. Jahrhundert wurde die wahrnehmungsschaffende Manipulationskraft von Religionen zunehmend von der Wissenschaft und zuletzt im 20. Jahrhundert vom Marketing übernommen. Politik, Macht und unterschiedlichste wirtschaftliche Interessen bestimmen heute den wissenschaftlichen Materialismus als stärkste Kraft, die unsere Wahrnehmungen kollektiv steuert und damit Bewusstseinsfelder über uns legt, die unsere Entwicklung einschränken. Hier werden Scheinwahrheiten geschaffen, die eine neue Form von Kultur hervorbringen. Die wirtschaftliche Macht der Pharmakonzerne führt dazu, dass neue Krankheiten erfunden werden. *Disease Monitoring* und *Schweinegrippe* sind die aktuellsten Beispiele. Mit immer neuen Angstvisionen wird versucht, das alte materialistische Wissenschaftsverständnis aufrechtzuerhalten. Mit Menschen, die in Angst, Krankheit und Abhängigkeit leben, lässt sich für einige Wenige viel materieller Wohlstand schaffen, jedoch keine dauerhafte globale Wertschöpfung.

Alles schwingt

1975 hat der deutsche Forscher Fritz A. Popp ganz klar bewiesen, dass die übergeordnete Steuerungsfunktion des Menschen nicht auf hormonbiologischer oder chemischer Ebene zu finden sei, sondern dass das Licht unseren genetischen Code steuert und triggert. Er fand heraus, dass es eine Biophotonenstrahlung gibt – also gleichsam Sonnenlicht in unseren Zellen. Diese strahlen wie Billionen von Miniatursonnen, die sich im Innersten aller Dinge zu verbinden scheinen. Unsere rund fünfzig Billionen Körperzellen stehen nicht nur über physische Moleküle (Botenstoffe), sondern auch über den Austausch elektromagnetischer Signale miteinander in Kontakt. Diese zarten Strahlungsfelder sind als mitogenetische Strahlung bereits zweifelsfrei nachgewiesen worden. Der wissenschaftliche Mainstream bleibt dennoch bei seiner Ansicht, es wären vor allem und im Wesentlichen biochemische Vorgänge, die unsere Körperfunktionen ausregulieren. Den Experten im Bereich der Epigenetik ergeht es jedoch mit den auf den Zellkern fixierten Genetikern ebenso. Die Epigenetiker belegen, dass die epigenetischen „Einstell-Knöpfe" aus dem gleichen Gen mehr als zweitausend verschiedene Protein-Varianten, also „An- und Ausschalter", erzeugen. Umweltfaktoren, wie wir sie durch unser Bewusstsein wahrnehmen, führen zu Reaktionen, die Gene selbstständig an- oder abschalten. Hier spielt die Biophotonik bzw. die Strahlenschwingung die entscheidende Rolle. Schwingungsfelder, die wir selbst erzeugen, spielen die tragende Rolle für die Ausformung von Leben.

Diese Entdeckungen bestätigten bereits vor vielen Jahrzehnten, was die asiatischen Weisheitssysteme schon seit Jahrtausenden postulieren. Lebenskraft (Qi) durchfließt unsere Zellen, und wir können diesen Strahlungsfluss steuern. Wir können Kraft unseres Bewusstseins direkten Einfluss darauf nehmen, wie stark und gleichmäßig das Qi unser Leben bereichern darf.

Wir haben erkannt, dass der Mikrokosmos ein Abbild des Makrokosmos ist, und wir haben die planetarische und genetische Evolution im Erbgut des Menschen wiederentdeckt. Kein etablierter Forscher fügt diese Ergebnisse zusammen und hebt die Wissenschaften auf eine höhere Stufe! Jeder bleibt in seiner kleinen Schublade und forscht in seinen Zellen herum, ohne den gesamten Überblick zu haben. Neue Fortschritte in der Zellwissenschaft kündigen jedoch einen wichtigen Wendepunkt an – in der Wissenschaft und auch im menschlichen Bewusstsein. Es enthüllt sich ein fundiertes neues Verständnis in der Führungsriege der Wissenschaft – nichts kann isoliert von anderen bestehen, alles hängt zusammen und ist miteinander verwoben. Wie innen so außen – wie oben so unten.

Die neuesten Erkenntnisse der Zellbiologie zeigen, dass Umweltsignale vermehrt verantwortlich sind bei der Auswahl der Gene in einem Organismus. Diese neue Perspektive steht in einem direkten Gegensatz zu der eingeführten Ansicht, dass unser Schicksal durch unsere Gene kontrolliert wird. Eine neue Betonung der Erziehung ist erforderlich, die besondere Aufmerksamkeit auf die mütterliche Verbindung legt. Zusätzlich zur festgelegten Rolle der mütterlichen Physiologie hat man jetzt erkannt, dass das mütterliche Verhalten und ihre Gefühle tiefgreifend einwirken auf die Entwicklung des Kindes, auf seine Verhaltensmerkmale und sogar auf die Höhe der Intelligenz.

Die ersten Monate legen Grundlagen, die das ganze Leben eines Menschen bestimmen. Es werden Bewusstseins-Impulse gesetzt, die lebensförderndes Verhalten (Urvertrauen schafft Mut, Leben zu wagen!) möglich machen oder die das Leben massiv einschränken.

Das Potenzial unserer Möglichkeiten ist jedoch weder unabdingbar durch die Gene eingeschränkt noch durch die Programme, die sich wie ein Tuch über uns gelegt haben. Wir haben die Möglichkeit, Muster und Zellprogramme zu korrigieren. Sicher ist dazu Disziplin und Ausdauer nötig, aber die Weisheit unseres Körpers hilft uns dabei, wieder zu der Freiheit zu finden, die es uns ermöglicht, uns weiter zu entwickeln.

Es ist also allein schon im Rahmen der kosmischen Biologie ausreichend Spielraum vorhanden, das biologische Potenzial des Menschen – in diese oder in jene Richtung führend – voll auszuschöpfen. Selbstverständlich in dem Bewusstsein, dass auch die Natur ihre evolutive Entwicklung noch lange nicht abgeschlossen hat. Die Entwicklung unseres Bewusstseins schreitet voran, wenn wir es zulassen und das Bewusstsein trainieren und stärken. Verbindung und Kommunikation mit unserer Umwelt sind dabei der Wachstumsmotor. Unter dem Strich lautet die Botschaft ganz einfach: Wir sollten genauer darauf achten, wie wir leben, denn alles hängt über die Schwingungen miteinander zusammen. Das lässt sich vielleicht am besten in dem schönen *Talmud-Zitat* zusammenfassen: „Achte auf deine Gedanken, sie werden deine Worte, achte auf deine Worte, sie werden deine Taten, achte auf deine Taten, sie werden deine Gewohnheiten, achte auf deine Gewohnheiten, sie werden dein Charakter, achte auf deinen Charakter, er wird dein Schicksal."

Das Entdecken der Heilkraft der Natur

Dank unseres Bewusstseins sind wir in der Lage, die Natur zu erfassen und zu erforschen.

Die Dinge unserer natürlichen Umwelt auf die uns eigene Weise zu erkunden und mit ihnen in Verbindung zu treten, nährt uns auf seelischer Ebene und schließt uns an eine Kraftquelle an, deren Umfang und Stärke grenzenlos ist. Die Naturvölker aller Zeiten und Orte auf unserem Planeten wussten um die der Natur innewohnenden Kräfte und besaßen Techniken und Rituale, um sich mit dieser Urkraft zu verbinden. Mit Hilfe ritueller Techniken tankten sie dort ihre Energien auf. Durch ihr Leben in enger Verbundenheit mit der Natur bewahrten sie ihr geistiges und seelisches Wohlbefinden. Ihr Wissen um die Gesetze und Heilkräfte der Natur spiegeln ein besonderes Bewusstsein um die unsichtbaren Vorgänge wider, die uns wie ein Gewebe umgeben.

Suchen Sie sich ein ruhiges Fleckchen in der Natur, legen Sie sich auf die Erde (eventuell eine Decke mitnehmen) und schließen Sie die Augen. Lauschen Sie. Was hören Sie? Können Sie hinhören, ohne sofort einordnen zu müssen, was diesen Laut, dieses Geräusch erzeugt? Baden Sie einfach in den vielen verschiedenen Klängen. Wenn Sie mit der Zeit Lust bekommen mitzutönen – nur zu! Laut oder leise mit dem Wind seufzen oder heulen, das Murmeln eines Bachs nachahmen, auf das Zwitschern oder Rufen eines Vogels in seiner Weise antworten: Das alles können Sie mit Ihrer Stimme machen, oder suchen Sie sich, wenn nötig, andere Hilfsmittel. Wie klingen zwei Steine, wenn sie aneinander gerieben werden? Hört es sich nicht so ähnlich an wie das Zirpen der Grillen? Zu Hause könnten Sie mit einer Trommel ins

„Gespräch" mit dem Donner kommen, mit einer Rassel das Prasseln von Hagel oder eines starken Regens begleiten. Wahrscheinlich liegt der Ursprung aller Musik in der Nachahmung von Naturtönen, wobei die Natur durch die von Menschen kreierten Klänge auch gleichzeitig geehrt und gefeiert wurde. Alle Schwingungen sind miteinander verbunden. Oft inspirieren die Geräusche der Natur auch zu kleinen, einfachen Melodien – die ausdrücken können, wie Sie sich gerade fühlen.

Schöpfer meiner Bestimmung oder Sklave meines Schicksals

Es liegt in unserer Hand, eine Wahl zu treffen und unseren freien Willen zu nutzen. Mit der Art und Weise, wie wir denken, fühlen, sprechen und handeln, können wir dem Leben dienen oder es zerstören. Was wir tun, kann der Welt dienen, konstruktiv und nützlich sein. Es kann aber auch hinderlich für uns und die Welt sein. Die Stimme des Herzens ist dabei der Taktgeber. Wenn es gelingt, sie wahrzunehmen und ihr zu folgen, manifestiert sie unsere Bestimmung. So kann man seine Ressourcen und Potenziale ausschöpfen, das Beste von sich zur Entfaltung bringen und damit seine Bestimmung erfüllen. Schicksal kann man auch mit der anderen Seite des Lebens in Verbindung bringen. Wenn wir uns von der Stimme unseres Kopfes und Egos verleiten lassen, riskieren wir ein herausforderndes „Schicksal", das oft Krankheit und Leid mit sich bringt. Natürlich niemals als Strafe, sondern lediglich als Aufforderung und Chance, andere Wege und Strategien auszuprobieren, die wachstumsförderlicher sind. Spirituelle Arbeit heißt, unsere Bestimmung mehr und mehr zu entschlüsseln und dabei das Licht in die Welt zu tragen und gleichzeitig auf diesem Weg Hindernisse, die wir selbst durch „falsche Gedanken" errichten, möglichst zu vermeiden. Ein altes buddhistisches Sprichwort lautet: „Du brauchst einen positiven Gedanken, um hundert negative Gedanken zu neutralisieren." Gleichzeitig merkt der Dalai Lama immer wieder an: Jede Herabsetzung und vor allem jedes ausgesprochene „böse Wort" wirft einen Menschen in seiner Entwicklung um Inkarnationen zurück…

Bedürfnisse wahrnehmen

Jeder von uns hat die Möglichkeit, genauer auf sein Handeln zu schauen und zu verstehen, warum er eigentlich wirklich tut, was er tut, welche seiner Bedürfnisse unbefriedigt sind und ihn antreiben und ob ihn das, was er tut, wahrhaft erfüllt. Welches Bedürfnis steht im Moment ganz oben und ist unerfüllt, so dass Wege beschritten werden, die möglicherweise als Ersatz zur oberflächlichen Befriedigung herhalten müssen.

Wenn wir die Beweggründe für unser Tun reflektieren und uns unserer wahren Bedürfnisse und Ressourcen und Möglichkeiten gewahr werden, dann können wir schauen, ob es auch andere Wege gibt, die uns mehr Erfüllung und Freude bringen und vielleicht auch anderen etwas nützen. Indem wir einen Beitrag leisten, das Leben anderer lebenswerter zu machen, dienen wir dem Leben und fördern es.

Unsere Körperintelligenz macht sich in vielfältiger Form bemerkbar, sei es ein Zögern in letzter Sekunde, das uns davor bewahrt, von einem Auto überfahren zu werden, oder ein spontanes „Ja" zu etwas Neuem. Wir alle kennen dieses Gefühl, von einer „inneren wohlwollenden Stimme" begleitet zu sein. Es sind aber auch äußere Signale, die sehr deutlich machen, ob wir ein Leben leben, zu dem unsere Seele grundsätzlich „Ja" sagt. Gesundheit, Aussehen, Ausstrahlung und Präsenz zeigen, ob es uns gut geht und wir auf Wegen gehen, die uns und unserem Leben dienlich sind. Die Körperintelligenz bestätigt dies in der Regel mit einem guten Gefühl. Wenn wir unser Wahrnehmungsvermögen trainieren, haben wir ein sehr hilfreiches Signalsystem, das uns mit guten oder unguten Gefühlen genau aufzeigt, ob wir das zu uns Passende tun.

Wenn wir beobachten, dass das Verhalten der Zelle dadurch entsteht, indem sie auf Umweltsignale reagiert, dann können wir sagen, dass letztlich jedes Protein unseres Körpers ein komplementäres Abbild verschiedenster Umweltsignale ist. Es ist sozusagen ein physikalisch-elektronisches Gegenstück zu etwas in unserem Umfeld. Damit sind wir selbst ein Spiegel des Umfeldes – besser gesagt des Universums. Manche nennen es auch Gott…

ÜBUNG

Gönnen Sie sich einmal die Zeit, mit sich selbst in Verbindung zu treten, und betrachten Sie einmal genau den Menschen, den Sie gerade treffen. Fühlen Sie in sich hinein, ob sie gerne Zeit mit ihm verbringen. Verabreden Sie sich einmal am Tag für zwanzig Minuten, um in die Meditation zu gehen. Die Ernsthaftigkeit, mit der Sie die Verabredung einhalten, zeigt die Wertschätzung, die Sie dieser Person entgegenbringen. Nehmen Sie es sich nicht nur vor, sondern tun Sie es – täglich.

KAPITEL 3

DAS ZELLBEWUSSTSEIN
ALS SCHÖPFER DER REALITÄT

Placebo – die eigene Heilkraft aktivieren

Tag für Tag kann ich in meiner Praxis beobachten, welche wunderbaren Kräfte Menschen aus sich heraus entwickeln können, wenn sie wieder beginnen, an sich zu glauben und Selbstzweifel und einschränkende Gedanken und Glaubenssätze ausschalten. Wenn auch das positive Denken nur einen weitaus geringeren Beitrag als allgemein angenommen zur Gesundheit beiträgt und oft nicht mehr ist als ein Sahnehäubchen auf einem „Misthaufen", so ist es beim negativen Denken ganz anders. Dies wirkt zu einhundert Prozent – jedoch leider das Leben einschränkend. Alle negativen Glaubenssätze und Erwartungen ziehen, da sie meist fest im Bewusstsein verankert sind, konsequent das an, was man sich immer wieder einredet.

Dennoch schlummert in jedem Menschen eine verborgene Kraft mit immensem Heilungspotenzial. Jeder Mensch ist grundsätzlich in der Lage, die eigenen Selbstheilungskräfte zu wecken, zu stärken und auch in kranke Organe zu lenken. Eine der Aufgaben des Arztes muss es sein, den Glauben an die eigene Kraft im Patienten wiederzuerwecken und ihm mit effektiven Techniken zu helfen, diese inneren Kräfte nachhaltig zu mobilisieren. Mit der Kraft des Bewusstseins und unter Zuhilfenahme des Geistes ist weit mehr denkbar, als wir uns bisher zutrauen. Radikale Selbstannahme und in dieser Hinsicht schon gemachte positive Erfahrungen liefern die Grundlage dafür, dass wir die Intelligenz unserer Zellen nutzen können, um zu Gesundheit und Lebenskraft zu kommen und damit ein erfülltes Leben zu leben. Selbstwahrnehmung auf hohem Bewusstseinsniveau (ICH BIN in Ordnung!), Intention und Willenskraft sind die wesentlichen Schlüssel, wie auch die Placebo-Forschung zeigt. Die Placebo-Forschung ist eine Wissenschaft, die mit ihren Studien zwei Dinge besonders deutlich zugibt:

1. Doppelblindstudien müssen gemacht werden, da die Suggestivkraft bzw. die Erwartungshaltung des Arztes eine erhebliche Rolle spielt! Somit gibt es doch unsichtbare Kräfte eines „Heilers"!

2. Fast alle pharmazeutischen Studien vergleichen ein Medikament mit einem Placebo – der Unterschied in der Wirkung wird dann statistisch „aufgearbeitet" (den Bedürfnissen angepasst). Meist sieht das so aus, dass ein Medikament gegenüber dem Placebo signifikant um 30 % besser abgeschnitten hat. Dies heißt dann in der Realität meistens:

   30 Patienten hatten unter Placebo eine erfolgreiche Wirkung.

   39 Patienten hatten unter Medikament (verum) eine erfolgreiche Wirkung.

   Unbeachtet bleibt wissenschaftlich meist der erste Satz: Dass mit „Nichts" auch eine Wirkung erzielt wurde.

Obwohl seit Jahrhunderten bekannt und tagtäglich in Arztpraxen eingesetzt, galt der Placebo-Effekt bis vor kurzem noch als Mythos, als ein geheimnisvolles Phänomen, das Generationen von Medizinern vor scheinbar unlösbare Rätsel stellte. Howard Brody, eine Autorität auf dem Gebiet der Geist-Körper-Medizin, hat den Placebo-Effekt in unzähligen empirischen Studien erforscht und festgestellt: Unser Körper ist in der Lage, eine erstaunliche Menge an Substanzen herzustellen, die gezielt auf die Heilung der jeweiligen Störung einzuwirken vermögen. Diese biochemische »innere Apotheke« wird durch drei Schlüssel aktiviert:

Erwartung: Körperliche Veränderungen geschehen, wenn wir sie im Geist vorwegnehmen.

Konditionierung: Erfahrungen aus der Vergangenheit schaffen ein Muster, das in die Gegenwart wirkt.

Bedeutung: Die Art und Weise, wie wir Krankheiten interpretieren, beeinflusst ihren Verlauf. Anders als bisher angenommen, muss der Körper nicht »überlistet« werden, um einen Placebo-Effekt herbeizuführen.

Dies eröffnet ein radikal neues Verständnis für den machtvollen Einfluss des Geistes auf die Gesundheit. Es nimmt uns mit auf eine Reise in das psychisch-biologische Wunderwerk unseres Körpers und stellt die grundsätzlichen Faktoren vor, die für den positiven Verlauf einer Selbstheilung verantwortlich sind. Darauf basierend präsentiert es wirksame Methoden, um selbst bewusst und daher auch selbstbewusst einen Placebo-Effekt herbeizuführen und aktiv auf die eigene Gesundheit einzuwirken. Welche Menschen unter welchen Bedingungen auf Placebos ansprechen, welche chemischen Prozesse innerhalb der körpereigenen Apotheke ablaufen, welche Rolle psychische Faktoren spielen, wie Erwartung, Wille, Bewusstsein und Bereitschaft – der Placebo-Effekt als körpereigene Reaktion wird zur Zeit wieder verstärkt erforscht.

Forscher haben in den vergangenen Jahren wichtige Erkenntnisse über den Zusammenhang zwischen Körper und Seele und die daraus erwachsende Kraft der Selbstheilung gewonnen. Zahlreiche seriöse Studien belegen zudem die heilsame Wirkung von menschlicher Beziehung und Vorstellungskraft: Kranke mit positiven Erwartungen und Vertrauen in die Behandlung haben eindeutig bessere Heilungschancen. Fachleute schätzen, dass dieser Effekt bei einem Großteil der Erkrankungen etwa dreißig bis vierzig Prozent zum Nutzen medizinischer Maßnahmen beitragen kann, egal ob Schul- oder Alternativmedizin zur Anwendung kommt. „Wenn wir den Placebo-Effekt untersuchen, dann betrachten wir eigentlich den psychosozialen Kontext, in dem eine Behandlung stattfindet", sagt Fabrizio Benedetti, Neurophysiologe an der Universität von Turin und einer der Pioniere der Placebo-Forschung. Schon beruhigende Worte des Arztes könnten bei einem Schmerzpatienten den Hirnstoffwechsel derart positiv beeinflussen, dass sich das auf den ganzen Körper auswirkt. Benedettis Experimente belegen: Suggestion kann die Herzfrequenz verringern, sogenannte Endorphine, also körpereigene „Schmerzmittel", freisetzen sowie die Ausschüttung von Hormonen und das Immunsystem aktivieren.

Arzt-Informationen können viel steuern

„Die Erwartung eines Patienten wird durch die Informationen beeinflusst, die ein Arzt gibt", erklärt die Medizinerin Karin Meißner vom Institut für Medizinische Psychologie der Universität München das erstaunliche Phänomen. In einer Untersuchung konnte sie zeigen, dass ein als Magenarznei getarntes Scheinmedikament genau die Wirkung hervorrief, über die der Arzt die Versuchsperson aufgeklärt hatte. „Mithilfe der Gedanken können wir gezielt auf die einzelnen Organe einwirken", ist die Forscherin überzeugt. Das gelte für die Bewegung der Magenwand ebenso wie für die Beweglichkeit des Schultergelenks bei einer rheumatischen Erkrankung oder die Durchblutung bestimmter Muskelpartien.

Nicht nur Medikamente, auch Operationen weisen einen Placebo-Effekt auf. In einem Experiment in Houston (Texas) wurden einhundertzwanzig Patienten mit Knie-Arthrose operiert, sechzig erhielten nur oberflächliche Schnitte auf der Haut. Nach zwei Jahren waren neunzig Prozent der Patienten beider Gruppen mit der Operation zufrieden. Einziger Unterschied war, dass die Nicht-Operierten weniger Schmerzen verspürten als ihre Kontrollgruppe. Ob dies jedoch auf die aktive Wirkung einer Placebo-Operation hindeutet oder ob vielmehr von negativen Auswirkungen durch die tatsächliche Operation ausgegangen werden muss, ist umstritten.

Ein ähnliches Experiment wurde auch in einer niederländischen Klinik durchgeführt. Bei zweihundert Patienten wurde angeblich eine

Bauchspiegelung durchgeführt. Per Los wurde dann entschieden, bei wem die Operation durchgeführt wurde und bei wem nicht. Danach wurden die Patienten ein Jahr lang beobachtet, beide Gruppen unterschieden sich kaum. Abermals muss jedoch bei kritischer Sicht der Einwand erhoben werden, dass es sich bei der Operation schlicht um eine wirkungslose Behandlung handeln könnte.

So gewaltig die Macht des Glaubens aber scheint – unbeschränkt ist sie nicht. Das Prinzip Hoffnung funktioniert nicht bei jedem in gleichem Maße. Im Mittel beträgt die Placebo-Wirkung zwanzig bis fünfzig Prozent – bei Einzelnen kann sie allerdings auch sehr viel höher oder niedriger liegen.

Bietet der Glaube an höhere Mächte einen evolutionären Vorteil?

Evolutionspsychologen und Anthropologen verweisen auf die Tatsache, dass die Menschheit während ihrer Entwicklungsgeschichte stets zur Bildung religiöser Strukturen neigte. Offenbar muss der Glaube an (wie auch immer geartete) höhere Mächte einen Evolutionsvorteil geboten haben, sonst hätte die Spiritualität längst aussterben müssen. Davon kann aber bis heute keine Rede sein. Auch im säkularen Zeitalter nehmen weltweit – mit Ausnahme von Europa – religiöse Strömungen entscheidenden Einfluss. Selbst hierzulande wird neuerdings die „Rückkehr der Religionen" beschworen. Offenbar erweist sich, evolutionsbiologisch gesprochen, die Vorstellung einer höheren, transzendenten Wirklichkeit als wirksamer Faktor im Überlebenskampf.

Eine solch relativierende Betrachtung ist gläubigen Menschen natürlich zutiefst suspekt. Doch die Anthropologie kann eine Reihe guter Argumente anführen: Angesichts der unausweichlichen Tatsache, dass wir alle sterben müssen, verheißt der Glaube an eine transzendente Wirklichkeit individuellen Trost. Zugleich erlaubt er die Durchsetzung verbindlicher ethischer Standards und sichert so die Stabilität von Gesellschaften. Und schließlich lässt sich mit religiösen Argumenten Macht begründen und durchsetzen – auch das sichert das eigene Überleben.

Fülle- und Mangelbewusstsein

Wage deinen Kopf an den Gedanken, den noch niemand dachte,
wage deinen Schritt auf den Weg, den noch niemand ging, auf dass
der Mensch sich selbst schaffe und nicht gemacht werde von irgend-
wem oder irgendetwas.

(Friedrich von Schiller)

Stellen Sie sich eine Galaxie, einen kreisrunden Spiralnebel oder ganz
einfach ein spiralförmiges Schneckenhaus von oben vor. Das tiefste
Innere, das Zentrum der Spirale, steht für das Innerste im Menschen.
Es ist der Bereich in uns, der heil, vollständig und ganz ist. Aus seiner
Mitte heraus nährt sich unsere Lebensenergie, strahlt unser Bewusstsein in unseren Geist, unsere Seele und unseren Körper. Ist die zirkulierende Lebenskraft stark und fließt sie gleichmäßig, hat der Mensch
einen klaren, freundlich leuchtenden Blick, eine attraktive Ausstrahlung, eine deutliche und kraftvolle Stimme. Sein Gang ist aufrecht und
sein Händedruck fest.

Wenn jedoch falsches Denken und als Folge davon verfälschte Überzeugungen und Emotionen unsere Seele ergriffen haben, leben wir getrennt und entfremdet von uns selbst. Verfangen in alten Vorstellungen
und Überzeugungen, voller Aktivität und Rastlosigkeit, fühlen wir uns
vom wirklichen Leben eingeengt und vom Glück im Stich gelassen.
Unsere Lebenskraft ist gestört, erschöpft oder gestaut. Je weiter wir uns
aus der Mitte entfernen, desto tiefer sind wir im Leid verstrickt. Das
Zentrum, die Mitte, gerät in Vergessenheit.

„Wenn wir unmittelbar wahrnehmen und ausdrücken, was uns bewegt, finden wir Zugang zu unseren Gefühlen und Bedürfnissen, und
es fällt uns leichter, uns und unseren Mitmenschen authentisch und
mitfühlend zu begegnen. Unbewusste Reaktionsmuster lassen sich
transformieren, indem wir die dahinterliegenden Bedürfnisse würdigen. In diesem Raum authentischer Präsenz lässt es sich lebendiger
und leichter leben." Marshall Rosenberg

Zurück bleibt eine unbestimmte Sehnsucht. Ein Sammelsurium falscher Vorstellungen und Ängste regiert unser Dasein immer mehr. Die Suche nach Scheinbefriedigung und Schmerzvermeidungsstrategien bestimmt unser unermüdliches Streben, scheinbar Verlorenes zurückzuholen. Die einen fallen in Überaktivität (Rajas/Wind-Krankheit), die anderen versumpfen in Trägheit und lähmender Schwermut (Tamas/ Schleim-Krankheit). *Krankheit der Gier* nannten die alten Mönchsärzte Tibets diesen Zustand: Obwohl wir von allem reichlich haben und unsere Grundsicherung gewährleistet ist, empfinden wir einen Mangel. Wir streben nach mehr Anerkennung, Aufmerksamkeit, Liebe, Zuwendung, Macht, Geld und Wohlstand. Letztlich bringen wir durch diese „falschen Gedanken" nur eines zum Ausdruck: Wir sind nicht zufrieden mit dem, was ist.

Es existieren so viele Arten von Glück und Wege zum Glück, wie es Menschen und Philosophen gibt. Die elementare individuelle Glückserwartung spiegelt sich am besten in der Form der Begrüßung wider, mit der man in allen Ländern seit allen Zeiten ausdrücken will, dass man dem Mitmenschen etwas Gutes wünscht: Der Eskimo grüßt mit den Worten: „Ist dir warm?" Der Chinese fragt: „Bist du satt?" Die Nomaden des Orients grüßen mit: *„Salam aleikum"*, drücken damit das Grundbedürfnis nach Frieden aus, und der Römer sagt: *„Salve"* und *„Salute"* – die Gesundheit ist für ihn offenbar das Wichtigste. Die katholischen Völker wiederum sehen in der Verbindung zu Gott (*Adios, Adieu*, Grüß Gott) das wahre Glück.

Diese Beispiele zeigen, dass Glück schon in den kleinsten Dingen zu finden ist (Wärme, Essen, Gesundheit etc.). Wie töricht es ist, dass viele Menschen meinen, wahres Glück nur jenseits der Berge finden zu können, oder doch zumindest jenseits des Alltäglichen in den großen Dingen.

Der passende Deckel für den Topf

Aus der Töpfersprache des Mittelalters hat sich eine sehr passende Interpretation des Wortes Glück herausgeschält. Die Deckel für die

Töpfe waren schwer herzustellen, da sie genau passen mussten, damit der Topf luftdicht abgeschlossen werden konnte. Der Deckel hatte die Bezeichnung *guluck* und war nur dann ein echter Guluck, wenn er eben genau passte. Aus dem Begriff *Guluck* wurde möglicherweise im Amerikanischen das Wort *luck* und im Deutschen „Glück". Wenn Deckel und Topf zusammenpassen, ist das Glück also vollkommen. Wenn Umstände passend sind, entstehen erfüllende Gefühle. Diese zeigen, dass wesentliche Grundbedürfnisse befriedigt sind. In solchen Fällen wird Qi generiert. Das System ist stark und widerstandsfähig.

Das Bedürfnis nach Selbstverwirklichung

Das Recht auf individuelles Glück steht am Anfang der nordamerikanischen Verfassung *(Right of individual persuit of happiness)*. Dieser Glücksbegriff zeigt aber auch die Ambivalenz dieses Begriffes – Glück heißt nicht nur, sich mit dem zufriedenzugeben, was man hat (so wie es der Dalai Lama definiert), sondern es bedeutet vor allen Dingen das Recht auf Selbstverwirklichung. Das Streben nach ständiger Verbesserung, nach Innovation, Fortschritt und Höherem ist ein elementarer Bestandteil der Natur. In gewisser Weise bedeutet dieses Streben sogar Ausdruck des Lebenswillens, des *instincts of survival.*

Ein Verzicht auf die Optimierung der Lebensumstände, im Großen wie im Kleinen, und auf Selbstverwirklichung würde selbstverständlich zu Frustration und damit zum Gegenteil von Glück führen. Worum es geht, ist, die Mitte, das Augenmaß, die richtige Spannung im Bogen zu finden. Das „Bore-out-Syndrom" (Langeweile) und die „Schleim-Krankheit" (Tamas) stellen das Extrem auf der einen Seite dar, die Unruhe des Verstandes, die Überaktivität und die „Wind-Krankheit" (Rajas) stehen auf der anderen Seite. Der Anspruch auf Selbstverwirklichung darf die Grenze zu unrealistischem Ehrgeiz, zu Wunschträumen und letztlich zur Selbstversklavung also nicht überschreiten. Glücklich sein kann nur der, wie die Stoiker sagen, der im Einklang mit der Natur im Allgemeinen und seiner eigenen Natur im Besonderen lebt und sich nicht zum Sklaven übertriebenen Ehrgeizes macht.

In der Ruhe liegt die Kraft

Für den Stoiker ist Glückseligkeit der Zustand der *apatheia* (heute würden wir Coolness sagen), die es uns ermöglicht, den nötigen Abstand zu allen Wünschen und Leidenschaften zu halten. In diesem Zusammenhang betont Friedrich Nietzsche den Gedanken, dass die Kraft in der Ruhe liegt und in der Fähigkeit, über sich und andere lachen zu können.

Wichtig erscheint mir jedoch vor allen Dingen die Aufforderung Epikurs, das „kleine Glück" zu suchen. Er pries sich bereits dann glücklich, wenn ihn sein Freund gelegentlich mit seinem Lieblingsziegenkäse versorgte. Das höchste Glück fand er im Garten bei geistreichen Gesprächen mit guten Freunden. Er suchte die Verbindung von Natur, Geist und sozialen Kontakten. Ein wichtiger Begriff war für ihn, neben der *ataraxia*, der heiteren Gelassenheit, die Bescheidenheit, griechisch *mesotis*, lateinisch *modestas*. Im Verlust der Mesotis, also der Mitte, die für ihn immer gleichbedeutend war mit dem goldenen Mittelweg, sah er das Grundübel unter den Menschen. Ebenso wie später Seneca, verurteilte er ausdrücklich das übersteigerte Streben nach Glück als mangelndes Augenmaß. Seneca zufolge muss jeder Mensch auch seine eigenen Grenzen anerkennen.

Auch die deutschen Philosophen der Neuzeit verstanden es, sehr pragmatische Definitionen von Glück zu geben. Kant fand das Glück in Pflichterfüllung, sittlicher Lebensführung und Dienst am Nächsten. Von ihm stammt der volkstümliche Spruch: „Das Glück, das du anderen bereitest, kehrt tausendfach zu dir zurück." Auch Schopenhauer lieferte einen wichtigen Beitrag, als er sagte, dass das Unglück der Menschen durch Langeweile und geistige Trägheit bedingt sei. Umgekehrt müsse man Glücksuchende dazu ermuntern, in jeglicher Weise aktiv und geistig regsam zu sein und zu bleiben.

Schöpferkraft entfalten

Das expandierende Universum scheint eine riesige, vielschichtige Bewusstseinsmatrix zu sein, die sich selbst in immer kleinere Einheiten unterteilt hat. Diese Unterteilung könnte dem Ziel dienen, Erfahrung zu kreieren. Wir alle sind Aspekte dieser Struktur. Dürfen wir daher auf allen Ebenen immer wieder neue Realitäten aus der Fülle der unbegrenzten Möglichkeiten erschaffen, damit sich das Universum durch uns erfahren kann? Ein bemerkenswerter Gedanke. Geht es also nur darum, dass wir uns letztlich selbst stärker erfahren? Ein alter Schamane sagte mir einmal ganz direkt: „Was du alles gemacht hast, interessiert mich nicht – mich interessiert nur, was du gefühlt hast, während du es machtest." Entscheidend ist schließlich auch nicht, was ich besitze und wie wertvoll es ist. Was zählt, ist einzig und allein, wie ich mich damit fühle und was es in mir auslöst. Das kleinste Blümchen kann weit mehr Glücksgefühl auslösen als die teuerste Neuanschaffung.

Dabei nicht nur blind zu schaffen, sondern sehend und fühlend zu erfahren, ist das Ziel dieses Weges. Das Spannende ist jedoch, dass unsere Ziele, Wünsche und Anhaftungen immer geringer werden, je höher wir in der Bewusstseinspyramide stehen. Je mehr wir uns der absoluten Bewusstheit nähern, umso klarer wird uns, dass es nichts mehr zu tun gibt, außer zu sein, zu sehen, zu erfahren und zu spüren. Eins zu sein mit allem und im Augenblick alles Glück dieser Welt zu erfahren – nichts mehr ist zu tun.

Der Aspekt des Menschen, der bewusst beobachtet (Shen-Bewusstsein), ist nicht identisch mit dem denkenden Verstand. Je mehr wir lernen, den analysierenden und wertenden Geist in einer Funktion des außen stehenden Zeugen zu beobachten, statt uns mit ihm zu identifizieren, desto mehr können wir unser Leben aus freiem Willen gestalten.

Die größte Entdeckung jeder Generation liegt darin, dass die Menschen ihr Leben ändern können, indem sie ihre Geisteshaltung ändern. (ALBERT SCHWEITZER)

Die Welt ist so, wie wir sie wahrnehmen

Unabhängig davon, wer wir sind und wo wir leben, wird unsere Erfahrung von der Welt geprägt von dem, was wir an eigenen Wahrheiten in uns tragen. Unsere Wahrnehmungen sind dabei der Schlüssel. Das, worauf unsere Wahrnehmung ausgerichtet ist, bestimmt darüber, ob wir als Optimisten auf den Wolken wandeln oder mit vielen anderen unter den Wolken Trübsal blasen. Wir sehen die Welt in jedem Augenblick so, wir sie sehen wollen. Das heißt, unser Bewusstsein schafft aus einem unbegrenzten, multidimensionalen Raum von Möglichkeiten den Inhalt dessen, was wir um uns herum vorfinden. Einen blinden Zufall gibt es nicht – alles, was wir wahrnehmen und erleben, ist ein unmittelbares Produkt unseres Bewusstseins. Ob im dunklen Wald der auf dem Boden liegende Stock als Schlange oder als Stock von uns wahrgenommen wird, entscheiden weniger unsere Gedanken als vielmehr die Erwartungshaltung unseres Bewusstseins. Je wacher die Wahrnehmung und je feiner die Bewusstseinsschwingung in uns ist, umso stärker ist die Übereinstimmung mit der wirklichen Welt, das heißt mit den Dingen, die das sind, was sie sind.

Ob dir eine schwarze Katze Glück oder Unglück bringt, hängt davon ab, ob du Mensch oder Maus bist.

(SPRICHWORT)

Dabei haben wir in jedem Augenblick die Fähigkeit, unsere Ausrichtung neu zu justieren und damit aus der Vielzahl der Möglichkeiten neue auszuwählen. Eine positive äußere Realität lässt sich schon durch die Wahrnehmung von Glück erzeugen. Bereits das aufmerksame Registrieren der schönen Dinge um uns herum verstärkt den positiven Effekt auf die Außenwelt.

Die Vergangenheit heilen, indem wir die Zukunft ändern

Aus einem Bewusstsein der Fülle gelingt es uns, eine individuelle Realität aufzubauen, die wir selbst bestimmen. Die Erfahrungen dieser Realität sind Teil der Ursache, weshalb wir auf diesen Planeten gekommen sind. Es gibt keinen wirklichen Grund, die Zukunft zu fürchten. Unsere Möglichkeiten sind fantastisch und grenzenlos, wenn wir wirklich bereit sind, sie zu realisieren und unsere Energie darauf auszurichten. Gefährlicher als die Zukunft ist die Vergangenheit mit ihren alten Mustern, Glaubenssätzen und Überzeugungen. Sie blockieren unsere Möglichkeiten in dem Maße, wie wir sie immer wieder durchkauen. Das Umsortieren unserer Bedenken und Vorurteile bringt uns jedoch nicht weiter. Die wachgerüttelten Emotionen verstärken auf chemischer Ebene nur die Abhängigkeit von diesen Anhaftungen und lassen uns weiter im Hamsterrad strampeln.

Die Vergangenheit ist veränderbar, da einmal geschaltete Neuronennetze lösbar sind. Ähnlich wie Bill Murray es in dem Film *Und täglich grüßt das Murmeltier* schafft, aus der Zeitfalle, die ihn immer wieder das Gleiche erleben lässt, auszubrechen, können wir unsere Gewohnheiten ändern. Dazu ist es notwendig, bewusst-sein zu trainieren, sich selbst als Beobachter neben sich zu stellen, um emotionsfrei Wahrheit und Täuschung (Muster) voneinander trennen zu können. Dann bedarf es einer Idee, einer Absicht, und schließlich einer Entscheidung, die zu einer ganz neuen, „ver-rückten" Handlung führt, einer praktischen Tat, die alte Strukturen aufbricht und ganz neue Erfahrungen ermöglicht. Das Meistern dieser Herausforderungen schließlich macht uns frei von der Umklammerung der Vergangenheit.

Es geht also darum, den Fokus auf neue Erfahrungen zu lenken, um die Peptid-Rezeptoren auf diese Weise zu „entwöhnen". Denn Synapsen, die sich miteinander verschaltet haben und zusammen feuern, verschalten sich, wenn sie nicht mehr so häufig abgerufen werden, nicht weiter. Wird der Fokus, die Aufmerksamkeit, auf neue Erfahrungen ausgerichtet, lösen sich die feinen Dendriten mit der Zeit und lassen damit die alten Muster los.

Den Weg in unsere Zukunft weisen uns unsere Leidenschaften und die Ausrichtung der Aufmerksamkeit auf das, was funktioniert, was uns nährt, uns ein gutes Gefühl und innere Befriedigung bereitet. Wenn wir die gleiche Absicht ständig und immer wieder hegen, dann verändern wir die Anziehungskräfte (Quantenwahrscheinlichkeiten), und alte Anhaftungen beginnen sich zu lösen. Der Weg ist da, wo die Angst ist – gehen wir ihn, lösen wir die Angst auf.

Unsere tiefste Angst ist es nicht, ungenügend zu sein, unsere Angst ist es, dass wir über alle Maßen kraftvoll sind. Es ist unser Licht, nicht unsere Dunkelheit, was wir am meisten fürchten. Wir fragen uns, wer bin ich denn, um von mir zu glauben, dass ich brillant, großartig, begabt und einzigartig bin? Aber genau darum geht es: Warum solltest du es nicht sein? Du bist ein Kind Gottes. Dich klein zu machen, nützt der Welt nicht. Es zeugt nicht von Erleuchtung, sich zurückzunehmen, nur damit sich andere Menschen um dich herum nicht verunsichert fühlen. Wir alle sind aufgefordert, wie die Kinder zu strahlen. Und indem wir unser eigenes Licht scheinen lassen, geben wir anderen Menschen unbewusst die Erlaubnis, das Gleiche zu tun.

(Nelson Mandela)

Wenn wir uns ein Bild ausmalen oder eine Vision entwickeln, wie unser Ziel, unsere Zukunft aussehen soll, wirken dieses Bild, die Vision und die damit verbundenen Gefühle wie Magneten, die in Resonanz gehen und das anziehen, was wir wirklich wollen. Der Weg zum Ziel verläuft über die fünf Elemente. Die Idee, die Vision des Neuen wird im Erd-Element zwischen den Gedanken und der Intuition (Sonne) geboren. Die Entscheidung zur Umsetzung und das Loslassen des Alten geschehen mit Hilfe einer starken Metallenergie. Die Kraft des Wassers liefert das nötige Vertrauen. Es nährt den Mut, der wiederum mit einer starken Holzenergie zu den praktischen Handlungen führt, die unabdingbar sind. Die Tatkraft wiederum bricht die alten Strukturen auf und lässt Neues entstehen. Mit der Kraft des Holzes wird das Feuer entfacht. Das Feuer der Freude, der Liebe und Leidenschaft trägt die Früchte dessen, was wir auf der Erde gesät haben.

Am roten Faden über dem Abgrund

Sehen wir es wie ein Abenteuer. Wir hängen mit beiden Händen an einem stabilen roten Seil, das über eine Schlucht gespannt ist. Um auf die andere Seite zu kommen, müssen wir immer wieder eine Hand lösen und neu zugreifen. Was wir mit den Händen greifen, sind unsere Vorstellungen und Verbundenheiten, die wir so schwer aufgeben können. Jetzt, in diesem Augenblick, müssen wir mit Konzentration loslassen und der anderen Hand vertrauen. Aus der stabilen Situation (allerdings über dem Abgrund) müssen wir eine Hand lösen, um neu zuzugreifen. Das Seil ist der rote Faden, die Leitlinie, das, was uns mit der Sonne, dem Ozean, dem Absoluten, dem "alles, was ist" verbindet. Das rote Seil ist bei manchen Menschen nur ein dünner roter Faden, bei anderen ein starkes Tau. Mal rutscht es uns aus der Hand, und wir stürzen ab, doch wenn die Zeit reif ist, rappeln wir uns auf und packen erneut zu. Es ist unser Wegweiser, unsere Stütze und zugleich unser Halt im Leben. Es gibt uns Vertrauen und die Gewissheit, sicher geführt zu werden.

Emotionaler Klebstoff

Negative Emotionen und eingefahrene Gewohnheiten gleichen einem emotionalen Klebstoff. Sind wir mit ihnen verbunden und von ihnen abhängig, dann sind wir gefangen und unfrei. Es scheint, als ließe sich der Klebstoff nur durch Aufmerksamkeit, Bewusstheit und Mut zur Disziplin auflösen. Wenn wir standhaft bleiben, durchbrechen wir die Situation. Weil wir nicht auf die Stimme in uns reagieren, die nach alten Mustern ruft, durchbrechen wir auf chemischer Ebene die Bedürfniskette der Zelle, als würden wir die Dendriten mit einer Machete kappen.

Voraussetzung dafür ist jedoch, dem intuitiven Bedürfnis des Systems nach Neuem nachzukommen und bislang Unbekanntes auszuprobieren. Das Alte auszuhungern, indem wir mutig Neues erschaffen und Unbekanntes bekannt machen. Dies bedeutet, eine neue Realität zu erschließen, frei von jeder Abhängigkeit. Süchte überwinden wir nur, indem wir uns verändern, entwickeln und uns neuen, spannenden Abenteuern zuwenden. Wir haben das Potenzial und alle Möglichkeiten, um neue Erfahrungen zu machen und Dinge zu erschaffen, die unsere kühnsten Träume übersteigen.

Solange wir in der Sehn-sucht nach etwas festhängen, sind wir in der Bedürftigkeit fixiert. Unser Bewusstsein des Mangels verhindert, dass genau das, was wir ersehnen, nicht eintritt. Mit der Intensität eines emotionalen Klebstoffs eilen wir mit unseren Vorstellungen von Enttäuschung zu Enttäuschung und finden keine Erfüllung.

Der höchste Lohn für unsere Bemühungen ist nicht das, was wir dafür bekommen, sondern das, was wir dadurch werden.

(JOHN RUSKIN)

Wir haben die Möglichkeit, mit einer ernsthaften und regelmäßigen Anstrengung unser Bewusstsein und damit Teile unserer Realität zu verändern. So können wir weit mehr Einfluss auf unser Schicksal nehmen, als wir bisher angenommen haben. Unsere Möglichkeiten dabei sind unbegrenzt. Mystiker überall auf der Welt zeigen uns, ebenso wie Spitzensportler, Künstler oder andere Genies, dass in jedem von uns eine Kraft schlummert, die Unmögliches Wirklichkeit werden lassen kann. Die Intelligenz unseres Systems weist uns dabei den Weg.

ÜBUNG

Träumen Sie und erkunden Sie die höchste für Sie passende Zukunftsmöglichkeit. Wie fühlt es sich an. Können Sie sich bildlich vorstellen, diese Form der Zukunft zu leben. Sind Sie bereit, die Entscheidung zur Veränderung zu treffen, damit sich aus Ihnen heraus das entfalten kann, was nur darauf wartet, eine Chance zu bekommen?

KAPITEL 4

DIE ZELLKRAFT QI IM TANZ DER ELEMENTE

Alles im Universum ist von Qi durchdrungen. So auch die Zelle. Qi ist Kraft, Materie und Geist in einem. Es kann so viel stoffliche Ausprägung annehmen, dass es sich als Essenz und als physische Erscheinung manifestiert. In seiner feinstofflichen Erscheinungsform zeigt sich Qi als Gedanken, Gefühle, Träume und Sinneswahrnehmungen. Das Qi formt den Menschen, der zwischen Himmel (Yang) und Erde (Yin) steht und beiden seine Existenz verdankt. Jede irdische Manifestation ist Ausdruck dieser dynamischen Energie, die jedes Lebewesen durchdringt. Diese unsichtbare, alle Zellen des menschlichen Körpers durchdringende Lebenskraft kann stark oder auch schwach zum Ausdruck kommen.

Lebendigkeit, Ausstrahlung, Frohsinn, Gelassenheit, innere Stärke, Mut, Freude, Begeisterung und Leidenschaft weisen auf einen gleichmäßigen Fluss dieser Lebensenergie hin. Der Mensch, dessen Lebensenergie so fließt, hat einen klaren, festen Blick, leuchtende Augen, eine starke, deutliche Stimme, einen festen Händedruck und ein bestimmtes, präsentes Auftreten. Sein Abwehrschild, das Immunsystem, ist intakt. Er ist kompromisslos lebensbejahend, authentisch und mit sich und der Welt im Einklang.

Wir haben es selbst in der Hand, wie stark oder wie schwach unsere Lebenskraft ausgeprägt ist. Achtsamkeit im bewussten Umgang mit den geistigen Naturgesetzen ist der Schlüssel für eine starke Lebenskraft. So wie das Bewusstsein das Sein bestimmt und der Mensch dementsprechend ist, was er denkt und fühlt, so ist ein frischer Geist die wesentliche Quelle des Qi und damit Grundvoraussetzung für Gesundheit, Vitalität und Glück. Das sich durch eine natürliche, bewusste Lebensführung nährende Qi bleibt dann in Fülle und im Fluss und sichert uns eine starke Mitte durch ein harmonisches Zusammenspiel ihrer fünf Elemente Holz, Feuer, Erde, Metall und Wasser

Qi – Die Lebensenergie

Zwei Energiequellen speisen das System

Alle Lebewesen erhalten bei ihrer Zeugung so viel Qi, wie sie brauchen, um „vollkommen" zu sein. Man nennt es das *angeborene Qi*. Dann aber benötigen sie Quellen, aus denen heraus sie weiteres Qi generieren. Sprudeln diese natürlichen Quellen gleichmäßig und in ausgewogener Fülle, dann sind wir glücklich, gesund und tatkräftig. Wir fühlen uns stabil, in unserer Mitte. Nur durch das Zulassen und Akzeptieren dessen, was wir sind, eingebunden in eben diese Gesetzmäßigkeiten, können wir gesund bleiben und in Übereinstimmung mit uns und im Einklang mit der Natur leben. Wandel heißt: Altes aufgeben, da bereits der neue Anfang anklopft. So ist im Yin immer schon ein Körnchen Yang (und umgekehrt) als Symbol des Neubeginns enthalten. Wandel bringt Erneuerung, bringt Faszination und Freude. Akzeptanz der Fülle, in der wir sein dürfen, liefert dazu den Nährboden.

Das **erworbene Qi** generiert sich aus der Befriedigung von menschlichen Grundbedürfnissen, die bei allen Menschen gleich, aber in der Reihenfolge unterschiedlich in der Priorität sind.
Hier einige der wichtigsten:

Beispiele von Qi-Quellen
* Körperliche Versorgung mit Luft und Nahrung
* Verbindung und Kommunikation mit der Natur, den Mitmenschen und sich selbst

- Selbstbestimmung und Freiheit
- Kreativität und schöpferische Entfaltung, Bewusstsein, Authentizität und Sinnhaftigkeit
- Spielen, lachen, feiern und ausruhen. Harmonie und Frieden
- Einen Beitrag leisten zur Bereicherung des Lebens anderer
- Vertrauen, Sicherheit und Unterstützung
- Respekt und Anerkennung anderer Menschen, besonders auch der Eltern

Ein Mensch, dessen Energiebatterien voll sind, strahlt Charisma und Attraktivität aus. Er ist gesund, klar und leistungsstark. In seiner Nähe fühlt man sich wohl, so als würde man von seiner Fülle auf unsichtbare Weise etwas abbekommen. Umgekehrt meidet man oft intuitiv den Umgang mit Menschen, deren Flasche weitgehend leer ist und die uns wie unsichtbare „Energiesauger" vorkommen.

ÜBUNG ZUM AUFFÜLLEN VON LEBENSKRAFT

Suchen Sie sich drei Kraftplätze: Einen in Ihrer Wohnung oder auf dem Balkon, einen im Garten oder in einem nahegelegen Park und einen besonderen fernab in der ursprünglichen Natur, vielleicht an einem Bach, einem See oder im Wald. Wählen Sie den Platz intuitiv aus. Vertrauen Sie auf Ihre Sinne. Es wird ein Platz sein, an dem Sie sich wohler fühlen als an anderen. An diesem Platz ist das Schwingungsniveau für Sie am passendsten. An diesem Platz läßt sich die Lebenkraft Qi besonders schnell und intensiv stärken. Führen Sie an diesem Ort einmal am Tag eine 20-minütige Meditation durch. Wählen Sie dazu eine der Meditationen aus, die im letzten Kapitel beschrieben werden. Beginnen Sie mit der Sonnenmeditation. Stellen Sie sich während der Meditation vor, dass sich das Energieniveau in Ihrer Flasche Stück für Stück erhöht.

Im Einklang leben mit den fünf Elementen

Vor über 5000 Jahren entwickelten chinesische Ärzte mit dem Ordnungssystem der fünf Elemente ein Erklärungsmodell für die Vorgänge in der Natur und im Menschen. Es zeigt, wie untrennbar Innen- und Außenwelt miteinander verbunden sind, wie sich die Welt des Inneren im Äußeren spiegelt. Mit Hilfe der fünf Elemente können wir lernen, Ungleichgewichtszustände in unserem System zu erkennen und zu beheben, bevor Krankheiten entstehen.

Die fünf Elemente interagieren in einzigartigen Mustern und Zyklen. Durch die Art, wie sie in jedem von uns zum Ausdruck gelangen, entsteht eine ganz individuelle Persönlichkeit mit all ihren emotionalen Reaktionen, spirituellen Sehnsüchten sowie körperlichen Stärken und Schwächen. Ganz eigene Bewusstseinsfelder bestimmen die einzelnen Lebensphasen sowie den Tages- und Jahresablauf. Die Natur um uns und die in unseren Zellen angelegte Weisheit unterstützt und fördert uns zu bestimmten Zeiten. Dann sind wir im Einklang mit der Kraft um uns herum. Vorhaben gelingen besser, das Leben lebt sich leichter. Ist eine der Elementekräfte übermäßig stark oder schwach ausgeprägt, kommt es zu Störungen im Energiefluss, die die Emotionen, das Verhalten und schließlich das körperliche Befinden beeinträchtigen. Das Bewusstsein ist abgelenkt, die Schwingungen werden gröber und gehen in Resonanz mit ebenso groben Lebensumständen. Schnell geraten wir in der Bewusstlosigkeit in alte Muster und zahlreiche weitere Einschränkungen. Leben wird zunächst anstrengender, und wir verlieren weiter an Energie. Krankheiten beginnen unser Leben noch weiter einzuschränken. Nicht als Strafe, sondern vielmehr als Chance, um im aufgezwungenen Rückzug wieder Kontakt mit sich selbst aufzunehmen und wieder zu Bewusstsein zu kommen.

Das tiefgreifende Verständnis der Beziehungen dieser inneren Kräfte zur Welt um uns herum ermöglicht es, sie gezielt einzusetzen und dadurch unser Leben zu verändern. Wir können die Kräfte nutzen, um das Gleichgewicht und die Harmonie unseres Körpers, unseres Geistes und unserer Seele wiederherzustellen und zu erhalten.

Der Ernährungskreislauf der Natur

* **Wasser** befeuchtet die Natur und lässt die Bäume wachsen. Es gibt dem Holz Kraft. Je mehr Holzenergie fließt, desto mehr Wasser wird benötigt. Übergießt man eine Pflanze jedoch mit zu viel Wasser, kann sie auch schnell vermodern oder ertrinken.
* Holz nährt das Feuer. Ohne Brennholz kann es kein Feuer geben. Stärke und Qualität des Holzes entscheiden darüber, wie stark und wie lange das Feuer brennen kann. Legt man zu viel Holz auf einmal auf das Feuer, erlischt die Flamme.
* Das **Holz** wird vom Feuer zu Asche verbrannt. Diese nährt die Erde und gibt ihr Kraft. Bekommt sie nicht genügend Dünger, bleibt sie unfruchtbar. Zu viel Asche bzw. Dünger würde sie zudecken und ersticken.
* Die **Erde** gibt ihre Kraft an das Metall-Element weiter. Eine schwache Erde bringt keine Bodenschätze hervor. Ist die Erde jedoch zu übermächtig, kommt man an das wertvolle Metall nicht heran.
* **Metalle und Felsen** bilden den Grund, auf denen sich das Wasser bewegt. Sie geben ihm Richtung und nähren es mit Mineralien und Spurenelementen. Ist das Metall schwach, dann ist das Wasser ohne Lebenskraft. Zu viel Metall wiederum macht es ungenießbar. Auch können Ablagerungen entstehen, die den Fluss stören.

Alles zu seiner Zeit

Alles im Leben hat seinen Zeitpunkt. Wird das Falsche zum verkehrten Zeitpunkt mit inadäquater Kraftanstrengung versucht, kann man schnell die Mitte verlieren. Letztlich kommt es darauf an, wie beim Bogenschießen, in der entsprechenden Lebensphase die richtige Spannung zu finden, um im richtigen Moment loszulassen. Ein Leben wird oft als gelungen empfunden, wenn alles zu seiner Zeit gelebt wurde. Wenn in jeder der fünf Phasen die unterschiedlichen Bedürfnisfelder befriedigt wurden. Wachstum bis zur Pubertät – Sturm und Drang – Familie, Kinderheim – Selbsterkenntnis – Weisheit – Rückzug.

Der Tageskreislauf

Dem frühen Morgen, wenn sich die Blüten öffnen, ist die Holzphase zugeordnet. Es folgt der Mittag, wenn die Sonne am höchsten steht, als Feuerphase. Der Mensch läuft zur Hochform auf und nutzt die Energie des Feuers, um sein Tagwerk zum Gelingen zu bringen. Dann kommt der Nachmittag als Erdphase und schließlich der Abend, die Metallphase, wo sich die Natur für die Nacht zurückzieht. Das Tagwerk ist getan, und man kann sich auf die Dinge konzentrieren, die einem persönlich wichtig sind. Es folgt die Nacht, die Wasserphase, die Zeit der Ruhe und des Auftankens, um Energie für den neuen Tag zu sammeln.

Der Kreislauf der Jahreszeiten

Die Elemente spiegeln sich auch in den Jahreszeiten wider. Jede Jahreszeit hat ein eigenes Feld, das die Zeit formt. Im Frühling, wenn die Bäume anfangen zu sprießen, ist die Holzenergie am stärksten. Entfaltet im März das Samenkorn des Krokus seine Holzenergie, verleiht ihm die Holzenergie die Kraft, den gefrorenen, vielleicht noch schneebedeckten Boden punktuell zum Schmelzen zu bringen und hindurchzustoßen. Die natürliche Erneuerungskraft des Frühlings ist eine expansiv nach außen gerichtete Welle, die auch uns Menschen mitreißt. Die Natur des Frühlings erweckt unsere Lebensgeister und motiviert uns, hinauszugehen und mutig neue Ziele anzupacken. Unser Bedürfnis nach Freiheit, Selbstbestimmung und Sinnhaftigkeit im Tun sucht nun Befriedigung. Vom Hausputz über das Anpacken unerledigter und aufgeschobener Dinge bis hin zu bislang unerfüllten Träumen.

Wenn die Sonne im Sommer die Erde aufheizt, ist die Feuer-Energie am stärksten. Jetzt ist die Natur in ihrer feurigsten, leidenschaftlichsten Entfaltung. Blumenduft, Farbenpracht, tanzende Schmetterlinge und zwitschernde Vögel kennzeichnen den Höhepunkt des natürlichen

Ausdrucks des Naturfeuers. Die Natur steht in voller Blüte und spielt ihre Kraft leidenschaftlich aus. Das Feld des Sommerfeuers unterstützt das Bedürfnis zu leben, zu lachen und zu tanzen und dem zu folgen, was innerlich brennt.

Sie wandelt sich im Spätsommer in die Energie des Erd-Elements. Mutter Erde gibt nun ihre Schätze preis und versorgt das Umfeld mit Nahrung. Korn und alles, was ihr entspringt, kann geerntet werden. Die Natur wird ihrer Verantwortung gerecht und leistet einen besonderen Beitrag für unser aller Wohl. Würdigung und Dankbarkeit für die Fülle dessen, was ist, bestimmt das Feld.

Im Herbst beginnt die Natur, sich langsam zurückzuziehen. Dies ist die Zeit des Metalls. Die Natur lässt los. Blätter fallen von den Bäumen, und Tier- und Pflanzenwelt bereiten sich auf den Winter vor. Wenn die Natur sich in den Winterschlaf zurückzieht, herrscht die Zeit der Wasserenergie. Einkehr und Rückzug, aber auch Ruhe und Sammlung stehen im Vordergrund und bestimmen das Feld. Im Winter schließt sich der Kreislauf der Elemente. Mutter Erde gönnt sich eine Ruhepause, um für die nächste Runde neue Kraft zu sammeln.

Die Lebensphasen und ihre Felder

In den einzelnen Lebensphasen stehen uns die energetischen Kräfte des jeweiligen Lebensabschnitts in besonderer Form zur Verfügung. In jeder Lebensphase umgibt uns ein besonderes Schwingungsfeld. Bestimmte Bedürfnisse stehen im Vordergrund und sind zu einem wichtigen Teil Motor unserer Handlungen.

Das Feld der Holzphase

So wie im Frühjahr unsere Kreativität und Tatkraft am größten ist, weil uns eine starke, dynamische Holz- und später die Feuer-Energie zur Seite stehen, ist die Phase der Jugend und des jungen Erwachsenenalters in erster Linie dazu geeignet, den Weg der Handlung zu beschreiten. Lebenshunger und Durst sind groß und wollen befriedigt werden. Wachsen durch Herausforderung, mutig neue Wege beschreiten – das ist jetzt angesagt. Es ist nicht die Zeit für den Weg der Meditation, der Versenkung oder des Zen. Jetzt darf man sich die Naturgesetze zu eigen machen und Absichten formulieren, die eine Realität schaffen, wie sie der jugendlichen Schöpferkraft entsprechen.

Geburt, Wachstum, Entdeckergeist, grenzenloses Denken und Handeln bestimmen diesen Lebensabschnitt. In keiner Phase entwickeln wir uns so schnell und ungestüm wie in unseren ersten beiden Lebensjahrzehnten. Jungfräulich schmieden wir Pläne, folgen vorbehaltlos unseren Sehnsüchten. Täglich nehmen wir Herausforderungen an, und jede Niederlage trägt gleichzeitig die Motivation für einen neuen Versuch in sich. In dieser Phase folgen wir mutig den Naturgesetzen, bevor später konditionierte Überzeugungen und überflüssige Ängste die Wachstumsbereitschaft deckeln und meist zunehmend lähmen.

Feuerphase

Die sich anschließende Feuerphase ist die Krönung des Mutes und der Sehnsucht, Neues auszuprobieren. Das, was da innerlich „ brennt", will noch höher lodern. Das wilde Feuer von Liebe und Leidenschaft lodert auf und verlangt nach immer mehr. Der Weg zum Du und damit zu tieferer Kommunikation nimmt Formen an. Gefühle werden erstmals bewusster wahrgenommen, und es beginnt die erste Reflexion. Das Bewusstsein für das Ich und das Selbst gewinnt an Tiefe.

Erdphase

In der Erdphase nähern wir uns der Lebensmitte, dem Wendepunkt vom Yang zum Yin. Die Zeit der materiellen Expansion und Eroberung weicht einem Gefühl von Verantwortung für andere. Nun gilt es, Schwerpunkte neu zu setzen, sich zu zentrieren und den Fokus nach innen zu richten. Mit dem Eintritt in das Erd-Element beginnen wir, einen sicheren Rahmen für uns und unsere Familie zu schaffen. Jetzt wird viel vom Selbst aufgegeben, eine Zeit des Dienens beginnt. Dies ist nicht mehr die Zeit für Expansion im herkömmlichen Sinne. Eine neue Phase der Fürsorge, der Zuwendung und der Verantwortung beginnt. Beobachten und mitfühlen heißt nun die Devise. Viele Erkenntnisse können wir auf diese Weise erfahren, ohne sie im Äußeren suchen zu müssen. Unsere Kinder lehren uns alles, was wir wissen müssen. Es ist der Weg der Liebe, des Mitgefühls und der Erkenntnis durch Beobachtung und Reflexion. Wird die notwendige Neuorientierung dieser Erd-Lebensphase ignoriert und verdrängt, dann baut sich ein Ungleichgewicht auf. Die Dinge geraten aus dem natürlichen Fluss. Die sogenannte Midlife-Crisis kann durch Depression oder Verdichtung körperlicher Symptome Rückzug zur Neubesinnung einfordern.

Die Geburt ist nicht ein augenblickliches Ereignis, sondern ein dauernder Vorgang. Das Ziel des Lebens ist es, ganz geboren zu werden, und seine Tragödie besteht darin, dass die meisten von uns sterben, bevor sie ganz geboren sind.

(ERICH FROMM)

Metallphase
In dem nun folgenden Herbst des Lebens ist es Zeit, die Ernte des Lebens einzubringen. Das, was im Frühjahr ausgesät wurde, im Sommer zur Blüte herangewachsen ist und im Spätsommer Frucht getragen hat, kann nun vollständig geerntet werden. Genuss, Reife, Weisheit, Sinnsuche, Wahrnehmung feiner Gefühle, Achtsamkeit, Bewusstheit und heitere Gelassenheit dürfen diesen Lebensabschnitt prägen. Man kann sich jetzt endlich auf das konzentrieren, was wirklich Bestand hat, darf sich rückbesinnen und über die gemachten Erfahrungen, über Siege und Niederlagen und die daraus gezogenen Erkenntnisse reflektieren. So dringt man zu den eigentlichen Schätzen vor. Die abnehmende Bedeutung materieller Faktoren wird erkannt. Das Spiel: „Wer das meiste Spielzeug hat gewinnt" wird aufgegeben. Das, was ich tue, verliert an Bedeutung. Entscheidend wird, wie ich mich fühle, wenn ich es tue. Es ist die Phase von Verfeinerung und Neubesinnung. Die Kinder los- und ziehen zu lassen schafft wieder Raum, um sich nach innen zu wenden. Dieser Raum, für den über Jahrzehnte oft die Zeit fehlte, will nun ausgefüllt werden. Ein größeres Verständnis für die tieferen Zusammenhänge reift. Die inneren Schätze wollen zutage gefördert, bislang

brachliegende Talente und Potenziale erinnert und ausgelebt werden. Spätestens jetzt ist Gelegenheit, das Leben einer grundlegenden Wandlung zu unterziehen. Spätestens jetzt kann ich mich dem zuwenden, was in mir an Talenten und Potenzialen angelegt ist und nach Entfaltung drängt. War die erste Lebenshälfte ein notwendiger Weg der Ichwerdung mit entsprechender Verwicklung, so erlaubt die zweite Hälfte einen Weg der Entwicklung hin zur Selbstwerdung.

Wasserphase

Weisheit, Einsicht, Bescheidenheit, Dankbarkeit und widerstandslose Gelassenheit kennzeichnen im Idealfall die Phase des Wassers. Zu allen Zeiten und in allen Kulturen wurden die Menschen in dieser Lebensphase mit Würde und Hochachtung bedacht und ihr Erfahrungsschatz sehr geschätzt. Sie hatten einen Ehrenplatz in der sozialen Gemeinschaft und waren oft im Ältestenrat diejenigen, die letztlich die Geschicke der Gemeinschaft in ihren Händen trugen. Dies ist die Phase der Kontemplation und Askese, der Weg der Weisheit und der Suche nach der Verbindung mit dem Göttlichen. Der Weg des Zen. Nichts muss mehr erledigt werden. Hunger und Durst lassen nach, und Sättigung tritt ein. Die Bereitschaft für den letzten Wandel nimmt in dem Maße zu, wie man das Gefühl hat, die Dinge erledigt zu haben. Alles ist gut, wie es ist. Im letzten Lebenszyklus bereiten wir uns darauf vor, unseren Körper loszulassen, um uns wieder mit der Einheit zu verbinden, aus der wir gekommen sind. Das Leben zieht sich aus dem Körper zurück, um zu einer anderen Zeit an einem anderen Ort neugeboren zu werden und dort den Kreislauf von neuem zu durchlaufen.

Der Kreislauf der Erschaffung und Erlösung

Eine Idee entsteht aus dem ungestümen Drang des Holz-Elements oder über das Shen, den Hauch des göttlichen Bewusstseins, das im Feuer-Element sein Zuhause hat. Das Erd-Element beobachtet und nimmt als Zeuge wahr, wägt ab und bereitet die Entscheidung vor. Eine Absicht wird formuliert. Diese Absicht, die aus der Weisheit, aus der Mitte heraus entspringt, bekommt im Metallelement ihre Struktur. Gleichzeitig hilft ein starkes Metall-Element, notwendige Entscheidungen zu treffen, Altes loszulassen, eingefahrene Überzeugungen und Muster zu überwinden. Das Wasser-Element unterstützt durch seine Ausdauerkraft. Es stärkt das Vertrauen in den eingeschlagenen Weg und gibt Hoffnung und Mut. Im Holz-Element erfährt die Idee Tatkraft und praktische Umsetzung. Das Feuer erhält Nahrung und wird entfacht. Freude und Leidenschaft beflügeln die Idee. Wann immer wir lachen, ist ein Stück Himmel dabei – das Universum erfährt sich durch uns.

Wann immer eines der Elemente geschwächt oder blockiert ist, fließt die Energie nicht. Es kommt zu Leere oder Stauungszuständen, die sich anfangs in körperlichen Missempfindungen, auf Dauer aber in Krankheiten manifestieren. Mit der Pulsdiagnose lässt sich die Qualität der Pulswellen messen, so dass sich klar definierte Rückschlüsse auf die energetische Situation ziehen lassen. Mit Ernährung, Kräutern, Akupunkt, Moxa, Meditation und einer begleitenden Gesprächstherapie lassen sich die Energiesysteme wieder stabilisieren.

Fünf Bewusstseinsfelder im Menschen

Jede der fünf Elemente-Energien hat ein einzigartiges Feld, eine eigene Schwingungsenergie, von der eine ausgleichende und heilende Kraft ausgeht. Jeder Mensch besitzt aufgrund seiner Konstitution und seiner Charakterausprägung eine Affinität zu einem oder mehreren der fünf Elemente-Prinzipien. Gemäß seinem Elemente-Typus hat er dementsprechend Stärken und Schwachpunkte. Die körperlichen Schwachpunkte sind die dem Element zugeordneten Organe. Sie melden sich bei energetischen Ungleichgewichten als Erstes. Die fünf Grundenergien stehen uns im Verlauf des Tages, des Jahres und des Lebens in der jeweils vorherrschenden Form als kraftvolle Begleiter zur Verfügung. Wir können sie zudem gezielt als Werkzeuge einsetzen, wenn unser Motor unrund läuft oder wir aus der Mitte geraten sind.

Das Holz will wachsen, ehrgeizig und strebsam, weit nach oben hinaus. Wird der Erlebnishunger behindert, drückt sich dies in der Emotion Wut aus. Gestaut, blockiert und heruntergeschluckt, entlädt sie sich über Verspannungen oder Krankheit, zum Beispiel an Leber oder Galle. In der „erlösten" Form brechen die Kreativität, Durchsetzungskraft und Dynamik des Holz-Elements alte Strukturen auf und ermöglichen so, dass Neues entstehen kann. Es ist die Kraft des Kämpfers, der Tat, des Durchsetzens, der Dynamik und des Durchbruchs. Starke Holz-Energie schafft Fakten, indem sie spontan in Aktion geht. Entsprechend kommt es zu Resonanzen und grenzenlosen Projektionen nach außen. Aus dem Bewusstseinfeld des Holz-Elementes schaut man durch ein Schlüsselloch auf die Welt. Alles, was in Bewegung ist, fällt einem besonders auf und hat eine eigene Wichtigkeit. Trifft ein „Holzmensch" einen Freund, so begrüßt er ihn aus seinem Bewusstseinsfeld, das von Bewegung und Vorwärtsschreiten dominiert wird. Er projiziert seine eigene Aktivität auf den anderen: *Was machst du gerade. Wie läuft es?*

Das Neue schafft Raum für das Entfachen eines Feuers, so wie das Holzscheit, sorgfältig und im richtigen Moment nachgelegt, das Feuer zum Aufflammen bringt. Gefühle, Leidenschaft, Begeisterung, Freude und Genuss finden im Feuer-Element ihren Ausdruck. Gefühlstiefe und Kommunikation sind als Formen der Feuer-Energie im Fluss. So ist man der Einheit am nächsten, wenn Freude und Leidenschaft das Leben bestimmen. Lust und Freude motivieren und inspirieren. Ein Mangel an Liebe, Freude und Sinn lässt die Flamme ersticken. Die Trennung von der Einheit wird ebenso spürbar wie die Verbindung mit ihr. Austausch und Sehnsucht nach tieferer Verbindung charakterisieren das Bewusstseinsfeld eines starken Feuer-Elementes. *Begrüßung: Wie fühlst du dich gerade?*

Das Feuer verbrennt das Holz zu Asche, zu Erde. Erlischt es, beginnt das Denken. Jetzt sind wir im Erd-Element. Verantwortung und Versorgung bestimmen das Element. Hier geht es um Nahrungstransformation und um die Verdauung von Sinneseindrücken. Mentaler Ballast und anderer Abfall wird hier verdaut und losgelassen. Ein schwaches Erd-Element führt zu einer Anhäufung von Trübem im Körper. Trübe Gedanken und Sorgen zeigen ebenfalls die Schwäche der Entscheidung, Trennung und Assimilation. Ein stabiles Erd-Element, eine gute Verwurzelung in einem wachen, frischen Geist und einem klaren Bewusstsein inspirieren und bieten unserer Intuition einen guten Nährboden. Klares und Trübes kann nicht nur auf körperlicher, sondern auch auf geistiger Ebene gut getrennt werden. Hier entstehen Impulse und Ideen aus einem Lächeln tief in uns. Dieses Lächeln tritt im Erd-Element hervor, wenn der Verstand zur Ruhe kommt. Dann übernimmt eine höhere Kraft die Führung. Aus der eigenen Wichtigkeit des Bedürfnisses, einen Beitrag zu leisten und für andere Verantwortung zu übernehmen, projiziert ein Mensch mit einem starken Erd-Element sein Verantwortungsbewusstsein auch auf andere. Gleiches erwartet er natürlich auch vom anderen. *Begrüßung: Wie geht es deinen Eltern/Kindern?*

Frische Inspirationen führen zu Notwendigkeiten. Alte, eingefahrene Bahnen und Gewohnheiten wollen verlassen werden. Entscheidungen und Loslassen sind das Thema des Metall-Elements. Trauer ist die lähmende Emotion dahinter. Trauer schwächt das Metall-Element. Neue, geordnete Strukturen geben der Idee nun die nötige Tragfähigkeit. Sicherheit, Ordnung und Struktur, gerade nach Verlusten oder Erschütterungen, werden gesucht und dann auch fragend auf den anderen übertragen: *Begrüßung: Alles in Ordnung?*

Weitere Unterstützung auf dem Weg zur Umsetzung erfährt die Idee durch ein starkes Wasser-Element. Ausdauer, Nachhaltigkeit und Vertrauen kommen hier unterstützend dazu. Angst, die dem Wasser zugeordnete Emotion, würde den Umsetzungsprozess zum Erstarren bringen. Angst schwächt das Wasser-Element und bringt den Energiefluss zum Erstarren. Das hier stärkende Vertrauen und die Ausdauer des Wasser-Elements nähren das Holz. Sie schaffen Mut und Zuversicht. Der Mut wiederum stärkt die Tatkraft. Tatkraft, die das Neue schafft und das Feuer entflammt. Das Vertrauen des Wasser-Elements ermöglicht oft ein Ankommen im Hier und Jetzt. Weisheit und Präsenz im Augenblick dominieren das Bewusstseinsfeld eines starken Wasser-Elements. *Begrüßung: Was für ein schöner Tag!*

Vom richtigen Zeitpunkt – In Verbindung mit dem Rhythmus der Natur

Das Ergebnis und die Ernte unseres Tuns hängt im Wesentlichen davon ab, wie weit und fein unser Bewusstsein ausgerichtet ist. Je feiner, desto größer die Übereinstimmung mit der natürlichen Welt. In der feinen Wahrnehmung dessen, was um uns und in uns passiert, offenbaren sich Zeitqualitäten, die bestimmte Dinge fördern und andere einschränken.

Als die Menschen in ihrer Beobachtung noch frei und zeitlich ungebunden waren, erwarben sie sich umfangreiche Kenntnis über den besten Zeitpunkt für ihr Tun. Sie entdeckten, dass Wirkung und Erfolg zahlloser alltäglicher und weniger alltäglicher Aktivitäten in hohem Maße vom jeweiligen Stand des Mondes bestimmt werden. Auch erkannten sie die Bedeutung und Qualitäten der wichtigsten anderen Planeten. Die Beobachtungen der natürlichen Vorgänge führten zu Erkenntnissen, die das Leben damals bereicherten. Das Wissen um die Zusammenhänge und ihre Umsetzung machte das Leben leichter.

Die Bauern säen und pflanzen dort heute noch alle Feldfrüchte, deren oberer Teil geerntet werden soll, im ersten, besonders aber im zweiten Viertel des Mondes aus, also kurz vor Vollmond. Knollen und Wurzelfrüchte am besten im dritten Viertel, auch noch im vierten Viertel, also nach Vollmond. Früchte für den Verkauf zu Vollmond zu ernten, ist seit zweitausend Jahren eine bekannte Volksweisheit, da sie dann dicker und saftiger sind. Früchte für die Lagerung zu Neumond zu ernten, ist wichtig, damit sie länger halten. In der tibetischen Medizin ist es undenkbar, dass Heilpflanzen geerntet werden, ohne dabei die Mondeinflüsse zu berücksichtigen. Verschiedene Pflanzen haben aus jahrtausenderlange Beobachtung nur Wirkkraft, wenn sie bei Vollmond geerntet werden. Es ist jedem geläufig, der bei Vollmond nicht schlafen kann, dass die Mondphasen einen großen Einfluss auf unser Leben haben. Auch sollen Operationswunden bei abnehmendem Mond nicht so stark bluten. Man sagt, der abnehmende Mond lässt die Säfte absteigen, der zunehmende Mond aufsteigen. Deshalb soll man auch Bäume bei abnehmendem Mond schneiden. Experimente belegen, dass zu Vollmond geschlagenes Holz eher fault und stärker vom Borkenkäfer befallen wird als zu Neumond gefällte Stämme.

Bei der Beobachtung einfacher Bauernregeln fällt schnell auf, wie eng verflochten die Zusammenhänge in der Natur ablaufen. Hier einige Beispiele:

* Januar ganz ohne Schnee, tut Bäumen, Bergen, Tälern weh.
* Januar recht hoher Schnee, heißt im Sommer hoher Klee.
* Wenn Gras wächst im Januar, wächst es schlecht das ganze Jahr.
* Kommt die wilde Ente, hat der Winter bald ein Ende.
* Im Februar zu viel Sonne am Baum, lässt dem Obst keinen Raum.
* Hüpfen Eichhörnchen und Finken, sieht man schon den Frühling winken.
* Langer Märzenregen, bringt keinen Sommersegen.
* Fließt im Dezember noch Birkensaft, dann hat der Winter keine Kraft.
* Sind im Oktober die Blätter schon braun, hockt der Winter im Zaun.

Nicht zuletzt weil er der Erde am nächsten ist, beeinflusst der Mond nicht nur die Gezeiten und das Wachstum der Pflanzen, sondern auch die Belange der Menschen. Das Bewusstsein dafür ist im Laufe der Zeit verblasst. Die Beachtung des richtigen Zeitpunktes, also die Wahrnehmung, wann die Natur uns unterstützt, macht das Leben leichter.

Die Ausrichtung wichtiger Unternehmungen nach den Mondphasen und Gezeiten unterstützt das Leben. Von Neumond bis zum Vollmond nimmt der Mond etwa zwei Wochen zu. Das ist die günstigste Zeit für spirituelles und materielles Wachstum. Es ist die beste Zeit, um eine neue Arbeit oder ein neues Projekt zu beginnen. Alles, was in diesem Zeitraum begonnen oder gemacht wird, wird in gelungener Weise wachsen. Auch das Anpflanzen im Garten wird zu dieser Zeit unterstützt. Es ist eine kraftvolle Zeit, um aufbauende Tätigkeiten zu beginnen, einen Grundstock zu legen oder eine Beziehung zu knüpfen.

Die Zeit des abnehmenden Mondes ist vorteilhaft, um loszulassen und auch unerwünschte Dinge aus dem Leben zu entfernen. Es ist die beste

Zeit, um Schränke auszumisten, Schädlinge zu entfernen, Operationen ausführen zu lassen, die Haare zu schneiden oder den Körper zu entgiften. Hier kann Gras geschnitten oder die Ernte eingefahren werden. An Vollmond- oder Neumond-Tagen sind sensible Menschen besonders empfindlich. Sie sind durch die Mondphasen stärker beeinträchtigt als andere und sind an diesen Tagen meistens aktiver und unruhiger. Der Vollmond unterstützt die feinstoffliche Arbeit. Es ist die kraftvollste Zeit für spirituelle Vorhaben. Das menschliche System ist zu dieser Zeit besonders empfänglich für außergewöhnliche Ereignisse und besonders für spirituelle Zeremonien und Rituale. An solchen Tagen zu fasten und viel zu meditieren, ist sehr effektiv, um Heilung auf unterschiedlichen Ebenen zu erreichen. Da der Körper zu achtzig Prozent aus Wasser besteht und der Mond das Wasser (siehe Ebbe und Flut) und die Lymphe regiert, ist sein Einfluss auf unsere Gesundheit so tiefgreifend, dass wir bei Krankheiten auch die Mondphasen berücksichtigen sollten.

Planeten – Überlieferte Symbolik, die das Leben erleichtert?

Mit einer Landkarte in der Hand können wir einen Weg leichter finden. Genauso ist es leichter, ein gesundes und erfülltes Leben zu führen, wenn man die Gesetze der Natur kennt. Die alte Kabbala beschreibt eine Landkarte des Lebens, indem sie die sieben Tage der Erschaffung der Erde, wie sie im Buch Genesis erwähnt werden, mit den sieben kreativen Planeten in Verbindung bringt. Jeder Mensch hat eine bestimmte Schwingung, und sein Leben folgt einem ganz bestimmten Rhythmus. Bestimmte Abschnitte in diesem Rhythmus werden durch entsprechende Kräfte bestimmt, die wir Planeten nennen. Die Namen, die wir den Planeten gegeben haben, helfen uns dabei, diese unsichtbaren archetypischen Kräfte zu identifizieren. Ob wir uns darüber im Klaren sind oder nicht, unser Leben wird durch diese Rhythmen beeinflusst. Teilt man die 365 Tage des Jahres in sieben Abschnitte, so haben wir sieben 52-tägige Phasen.

Mit dem Frühlingsanfang, am 21. März, beginnt in unseren Breiten das neue Jahr. Die Sonne beginnt ab diesem Tag Unmengen von

Energien des Universums in die Natur zu entlassen. Die Abschnitte des Jahres werden nacheinander von Sonne, Mond, Mars, Merkur, Jupiter, Venus und Saturn bestimmt. Ebenso wie auch die Wochentage, Sonntag, Montag, Dienstag, Mittwoch, Donnerstag, Freitag und Samstag, von den Namen der Planeten und den ihnen zugeordneten Attributen abgeleitet wurden und in dieser Form weltweit anerkannt sind.

Für uns ist es sehr hilfreich zu wissen, wann für uns persönlich der „passendste" Zeitpunkt für bestimmte Aktivitäten ist. Die Kabbala beschreibt dies in einfacher Form. Ausgehend von unserem Geburtstagsdatum, berechnen wir in 52-Tagesschritten die sieben Lebensphasen, die wir im Laufe des Jahres durchlaufen. Innerhalb unseres persönlichen Jahreskalenders repräsentieren einige Planeten vielversprechende, andere sehr herausfordernde Zeiten.

Während beispielsweise Sonne, Jupiter und Venus sehr stärkende und wohlwollende Energiefelder in uns wirken lassen, tendieren vor allem Mars und Saturn dazu, uns zu prüfen und herauszufordern. Es reichen meist wenige Monate des Beobachtens und Ausprobierens, um festzustellen, dass unsere Bewusstseinsfelder tatsächlich beeinflusst sind und Dinge in der Sonne-Jupiter-Venus-Phase einfach besser laufen. In diesen Planetenphasen ist unsere Gesundheit stabiler, die Ausstrahlung stärker und die Dinge gelingen leichter und besser. Umgekehrt werden wir feststellen, dass wir in den herausfordernden Phasen Schwierigkeiten haben, unsere Mitte zu halten und unser Potenzial authentisch zu leben. Wenn man sich darauf einstellt und dies akzeptiert, dann erleichtert es das Leben.

Im Herbst und vor allem im Winter, wenn die Natur den Rückzug unterstützt, erleichtert die kalte und dunkle Jahreszeit uns allen den Rückzug. Jetzt geht es darum, im Inneren aufzuräumen und nicht im Äußeren große Dinge zu bewegen.

Genauso verhält es sich zur Saturnzeit. Dies sind die zweiundfünfzig Tage vor dem Geburtstag – hier ist Sammlung, Besinnung, Reflexion und Rückzug angesagt. Kraft zu sammeln, um dann in der nach dem Geburtstag kommenden Sonnenphase wieder mit neuer Vitalität ins Leben hinaus zu treten.

Seit zwanzig Jahren mache ich die für mich früher ebenso erstaunliche wie unerklärliche Beobachtung, dass neue Patienten, die zu einem einstündigen Erstgespräch kommen, zu über achtzig Prozent in den sechs bis sieben Wochen vor ihrem Geburtstag zu mir kommen. Früher nahm ich an, dass der Geburtstag einen kleinen Wendepunkt oder immer wiederkehrenden Neubeginn darstellt, der not-wendige Sinnfragen aufkommen lässt, die das System zunächst beunruhigen. Einige Dinge werden klarer, und doch versperren Sicherheitsdenken und eingefahrene Gewohnheiten den Weg zu Veränderungen. Ich interpretierte Krankheitssymptome daher als Widerstand gegen Veränderung und Entscheidungsblockaden. Tatsächlich ist die Saturn-Zeit der individuelle Jahresabschnitt des Rückzugs und der Besinnung. Wo stehe ich? Wie stehe ich? Ist der Platz, an dem ich lebe, geeignet und passend, um mich bei der Entfaltung meiner Möglichkeiten zu unterstützen. Häufig treten Krankheiten und Symptome verstärkt zu dieser Zeit auf, besonders dann, wenn man den Rückzug verweigert und die Schattenthemen, die nach oben, ans Licht streben, verdrängt.

Wer eine gute Selbstwahrnehmung hat, wird bereits oft gespürt haben, dass an bestimmten Wochentagen einiges leichter läuft als an anderen. Wenn Sie es bewusst beobachten, werden Sie staunen, wie das überlieferte Wissen um den richtigen Zeitpunkt auch Ihnen das Leben leichter machen kann.

- **Sonne (Sonntag):** Zeit des Wachstums und der Stärke, Ideenreichtum, Lebendigkeit, Inspiration, Optimismus, Wachstum, Ausdehnung, Fülle, neue Energie, Gesundheit, Wohlstand. Grünes Licht, all das zu tun oder zu sein was man sich wünscht.
- **Mond (Montag):** Zeit des Kümmerns um Heim, Frau und Kinder, Diplomatie, Gelassenheit, Zusammenarbeit, Beobachtung, Zurückhaltung, Harmonie und Frieden. Grünes Licht für: Vorsicht und Vernunft. Keine wichtigen Entscheidungen treffen, Zurückhaltung, Geduld, Besinnung.
- **Mars (Mardi-Dienstag):** Die Zeit der Macher, Krieger, Chirurgen und Handwerker. Willensstärke, physische Vitalität, Mut, Anziehungskraft und sexuelle Energien sind sehr stark. Mars ver-

leitet zu Ungeduld, vorschnellen Entscheidungen, Streit und Aggression. Er ist der Planet der Versuchung und Prüfung. Grünes Licht für: Wettbewerbe, Sport, Spiele, Jagen, Kämpfen oder Auftreten in der Öffentlichkeit.

- **Merkur (Mercredi-Mittwoch):** Die Zeit der Kommunikation, des Schreibens, Lesens und Lernens. Das mentale und spirituelle Feld ist sehr stark. Eine gute Zeit, um sich kreativ auszudrücken. Grünes Licht für: frische Inspirationen, Intuition, Ideen, Pläne schmieden, Kontakte knüpfen.

- **Jupiter (Jeudi-Donnerstag):** Steht für Wohlstand, Glück und Gesundheit, Wachstum und Ausdehnung, finanzielle Angelegenheiten, Geschäfte, Handel, karitative Angelegenheiten. Grünes Licht für: Risiko, Spenden, Umgang mit Verträgen, Autorität und Gesetz.

- **Venus (Vendredi-Freitag):** Venus bereitet ein feines Feld der Freude, der Schönheit und des Genusses, der darstellenden Künste und jeder Form der Kultur. Grünes Licht für: Bitten an den Partner, Romantik, Liebe, Heiratsanträge.

- **Saturn (Saturday-Samstag):** Bringt durch Störungen in Geist, Körper und Seele starke Herausforderungen mit sich. Demütigungen, Hindernisse und Schwierigkeiten fordern Meditation und Nachsinnen. Saturn führt schonungslos vor, was im Leben nicht funktioniert. Grünes Licht für: Rückzug, Abstand, Meditation, Selbststudium, Sorgfalt für Gesundheit, Aufladen von Batterien.

ÜBUNG

Was für ein Elemente-Typ sind Sie. Was ist Ihnen besonders wichtig im Leben. Schauen Sie einmal zurück, wann Ihnen wirklich Bedeutendes gelungen ist und zu welchen Jahres-Tageszeiten bzw. an welchen Wochentagen Sie besonders leistungsfähig und mit einer „glücklichen Hand" ausgestattet waren. Probieren Sie einmal aus, die Woche nach ihren Planetenstärken auszurichten.

KAPITEL 5

HINDERNISSE UND CHANCEN

Herausforderungen lassen uns wachsen und sind die Anschubkraft der Evolution. Das Leben beginnt bereits mit einer Herausforderung. Wir müssen die Enge des Geburtskanals überwinden, um in die Weite zu gelangen. Vor der Freiheit stehen der Kampf und das Loslassen des Gewohnten. Die Belohnung ist grenzenlos. Die kleine Geschichte des Schmetterlings macht dies besonders deutlich:

DER VERKRÜPPELTE SCHMETTERLING

Ein Mann fand den Kokon eines werdenden Schmetterlings. Er legte ihn an einen beschützten Ort und schaute ihn jeden Tag an. Eines Tages entstand eine kleine Öffnung am Kokon. Der Mann beobachtete, wie der Schmetterling sich etliche Stunden lang bemühte, seinen Körper durch das kleine Loch zu zwängen.

Dann schien das Tier keinen Fortschritt mehr zu machen. Es war, als könne es nicht mehr weiter.

Der Mann beschloss, dem Schmetterling zu helfen. Er nahm eine feine Schere und schnippelte am Kokon ein kleines Stückchen heraus. Der Schmetterling konnte sich sodann problemlos befreien. Aber er hatte einen aufgeblähten Körper und kleine, verschrumpelte Flügel.

Der Mann beobachtete den Schmetterling weiter und dachte, jeden Augenblick würden die Flügel größer werden, sich entfalten und den Körper tragen, der vorher gewiss noch kleiner werden würde.

Nichts von dem geschah! Der Schmetterling verbrachte den Rest seines Lebens kriechend, er hatte einen aufgeblähten Körper und verschrumpelte Flügel.

Was der Mann in seiner Hilfsbereitschaft und seiner Eile nicht verstanden hatte, war, dass die engen Kokons und die Anstrengung, die ein Schmetterling unternehmen muss, um durch die winzige Öffnung ins Freie zu gelangen, die Vorsehung der göttlichen Weisheit ist, damit Flüssigkeit aus dem Körper in die Flügel hineingepresst wird und das Tier fliegen kann, sobald es sich vom Kokon befreit hat.

Manchmal sind es eben gerade Anstrengungen, die wir in unserem Leben brauchen. Wollte die göttliche Weisheit, dass wir ein Leben ohne Hindernisse leben können, würde uns das verkrüppeln. Wir wären nicht so stark, wie wir sein könnten. Wir könnten niemals fliegen!

Das Bitten

Ich bat um Stärke, und die göttliche Weisheit gab mir Schwierigkeiten, die mich stärkten.

Ich bat um Weisheit, und die göttliche Weisheit gab mir Probleme zu lösen.

Ich bat um Wohlstand, und die göttliche Weisheit gab mir einen Verstand und Muskeln, um zu arbeiten.

Ich bat um Mut, und die göttliche Weisheit gab mir Gefahren zu bestehen.

Ich bat um Liebe, und die göttliche Weisheit gab mir bekümmerte Menschen, denen ich helfen kann.

Ich bat um Freunde, und die göttliche Weisheit gab mir Gelegenheiten, Freund zu sein.

Ich erhielt nichts von dem, worum ich bat, und doch erhielt ich alles.

Ohne Herausforderung keine Weiterentwicklung. Dies ist ein Naturgesetz, das die Evolutionswissenschaft ebenso wie unsere Geschichte überall und zu allen Zeiten bestätigt. Herausforderungen durch sich verändernde Lebensumstände oder durch Krankheiten bieten die Chance, neue Erfahrungen zu sammeln und sich neuen Situationen anzupassen. Daraus erwächst Stärke.

Unsere Gesellschaft hat es sich jedoch seit vielen Jahrzehnten immer mehr zur Aufgabe gemacht, Unangenehmes als Unerwünschtes möglichst zu vermeiden, besser noch sogar auszuschalten. Herausforderungen sind unerwünscht. Die Gesundheitspolitik und die Medizin sind das beste Beispiel. Symptome, die als wertvolle Signalgeber und Warnsignale fungieren, werden im Gegenteil mit chemischen, nebenwirkungsreichen Kanonen bekämpft. Den für die Entwicklung des Kindes so wichtigen Kinderkrankheiten versucht man mit immer komplexeren Impfungen Herr zu werden. Bequemlichkeit, Gewohnheit, Mitläufertum, Angst und vieles mehr lassen viele von uns Dinge tun, die sie bei genauerer Reflexion und Aufklärung nicht tun würden.

Was genau sind die Faktoren, die uns immer wieder Dinge tun lassen, die wir gar nicht tun wollen. Was für Stimmen in uns sind da im Dialog miteinander und hindern uns letztlich doch daran, der uns gleichzeitig innewohnenden Weisheit nicht zu folgen. In diesem Kapitel möchte ich einige Beispiele von Zellprogrammen aufzeigen, die heute oft eher hinderlich als förderlich sein können. Früher waren sie einmal eine Überlebensstrategie, die nötig war, um die Existenz zu sichern. Heute aber schränken viele dieser eingefressenen Muster unser Leben unmerklich ein.

Umgekehrt reicht bereits ein einziger Lichtstrahl, um die Dunkelheit zu vertreiben. Unsere Gedanken, Gefühle und Handlungen können uns, den anderen und Mutter Erde dienen, wie es mit Worten kaum zu beschreiben ist. Sind wir mit dem, was wir tun, im Einklang mit den Naturkräften, steht das Universum hinter uns und versorgt uns mit all der Kraft, die wir benötigen, um schöpferisch tätig zu werden. Dieser Tatsache und der spirituellen Weisheit müssen wir im täglichen Leben absolute Priorität einräumen.

Das neue Zeitalter fördert Menschen, die in diesem Sinne unterwegs sind. Deren Leben wird leichter und erfüllter verlaufen. Alle anderen, die sich dieser Tatsache verweigern und an der materiellen Weltsicht festhalten, werden mit zunehmenden Schwierigkeiten zu kämpfen haben. Die Entscheidung ist täglich gefordert. Sie liegt ganz bei uns.

Die Gefahr eines normalen Lebens

Wenn du Folgendes gerne tust, kannst du überlegen, ob es vielleicht auch andere Wege gibt, die langfristig allen Beteiligten mehr Freude bringen und weniger kostspielig sind:

- Bei jeder Vogel- oder Schweinegrippe, die unsere „Pharma Mitbewerber" ausrufen, stehst du als Erster beim Arzt, um dich impfen zu lassen – sicher ist sicher!
- Die BILD-Zeitung inspiriert dich täglich und schafft dir ein Bewusstseinsfeld, das dir und deinem Tag gut tut.
- Versicherungsvertreter sind dir immer willkommen, besonders wenn sie dir neue Versicherungen anbieten, die dein Leben wirklich sicherer machen.
- Fleisch und Wurst geben dir täglich Kraft und machen dir deine Macht über „niedere" Lebewesen genüsslich bewusst.
- Das Alarmanlagensystem rund um dein Haus ist immer auf dem neuesten Stand und gibt dir ein Gefühl von Sicherheit, von dem du dein Leben lang geträumt hast.
- Du bist tief getragen von der Überzeugung: Wer das meiste Spielzeug hat, gewinnt das Spiel des Lebens.
- Du schaust, wann immer möglich, „Big Brother" oder andere wichtige Nachmittagssoaps, weil sie dir das Leben erklären und dir helfen, es besser zu verstehen
- Du pinkelst regelmäßig in Swimmingpools und ärgerst dich im Urlaub immer maßlos über die Leute, die dir morgens um 6.00 Uhr schon die besten Plätze am Pool weggeschnappt haben.
- Du gehst grundsätzlich erst aus dem Haus, wenn die Betten gemacht und die Deckchen im 45 Grad Winkel auf dem Tisch liegen – denn sollte dir etwas passieren, was sollen die Fremden, die dann ins Haus kommen, von dir denken…
- Du liegt ständig mit allen vier Nachbarn im Clinch, weil einer blöder ist als der andere und sich jeder nur um seine eigenen Interessen, aber keiner sich um deine kümmert.

- Du genießt die Wochenenden, an denen du entspannt im Schlafanzug zwischen Kühlschrank und Fernseher pendelst.
- Schimpfend und bestrafend hupst du laut, wenn in deinem Blickfeld jemand aus deiner Sicht gegen Regeln verstößt. Du ordnest dich als Erster rechts ein, aus Angst, dich könnte später (!) keiner mehr rein lassen, und schaust grundsätzlich demonstrativ weg, wenn am Straßenrand jemand ein Zeichen macht, um mitgenommen zu werden.

Aber all dies ist so in Ordnung. Es ist Ausdruck des Menschseins, und nichts daran ist verkehrt oder verurteilungswürdig. Das, was jeder tut, ist in jedem Augenblick das Beste, was er tun kann, und jeder hat immer seine guten Gründe dafür. Aber es gibt auch andere Möglichkeiten, sein Leben so zu leben, dass es erfüllender ist, indem die Bedürfnisse und Nöte anderer mit einbezogen werden. Aus einer inneren Haltung des Wohlwollens mit Freude einen Beitrag zu leisten, damit auch – ohne großen Aufwand – das Leben anderer eine Bereicherung erfährt. Ein solches Verhalten wird von der Intelligenz unseres Systems meist mit einem „guten Gefühl" belohnt.

Oft bleibt für die Wahrnehmung eigener Gefühle kein Raum, weil zwei große Strömungen in uns oft übermächtig lebendig sind. Wie ein Gefäß, in dem Wasser hin und her schwappt, sind viele von uns hin- und hergerissen zwischen Unruhe und Überaktivität auf der einen und Trägheit und Faulheit auf der anderen Seite.

Im indischen Denken sprechen wir von Rajas und Tamas. Rajas, im Tibetischen Buddhismus auch „Windkrankheit" genannt, ist die ständige Unruhe, die einen Menschen durch den Tag peitschen kann. Ein Mensch, der Rajas lebt, ist in ständigem Stress und fortlaufender Bewegung gefangen. Getrieben von Sehnsüchten und Erwartungen an sich, andere und an das Leben, fühlt er sich unter ständigem Leistungsdruck. Nicht erkennend, was er bereits ist und hat, ist er mit immer neuen Zielen und Projekten befasst. Er ist in ständigem Lebenskampf und versucht, in wachsender Zeitnot alles unter einen Hut zu bekommen und im Griff zu halten. Teils bewusst, teils unbewusst, hat er nicht den Mut innezuhalten, um nach anderem Inhalt Ausschau zu halten. Raum für die Wahrnehmung von Gefühlen, seelischen Signalen oder gar wahren Herzensangelegenheiten fehlt meist. Oft bremsen Krankheiten einen solchen Menschen aus und geben ihm dann die Möglichkeit, die andere Seite der Polarität, nämlich die Ruhe und Besinnung, ausgleichend zu leben. So wird die Krankheit zu einer Chance, doch noch zu der Erfahrung der wahren Essenz des Lebens zu gelangen.

Dem Rajas gegenüber steht Tamas, im Tibetischen die „Schleimkrankheit" genannt. Wenn ein Mensch von ihr befallen ist, so bestimmen Trägheit, Dumpfheit, Ignoranz und Faulheit das Leben. Alles kreist nur noch um das eigene Ich. Gedanken sind vernebelt, träge, müde und unklar. Intentionen und Ziele gibt es nicht oder wurden aufgegeben. Antrieb und Motivation sind schwer aufrechtzuhalten oder gar nicht mehr vorhanden. Andere müssen solch einen Menschen oft heftig treten, damit überhaupt etwas geschieht.

Jeder von uns kennt sicher diese beiden Extreme. Beide gehen einher mit klar definierten Symptomen. Wenn die Schleimkrankheit regiert, dann schalten Zellen auf Not- bzw. Erhaltungsprogramm um. Das eigentliche Potenzial wird nicht abgerufen. Ressourcen, Möglichkeiten und Talente schlummern tief verdeckt im Zellbewusstsein. Ablenkung oder Trägheit versperren den Zugang. Die tibetische und die chinesische Pulsdiagnose bringen den jeweiligen Zustand in die Sichtbarkeit. Beide Medizinsysteme haben im Laufe von Jahrtausenden erfolgreiche Strategien erprobt, um aus dem Gefängnis auszubrechen. Im späteren Kapitel über tibetische Medizin werde ich darauf noch einmal gezielt eingehen.

Es ist nicht das Unbekannte, vor dem wir Angst haben müssen, es ist das Bekannte, das wir fürchten sollten. Das Bekannte, das sind die rigiden Muster unserer vergangenen Konditionierung. Sie halten uns in den gleichen rigiden Verhaltensmustern gefangen.

(DEEPAK CHOPRA)

Einschränkende Steinzeit-Programme im Zellspeicher

Unser Gehirn hat sich im Laufe der Evolutionsgeschichte stets weiter entwickelt, indem es Überlebensprogramme eingeflochten hat, die unser System immer präziser und schneller auf bestimmte Lebensumstände reagieren lassen. Eine Vielzahl von Subprogrammen hat sich im Zellbewusstsein eingenistet, um das Überleben eines Urmenschen-Rudels in der Wildnis zu sichern. Dass wir inzwischen in einer Zivilisation leben, die unser Überleben weitgehend sichert, hat auf die Gehirnfunktionen wenig Einfluss, da ein paar tausend Jahre evolutionstechnisch nur ein winziger Zeitraum sind. Was damals ein Überlebensvorteil war und sich immer wieder bewährt hat, kann uns in unserer heutigen Gesellschaftsform schnell zum Nachteil gereichen. Noch immer reagieren wir oft blitzartig (reflexartig) auf das, was unsere abgespeicherten Programme = Instinkte uns unverzüglich anraten. Um uns vor solchen Gefahren zu schützen, erzeugen unsere Instinkte beispielsweise Ängste. Ängste wiederum lenken unsere Wahrnehmung auf drohende Gefahren. Ob diese nun real sind oder nicht, ist dabei egal.

Dies führt dazu, dass eine Vielzahl von Ängsten permanent Alarm schlagen und uns in inneren Stress versetzen. Ob es am Lagerfeuer im Busch raschelt und das System sich binnen Bruchteilen von Sekunden auf den Angriff des Tigers vorbereitet, oder ob sich die Schritte des Chefs der Bürotür nähern – das System reagiert mit der gleichen Adrenalin-Ausschüttung. Obwohl wir in der heutigen Zeit nicht mehr wirklich in Gefahr sind, laufen eine Menge Automatismen ab, die wir nur durch sehr bewusste Aufmerksamkeit beherrschen können. Unser Überlebenscomputer ist aus grauer Vorzeit mit einer Reihe von Überzeugungen und Überbleibseln von Instinkten programmiert, die uns in unseren Möglichkeiten kaum merkbar, aber dennoch massiv blockieren und einschränken. Dieser Überlebenscomputer ist Teil unseres Unterbewusstseins. Hier sind Erfahrungen, besonders aber Erschütterungen und schmerzhafte Berührungen abgespeichert; aber auch Wesensanteile, die sich durch die Erfahrungen herausgebildet haben. Sie alle sind im Unterbewusstsein latent präsent und melden sich immer wieder mit unterschiedlichen Stimmen. Da ist die Stimme des berühmten „inneren Kindes", des „Angsthasen", des „ewigen Opfers", des „Querulanten", des „Besserwissers", des „Pedanten", des „Kontrolleurs", des „machtlüsternden Egos", des „Zerstörers" und des inneren „Schweinehundes". Sie alle sind lebendig, gehören dazu und wollen immer wieder gesehen und gewürdigt werden. Sie wahrzunehmen ist eines – ihnen zu folgen, etwas ganz anderes!

DAS LOCH IN DER STRASSE
(TIBETISCHE WEISHEIT – ETWAS MODIFIZIERT)

Ich gehe eine Straße entlang. Da ist ein Loch in der Straße. Ich falle hinein.

Es dauert Ewigkeiten, bis ich wieder herausgeklettert bin. Ich ärgere mich fürchterlich über die, die das Loch gegraben und es nicht abgesichert haben

Am nächsten Tag: Ich gehe eine Straße entlang. Da ist ein Loch in der Straße. Ich falle hinein.

Wieder dauert es lange, bis ich draußen bin. Wieder ärgere ich mich sehr.

Am nächsten Tag: Ich gehe eine Straße entlang. Da ist ein Loch in der Straße. Ich falle hinein.

Wieder ärgere ich mich. Mir dämmert jedoch, dass es etwas mit mir zu tun hat, dass ich immer wieder hineinfalle. Ich beginne mich nicht mehr über die anderen zu ärgern, sondern sehe meine Verantwortung.

Am nächsten Tag: Ich gehe eine Straße entlang. Da ist ein Loch in der Straße. Ich falle hinein.

Jetzt komme ich schneller heraus, denn ich habe schon Übung im Rausklettern.

Am nächsten Tag: Ich gehe eine Straße entlang. Ich will auf keinen Fall in das Loch fallen.

Plumps, wieder bin ich drin.

Am nächsten Tag: Ich gehe eine Straße entlang. Diesmal will ich auf keinen Fall – plumps.

So geht es immer weiter, bis eines Tages: Ich gehe eine Straße entlang. Da ist ein Loch in der Straße. Ich sehe es rechtzeitig und gehe darum herum.
Und dann: Ich gehe eine andere Straße. Diese hat keine Löcher dieser Art mehr...Ich habe gelernt und habe keine Resonanz mehr zu dieser Art von Löchern...

Es gibt eine Reihe von Instinkten, die „automatisch" immer wieder aktiv sind, obwohl gar kein aktueller Anlass dazu besteht:

Sicherheits- und Schutzinstinkt

In ferner Vorzeit waren diejenigen, die sich aus der Höhle hinauswagten, meistens die Ersten, die gefressen wurden. In gewisser Weise bewährte es sich, in Deckung zu bleiben und andere vorauszuschicken. Dieser Sicherheitsinstinkt ist sehr tief im Zellbewusstsein verankert. Er führt heute dazu, dass viele von uns lieber Fernsehen schauen, statt hinauszugehen und ihr Leben mutig zu leben. Dieses Programm lässt uns wichtige Entscheidungen vor uns herschieben und Herausforderungen ebenso wie neuen Ideen lieber zurückhaltend gegenüberstehen. So wird jede neue Situation in der Regel automatisch erst auf ihre Gefahren, dann auf Vor- und Nachteile untersucht, bevor andere Möglichkeiten in Erwägung gezogen werden. So schaffen wir uns ständig Probleme und Ausreden, warum wir Dinge nicht tun, statt frei und spontan „Ja!" zu rufen. Unsere Intuition, die Neues grundsätzlich mit einem „Juchhu!" begrüßt, wird sofort mit vielerlei Bedenken und „Aber" geknebelt und mundtot gemacht.

Rudelinstinkt

Tief verankert ist auch das Bedürfniss nach Zugehörigkeit zu einer Gemeinschaft. Diese Programmierung der Zellen kann heute aber dazu führen, dass wir uns eher anpassen und uns äußeren Regeln unterwerfen, statt aufzustehen und mutig unsere Meinung zum Ausdruck zu bringen. So tauschen wir mehr Höflichkeitsfloskeln, Stereotypen und sonstige Anstandsnummern aus, als uns eigentlich lieb ist. Und das nur aus einem Grund: Der Angst vor dem Ausschluss aus der Gemeinschaft (dem Rudel). Durch Ängste verbiegen wir uns oft in einer ungesunden Weise, nur um dazuzugehören. Der Preis dafür ist der Verlust an Freiheit, Authentizität und Kongruenz. Sollten wir uns nicht dazu aufraffen, die Herausforderung anzunehmen, in jedem Moment einfach nur das auszudrücken, was gerade in uns lebendig ist? Nichts daran kann verkehrt sein.

Vergnügungstrieb

Freude, Begeisterung, Faszination, Genuss, Spiel, Spaß, Sexualität führen uns zu Dingen, die sich gut anfühlen. Das ist gut so, da uns dies zur Weiterentwicklung antreibt und motiviert, Neues auszuprobieren. Wir fühlen uns zu vielen Dingen hingezogen und gehen mutig auf Ziele zu, weil wir wissen, dort das zu finden, das uns im Moment fehlt. Es gibt uns ein gutes Gefühl, wenn unser Bedürfnis nach Lachen und Feiern befriedigt ist. Doch jedes hochlodernde Feuer braucht wieder neues Holz, das nachgelegt wird. Dieses braucht Wasser, gute Mineralien und Zeit, um zu wachsen. Dauerfeuer ist nicht möglich und nicht vorgesehen. Yin und Yang – wo Licht ist, ist auch Schatten. Die Überbetonung des Lustprinzips ruft gleichzeitig die andere Seite auf den Plan. Die Depression nach dem Drogentrip oder der Kater nach der durchfeierten Nacht legen ein entsprechendes Zeugnis ab.

Aufmerksamkeit ist auch geboten, wenn Ordnungsfanatismus und Sicherheitsinstinkt Vorrang gegenüber Lust und Genuss haben. Ständiges Verlangen nach Sicherheit und Ordnung kann viele Menschen so durch den Tag treiben (Wind-Krankheit), dass für die eigentliche Freude des Lebens kein Platz mehr bleibt. Erst wenn die Betten gemacht und das Haus sauber ist, gehe ich hinaus – oder wenn ich in Rente bin, dann geht die Post ab...

Sexualtrieb

Der Sexualtrieb steuert in der Jugend überwältigend viele, im reifen Alter meist eher weniger Bereiche unseres Lebens. Über die Vor- und Nachteile in der heutigen Zeit kann sich jeder sein eigenes Bild machen. Bis zu einem gewissen Punkt ist es gut, so wie es ist. Besser, wenn man sich bewusst ist, was man tut…

Sehnsucht nach Wachstum

Die Evolution hat uns mit zwei fundamentalen Verhaltenweisen, die ein Organismus zum Überleben braucht, ausgestattet: Schutz und Wachstumsmechanismen. In der Petri-Schale kann man beobachten, wie sich menschliche Endothelial-Zellen vor Giften zurückziehen, so wie sich ein Mensch vor einem Löwen reflexartig zurückzieht. Eine entgegengesetzte Bewegung beobachten wir, wenn sich die Zellen auf eine nährstoffhaltige Lösung sofort zubewegen. Die Bewegung, hin zu einem lebensfördernden Signal, charakterisiert eine Wachstumsreaktion, der Rückzug deutet auf eine Schutzreaktion hin. Beides kann jedoch nicht gleichzeitig ablaufen. Auf der Flucht vor einem Löwen werden keine Impulse in Richtug Wachstum ausgesandt. Umleitung von Energie in Schutzverhalten geht immer auf Kosten von Wachstum – das System schließt sich und geht auf Verteidigung. Wachstumsprozesse dagegen erfordern einen offenen Austausch zwischen Organismus und Umwelt. Austausch und Auseinandersetzung mit den Umweltfaktoren fördern das Wachstum. Ein evolutionärer Drang zur Weiterentwicklung auf höhere Stufen ist tief im System verankert. Schutzhaltung und Rückzug sind zwar in bedrohlichen Situationen gefordert, grundsätzlich fördert diese Einstellung das Leben jedoch nicht.

Anhaften an Gewohnheiten

Warum sind wir eigentlich so süchtig danach, immer wieder das Gleiche zu erleben? Ist dies nur dem Sicherheitsinstinkt zuzuordnen oder steckt noch etwas anderes dahinter? Gefühle sind auf körperlicher Ebene nichts anderes als biochemische Signale, die dem Informationsaustausch zwischen Körper und Gehirn dienen, um das der Situation angemessene Verhaltensprogramm auszuführen. Auf diesem Regelungssystem basieren unsere Motivationen und Strategien, etwas erreichen oder vermeiden zu wollen.

Neurophysiologen fanden heraus, dass im Hypothalamus jede Emotion einen bestimmten chemischen Stoff, ein Neuropeptid, erzeugt. Zu diesem Molekül gibt es wiederum ein Gegenstück, einen Rezeptor. Nimmt der Rezeptor ein solches Emotionsmolekül (z.B. ein bestimmtes Endorphin) auf, fühlen wir die Emotion. Nun sind wir von Natur aus derart angelegt, dass wir uns an der Lust orientieren. Unser Gehirn ist so eingerichtet, dass es Lust registriert und sucht. Das ist der Motor der Evolution. Alles, was wir mit unseren Sinnen wahrnehmen, ist mit den Molekülen der Emotionen verbunden. So richten wir unsere Wahrnehmung bzw. unsere Aufmerksamkeit automatisch auf das, was für uns wichtig ist, was uns dient, uns auf unserem Weg stärkt und unser Überleben sichert.

Gleichzeitig versuchen wir, Schmerz zu vermeiden, indem wir Gefahren aus dem Weg gehen oder uns rechtzeitig auf sie einstellen. Auch hier dienen die Emotionsmoleküle als Werkzeuge. Nehmen wir etwas Gefährliches wahr (z.B. ein Raubtier im Busch hinter uns), bräuchte das assoziative Gehirn zu lange, um adäquate Schutzmaßnahmen vorzubereiten. Emotionen schätzen die Situation rasch ein, ohne nachzudenken. Sie senden die chemischen Botschaften aus, die augenblicklich die Kampfbereitschaft oder den Fluchtinstinkt auslösen.

So sind Emotionen die Chemie, mit der eine Erfahrung neurologisch verstärkt wird. Wir erinnern uns vor allem an die Situationen und die bedeutsamen Dinge in unserem Leben, die mit mehr Emotionen, also hohen Peptid-Ausschüttungen, verbunden waren. Sie sind besonders tief abgespeichert. Genau dies kann jedoch in der Welt, in der wir heute leben, zu einem Problem werden.

Der verführerisch kurze Weg zwischen Reiz und Reaktion, dieser Abkürzungsmechanismus zum Überleben, wird zu einer verhängnisvollen Falle. Sobald sich die gleichen chemischen Ereignisse ständig wiederholen, werden sie in unserem Gehirn verschaltet und fest verankert. Das bedeutet, dass sich unsere Muster und Gewohnheiten permanent wiederholen, ohne dass wir darüber nachdenken müssen. Wenn wir jedoch ständig die gleichen Emotionen erleben, ohne auf ihnen aufzubauen, sind wir in immer den gleichen Gewohnheiten und Mustern aus Reiz und Reaktion gefangen. Der Ehrgeiz, Neues zu tun, schwindet, und die Angst davor, eingefahrene Bahnen zu verlassen, nimmt zu. Wir werden zum Produkt unserer chemischen Stoffe. Neuronen-Netze verschalten und verknüpfen sich immer mehr, und wir erleben jeden Tag immer wieder das Gleiche und merken schließlich kaum noch, wie sehr wir in diesem Kreislauf gefangen sind. Neuronale Datenbanken der gespeicherten Vergangenheit bestimmen unser Dasein.

Das Unterbewusstsein ist letztlich unsere programmierte Festplatte, auf der unsere Lebenserfahrungen abgespeichert werden. Die Programme sind fest verankerte, durch bestimmte Reize auslösbare Verhaltensweisen. Solche Reize werde über die „Zellmembran" durch das Nervensystem von außen aufgenommen und lösen automatisch Verhaltensreaktionen aus, die beim ersten Erleben dieses Reizes gelernt wurden und damals dem Überleben gedient haben. Wird ein Knopf gedrückt, ist es wie bei einer Jukebox. Ein bestimmtes Programm springt an und wird abgespielt. Tritte mit dem Fuß gegen die Box helfen da bekanntlich nur in den seltensten Fällen. Wohl aber das Erkennen, dass es sich nur um ein Programm handelt, dem heute Alternativen gegenüberstehen.

Die Sucht, wieder Opfer sein zu dürfen

Wenn ein Rezeptor für einen chemischen Botenstoff oder für eine Droge über einen längeren Zeitraum intensiv bombardiert wird, beginnt er zu schrumpfen. Die ausgelöste Reaktion wird immer schwächer. Das bedeutet, dass die Menge, die etwa ein Drogensüchtiger braucht, immer größer werden muss, damit er das gleiche Hochgefühl erlebt. Diese Toleranzentwicklung haben wir nicht nur in der Drogenszene, sondern auch bei all den Sportarten, die mit ungewöhnlichem Nervenkitzel einhergehen. Die Sucht, das immer Ausgefallenere, immer Verrücktere zu suchen, ist die gleiche. Sexsucht, Machtsucht, Habsucht, Arbeits- und Stresssucht – sie alle verbindet dasselbe Schema: Es kann nie genug sein, die Rezeptoren werden immer hungriger.

Das Interessante daran ist, dass wir auch nach bestimmten, immer wiederkehrenden Erfahrungen süchtig werden. Wir geraten regelrecht in Entzug, wenn wir eine bestimmte Gewohnheit nicht immer wieder aufs Neue bedienen. Sich ärgern, ständig traurig sein, sich ängstigen, immer wieder über das Gleiche grübeln – auch da sind hungrige Rezeptoren am Werk, die nach mehr verlangen. Schafft man Situationen, die diesen Gefühlswunsch bedienen, spürt man sich und ist auf einer bestimmten Ebene befriedigt. Das eigentliche Problem liegt nicht in den Emotionen an sich, sondern in dem Verhaftetsein (an den Emotionen), denn erst das verursacht den Schmerz und das Leid. Es sind zivilisationsbedingte Irrtümer unseres Denkapparates, die uns häufig daran hindern, unser schöpferisches Potenzial positiv zu nutzen, und durch die wir uns selbst unglücklich machen.

Oft konnte ich in meiner Praxis beobachten, dass dies auch für Menschen gilt, die Pech und Unglück anziehen. Man weiß heute, dass etwa achtzig Prozent aller Unfälle von nur zwanzig Prozent der Menschen verursacht werden, also von immer denselben. Ein Klub der Pechvögel – der jedoch weniger Mitglieder hat als der Klub der Opfer. Dazu gehören Menschen, die sich an die Opferrolle gewöhnt haben. Ihr Rezeptoren-Hunger nach genau der passenden chemischen Ausschüttung lässt sie immer wieder die gleichen „schmerzhaften" Erfahrungen machen, nach denen sie (ihre Rezeptoren) sich unbewusst sehnen. So schaffen sie laufend Situationen, die ihnen Mitleid und Unterstützung von anderen Menschen garantieren.

Projektionen und Spiegelneurone

Wer kennt nicht das Phänomen, dass das Husten oder der Anblick eines gähnenden Menschen auch bei uns selbst sofort eine spontane Reaktion auslöst? Wer hat sich beim Füttern eines Babys noch nicht dabei ertappt, den eigenen Mund einladend weit zu öffnen, um den kleinen Erdenbürger zur Nachahmung zu bewegen, damit er den Weg für den mit Speise beladenen Löffel oder die Trinkflasche frei macht? Die körperliche Grundlage dieser Phänomene sind sogenannte Spiegelneurone bzw. Spiegelnervenzellen. Diesen vielfältigen Fähigkeiten verdanken wir es, dass wir uns in andere „intuitiv einfühlen" können: Wie ihr Name verrät, „spiegeln" Nervenzellen die beobachtete Handlung in einer Weise, die das Gesehene in unserem Nervensystem gleichsam „nachspielt" (bzw. „simuliert"), so als führten wir die Handlung selbst aus. Das erklärt beispielsweise, warum wir zusammenzucken, wenn wir sehen, dass einem anderen etwas auf den Kopf fällt. Wir verhalten uns, als seien wir selbst betroffen. Spiegelnervenzellen helfen uns, unsere Kinder sowie auch andere Menschen in ihrer Hilflosigkeit zu verstehen und ihr Verhalten und Fühlen vorauszusagen. Sieht ein Kind in einem bestimmten Alter, dass seine Mutter aus Angst vor einer Schlange oder Spinne sehr emotional reagiert, dann übernimmt das Kind unmerklich diese Angst. Es weiß sofort, das Tier ist gefährlich und hält sich davon fern. Dieses Verhalten sichert noch heute im Tierreich das Überleben. Das Kind muss nicht erst gebissen werden, sondern kann sich einen Schutzmechanismus abschauen und ihn abspeichern.

Allerdings liegt hier zugleich auch der größte Fallstrick, denn was wir mit Hilfe unseres Nervensystems „nachspielen", beruht ausschließlich auf unseren ganz persönlichen Erfahrungen. Je nach der eigenen Prägung, muss das im Gehirn simulierte Geschehen nicht zwingend etwas mit dem Beobachteten zu tun haben. Die daraus abgeleiteten Schlussfolgerungen werden mitunter völlig daneben liegen. Um diesem Problem zu begegnen, hat uns die Natur mit Verstand ausgestattet, der die von den Spiegelnervenzellen entwickelten Verhaltensvorschläge kritisch hinterfragen kann.

Vor einer zweidimensionalen Leinwand im Kino sitzend, fiebern wir mit dem Hauptdarsteller. Obwohl es doch nur eine Projektion ist, können wir mit ihm fühlen, als wären wir selbst betroffen. In gewisser Weise sind wir das – unseren Spiegelneuronen sei Dank!

Als Spiegelneuronen werden Nervenzellen im Gehirn bezeichnet, die bei der Beobachtung einer Verhaltensweise die gleichen Reaktionen hervorrufen, als wäre das Wahrgenommene von einem selbst ausgeführt worden. Auf diese Weise helfen uns die Spiegelneuronen, unsere Mitmenschen auch intuitiv zu verstehen. Der oft beschworene Wert des Lernens von Vorbildern ist somit neurologisch begründbar.

Während Spiegelsysteme bei Kleinkindern die starke Tendenz haben, Beobachtetes sogleich nachzumachen, verfügt der Erwachsene über hemmende neurobiologische Systeme, die ihm Verhaltensalternativen eröffnen. Mit ihrer Hilfe kann der Erwachsene Verhaltenstendenzen zunächst in der Schwebe halten und dabei Alternativen prüfen (insbesondere im Hinblick auf das damit jeweils verbundene eigene Befinden). Nach ausreichender Klärung kann er dann einer bestimmten Verhaltensvariante den Vorzug geben oder auf ein Handeln komplett verzichten. Menschen mit „Impulskontrollstörungen" sind dazu nicht in der Lage. Ihre Spiegelnervenzellen lösen unweigerlich entsprechende Reaktionen aus.

Resonanz und geteilte Aufmerksamkeit machen glücklich und „binden"

Spiegelzellen zeigen besonders starke Aktivität, wenn sich eigene und beobachtete (= gespiegelte) Handlung entsprechen. Hier entsteht eine besonders starke „Resonanz" (Widerhall, Anklang), die im Fall positiver Spiegelungen (gelungener „Zuwendung") sogar „Glücksgefühle" auslösen kann, was auf einer vermehrten Freisetzung körpereigener Botenstoffe, hier der „Opiode", zu beruhen scheint. Eigenes Erleben und von der Umwelt gespiegeltes Verhalten scheinen dann identisch zu sein. Zugleich sind eigene und fremde Aufmerksamkeit auf den gleichen Inhalt gerichtet („joint attention"), so dass man sich mit dem anderen verbunden fühlt, letztendlich also „Bindung" entsteht. Vermutlich erlebt man sich in einer solchen Situation auch als besonders „wirksam". Spiegelzellen sind somit auch wichtige „Kontaktorgane", die abtasten und zu erfühlen versuchen, was den anderen gerade bewegt. So lassen sie soziale Verbundenheit erleben. Nicht zuletzt wird so verständlich, warum Zuwendung Schmerzen besser ertragen lässt.

Wie Mit-Leid entsteht und vergeht

Da immer die gleichen Spiegelnervenzellen anspringen, egal ob man selbst handelt oder das Handeln eines anderen beobachtet, stellt sich die Frage, wie der Organismus überhaupt erkennen kann, wer denn nun der eigentlich Handelnde ist. Zugleich wird verständlich, wie „Mit-Leid" im wahrsten Sinne des Wortes entsteht. Wer sich in der Gegenwart eines nahestehenden leidenden Menschen schlecht fühlt, hat mit Hilfe von Spiegelnervenzellen offenbar einen vergleichbaren Zustand in sich selbst erzeugt. Interessanterweise zeichnen sich „Sympathische Menschen" („Sym-pathie" = Mitleid) nicht zuletzt durch ihre Fähigkeit des „Nachempfinden-Könnens" aus. Manche („Helfertypen") laufen allerdings Gefahr, sich im Einsatz für andere „selbst zu verlieren". Sie können offenbar nicht mehr zwischen eigenem und fremdem Erleben unterscheiden. Sie erleben das Leid der anderen genau wie ihr eigenes. Umgekehrt unterstellen sie anderen (meist unbewusst) Gedanken und Gefühle, die vor allem sie selbst beherrschen.

Sich gedemütigt, erniedrigt, beschämt, entwürdigt oder ohnmächtig zu fühlen – diese Gefühle sind bei vielen Menschen die häufigsten Folgen, wenn sie von jemand anderem kritisiert oder beleidigt werden. Jede Wertung und Kritik eines Menschen zeigt seine persönliche Realität mit seinen Wünschen und Zielen. Dadurch nehmen wir einen Angriff nicht mehr persönlich. Anstatt gegen falsche Behauptungen anzukämpfen, filtern wir konkret das heraus, was uns tatsächlich persönlich betrifft und woraus wir etwas lernen können. Wir erleben Klarheit, Gelassenheit, Freude und kraftvolle Energie – in tiefer Verbundenheit mit unserem Umfeld. Bewertungen sind die „natürliche" Folge von persönlichen Wünschen und Zielen. Zwischen Menschen mit unterschiedlichen Fantasiewelten existieren nur Missverständnisse – jedes erlebte Verständnis ist lediglich das „Gefühl von Ähnlichkeit". Da „alles schwingt", herrschen überall Resonanzen, die uns entweder verbunden oder getrennt fühlen lassen, je nach Ähnlichkeit. Wir projizieren unsere Fantasiewelt permanent auf unser Umfeld und suchen nach Ähnlichkeiten oder nach Verbundenheit. Mithilfe der Projektion unserer Fantasiewelt, mithilfe unserer Spiegelneuronen und stimmiger Resonanz, können wir durch einen Avatar (oder auch durch Stellvertreter einer Familienaufstellung) in unserem Gehirn Selbstheilungskräfte aktivieren. Dadurch lösen sich seelische Phantomschmerzen auf und lassen uns „vollständig" fühlen. Unser Leben beruht auf einer tiefen universellen Verbundenheit, der „universellen Einheit". Zu ihr gibt es keinen Gegenpol. Jede Trennungserfahrung ist lediglich ein schmerzhafter Teil der universellen Verbundenheit. Dualität ist kein Gegenpol zur Einheit, sondern ein untergeordneter Teil von ihr. In der Einheit sind wir mit allem verbunden – in der Getrenntheit sind wir auch mit allem verbunden, nur haben wir hier unterschiedliche Ziele. Um unsere Ziele zu erreichen, müssen wir wissen, wo es langgeht. Dazu benötigen wir die Wertung, das Leid, den Schmerz, die Trennungslinie als Zeichen: „Hier geht es nicht zu deinem Ziel!" In der Ziellosigkeit können wir wieder die Verbundenheit mit allem spüren, die ohnehin immer da ist.

Bewusstsein kann Gene ein- und ausschalten

In den vergangenen Jahren haben Epigenetiker große Fortschritte im Verständnis der übergeordneten Steuermechanismen unserer Zellen erzielt. Dabei wurde immer klarer, dass das Epigenom für die Entwicklung eines gesunden Organismus ebenso wichtig ist wie die DNS selbst. Als Epigenomen bezeichnet man sogenannte *Epigenetische Marker*. Sie stecken nicht in den „Buchstaben" der DNS selbst, sondern auf ihr. Es sind chemische Anhängsel, die entlang des Doppel-Helix-Stranges oder auf dem „Verpackungsmaterial" der DNS verteilt sind. Sie wirken als Schalter, die Gene an- und ausknipsen.

Deutlich wurde bei den Forschungen auch, dass das Epigenom durch äußere Einflüsse weit leichter als die Gene verändert werden kann. Die größte Überraschung aber ist: Epigenetische Signale werden von den

Eltern an die Kinder weitergegeben. Die neuen Entdeckungen erschüttern das bisherige Wissen über Genetik und gängige Vorstellungen von Identität, stellen also infrage, was gemeinhin angenommen wird: Dass die DNS unser Aussehen, unsere Persönlichkeit und unsere Krankheitsrisiken bestimmt. Die These „Die Gene sind unser Schicksal" ist bei vielen zur Überzeugung geworden. Solche eindimensionalen Vorstellungen aber sind nun obsolet. Selbst wenn Menschen exakt über die gleichen Gene verfügen, unterscheiden sie sich häufig in den Mustern der Genaktivität und damit auch in ihren Eigenschaften. Auch wenn uns Mediziner glauben machen wollen, Krebsgene seien die Ursache für Krebs, so ist dies nicht mehr haltbar. Etwa fünfundneunzig Prozent aller Brustkrebserkrankungen sind nicht auf genetische Faktoren zurückzuführen. Und bei den fünf Prozent Krebsgenen, die man gefunden hat, bleibt immer noch die Frage, was sie überhaupt einschaltet. An diesem Punkt sind sich die asiatischen Weisheits-Systeme einig: Unser Bewusstsein, unser Denken und unser Verhalten bestimmen darüber, wie gesund und kraftvoll unsere Lebensenergie durch den Körper strömt und damit unser Leben formt. Ein weiteres Geheimnis liegt darin, wie weit wir bereit sind, uns auf das größte aller Abenteuer einzulassen – uns selbst zu erforschen. Unser emotionales Gedächtnis speichert bei massiveren Problemen Sinnesreize zusammen mit den in der jeweiligen Situation erlebten Gefühlen ab. Die Gefühle sind sozusagen der Zement, mit dem das Erlebnis im Unterbewusstsein fixiert wird. Später auftretende ähnliche Situationen werden entsprechend als erstrebenswert oder als gefährlich eingestuft. So entstehen destruktive Verhaltensmuster oft bereits in frühester Kindheit, wo unsere Instinkte Situationen als akute Lebensgefahr erfahren haben und daher im späteren Leben um jeden Preis vermeiden wollen. Oberflächlich sichtbare Probleme sind zumeist Ausdruck von Grundüberzeugungen, die wir in der Kindheit angenommen haben. Sie manifestieren sich in immer neuen Problemen und bestätigen sich dadurch selbst, solange sich eine negative Überzeugung nicht verändert.

ÜBUNG

Erstellen Sie eine Liste von für Sie typischen Glaubenssätzen. Was reden Sie sich „unbewusst" immer wieder ein. Analysieren Sie den Wahrheitsgehalt Ihrer Urteile über sich und treffen Sie die Entscheidung, kein Selbsturteil mehr abzugeben.

Die Zivilisierung im eigentlichen Sinne des Wortes besteht nicht darin, seine Bedürfnisse zu vervielfachen, sondern darin, sie freiwillig einzuschränken. Dies ist der einzige Weg, wahres Glück zu erlangen. Es bedarf eines Minimums an Wohlergehen und Komfort. Aber ist diese Grenze einmal überschritten, wird das, was uns eigentlich helfen sollte, zum Hinderniss. Wenn man eine unbegrenzte Anzahl von Bedürfnissen schafft und diese anschließend befriedigen will, so ist das, als verfolge man den Wind.

Dieses falsche Ideal ist nichts weiter als eine Falle. Man muss seine eigenen Bedürfnisse begrenzen können, denn sonst wird die Notwendigkeit, sie zu befriedigen, zu einer Suche nach Lust. Wir müssen uns so arrangieren, das unsere Lebensbedingungen uns weder materiell noch kulturell dabei im Weg stehen, der Menschheit zu dienen – eine Aufgabe, die all unsere Energie mobilisieren sollte.

MAHATMA GANDHI

KAPITEL 6

QUANTENPHYSIKER – SCHAMANEN DER NEUZEIT

Es ist so angenehm, zugleich die Natur und sich selbst zu erforschen
– weder ihr noch dem eigenen Geist Gewalt anzutun, sondern beide
in sanfter Wechselwirkung miteinander ins Gleichgewicht zu bringen.

(JOHANN WOLFGANG VON GOETHE)

Verstehen, wie die Welt schwingt

Wenn wir unsere Möglichkeiten betrachten, die Welt zu verstehen, so
müssen wir anerkennen, dass ein strukturiertes System durchaus sehr
gut Untersysteme sehen und bewerten kann. Dies trifft jedoch nicht
für übergeordnete Systeme zu. So können wir nicht unmittelbar das
begreifen, was außerhalb unserer Denkmöglichkeiten liegt. Es gibt Ah-
nungen, Träume und Visionen, die in ihrer Vielfalt und Ausprägung
jedoch durch unser Denksystem wieder begrenzt werden. Daher ist der
Raum jenseits ein Raum voller Freiheit und schöpferischer Möglichkeiten. Ein Raum, der zunächst vielleicht genauso leer ist wie der Raum
zwischen dem Atomkern und den ihn umkreisenden Elektronen oder
wie der Raum hinter dem sich ausbreitenden Universum. Fast ist es
wie mit dem blinden Fleck mitten in unserem Auge. Wir können ihn
nicht wahrnehmen, weil wir von Geburt an daran gewöhnt sind. So
fällt es uns sehr schwer, die Beschränkungen unserer gewohnten Einsicht zu erkennen. Jedes Lebewesen sieht die Welt durch seine eigene
Brille. Die Fledermaus nimmt die Umwelt nur über die Rückkopplung
der ausgesendeten Ultraschallwellen war. Vieles bleibt ihr dadurch
verborgen, anderes, für uns Unsichtbares, ist für sie normal. Da jeder
nach seiner Perspektive seine eigenen Wahrheiten findet, ist es grob

unzulässig und falsch, unsere Wahrnehmung der Wirklichkeit mit der Wirklichkeit schlechthin gleichzusetzen. Viel mehr ist möglich, als wir bisher selbst glaubten. Wir dürfen ernster als bisher Wege suchen, um selbst aktiver an einem Prozess mitzuwirken, der unser aller Leben bereichert. Selbst der Glaube an die Wissenschaft ist nur ein Glaube unter vielen anderen, denn die Wissenschaftler fischen in der Welt des Unsichtbaren mit einem Netz, dessen Parameter zuvor genau festgelegt werden musste. Hat es eine Maschenbreite von 1 cm, rutschen alle Fische durch, die kleiner als 1 cm sind. Leider begehen große Teile der Wissenschaft immer noch den Irrtum zu behaupten, es gäbe im Meer nur die Fische, die sie fangen können. Genauso verhält es sich mit der Blutuntersuchung beim Arzt – die Aussage: „Ihre Werte sind in Ordnung, sie sind demnach völlig gesund", ist ähnlich absurd. Bestenfalls kann ein Arzt sagen: „Mit den mir bisher leider nur sehr beschränkten Mitteln kann ich keinen Hinweis auf eine Krankheit finden." Wir können bisher nur mit dem suchen, was wir an Verfahren zur Verfügung haben. Die Akupunktur wurde von der WHO bereits 1974 als therapeutisch effektives Heilverfahren bei vierzig Krankheiten anerkannt. Bis noch vor etwa zehn Jahren schüttelten die Wissenschaftler darüber verständnislos den Kopf. Nun aber belegen elektronenmikroskopische Aufnahmen neuronale Verdichtungen an den Punkten, die die alten Chinesen schon vor vielen tausend Jahren als Körper und Seele beeinflussende Wirksamkeitspunkte (Akupunktur-Punkte) beschrieben. Die Ablehnung der TCM durch staatliche Organe in Deutschland ist aus meiner Sicht nicht nur eine schwerwiegende gesellschafts- und gesundheitspolitische Fehlentscheidung, sondern zeigt eine Entwicklung, die deutlich gegen die Interessen der Menschen gerichtet ist.

Beschränkte Sicht- und Denkweisen dienen unserer Entwicklung nicht. Da ist ein Raum größter Potenzialität, der gefüllt würden möchte. Aus religiöser Sicht könnte man vermuten, dies sei der Raum, in dem wir uns schöpferisch entfalten sollen, so als wolle sich das Universum (Gott) durch uns erfahren, indem wir kreativ und unstrukturiert Neues schaffen. Neues entsteht jedoch nur dort, wo wir alte, gewohnte Sichtweisen und sichere Positionen verlassen und uns auf ein neues Abenteuer einlassen. Die Herausforderung fördert Wachstum, das Festhalten an alten Strukturen lähmt das System.

Das Außergewöhnliche herausfordern

Die Evolution geht weiter, indem wir mit frischen Lebensimpulsen Neues ausprobieren, um immer wieder neue Bilder unseres Lebens zu malen. Wir dürfen mehr als bisher träumen und mutig Neues wagen. Bewährtes wird weiterentwickelt, was nicht funktioniert, wird nicht wiederholt. Dabei können wir durch „geistiges Zähneputzen" (Innehalten – Meditation) uns immer wieder befreien von den Einschränkungen des Geistes, der uns im geschützten Kreis weiterlaufen lassen möchte. Neue Richtungen, Impulse und Ziele entstehen aus der Verbindung mit der Natur und mit uns selbst. Hier können wir Kraft und Inspiration tanken. Wir brauchen Verbindung zu der Kraft, die aus uns heraus das Leben steuert. Das System will mit Abwechslung, neuen Erfahrungen und Impulsen gefüttert werden. Das menschliche Grundbedürfnis nach Freiheit, Abwechslung und Weiterentwicklung verkriecht sich meist scheu hinter dem Bedürfnis nach Schutz und Sicherheit. Das Festhalten des Gewohnten trägt daher in der heutigen Zeit die Gefahr in sich, in der Normalität unterzugehen.

Um die eigene Welt ein wenig zu verrücken, braucht es eine gewisse Form der Verrücktheit. Aus der Reihe zu tanzen, Neues zu schöpfen und es auszuprobieren, ist der erste Schritt, dem sich dann meist aus wachsendem Spaß und Neugier ein kreativer Prozess anschließt. Dieser öffnet neue, unbekannte Räume, ohne dass man zunächst erkennen kann, wohin der Weg geht. Ob dieser richtig ist, merken wir schnell daran, dass irgendetwas in uns staunend und voll Neugier „Ja" und „Weiter" sagt. Ein Keimling ist gesetzt, und das System jubelt.

Genau genommen verändern wir nur etwas. Wir schaffen nichts Neues, sondern erinnern uns lediglich an etwas, was schon immer da war. Wir schieben lediglich die Felsbrocken weg, um wieder das hervorzubringen, was ohnehin schon in uns angelegt ist. Meditation oder einfaches Innehalten, um zur inneren Ruhe zu finden, ist der Weg dorthin. Die innere Balance und Ruhe ist es, die uns hoch-empfindsam macht und uns in tiefere Schichten und Räume unseres Bewusstseins eindringen lässt. Wenn äußere Eindrücke zurückweichen, eröffnen sich in gleicher Weise innere Erfahrungsräume. Es ist aber nicht nur die Abgeschiedenheit und der Rückzug, der den Schleier der intellektuellen Vernebelung aufhebt, es ist auch der spirituelle Austausch zweier Menschen, die in empathischer Kommunikation Einblicke in die eigene Lebendigkeit vermitteln. Die Spiegelung von Gedanken und Empfindungen und die reflektierende sprachliche Wiederholung dessen, was der andere gerade von sich preisgegeben hat, führt zu einem gegenseitigen Einschwingen auf tiefere Bewusstseinsebenen. Einfühlsame Kommunikation, Empathie und Einfühlung in den Anderen lässt meist viel Eigenes erkennen. Meist sehen wir im Anderen nur das, was wir auch in uns tragen.

Instabilität und Chaos

Evolution bleibt dennoch angewiesen auf Zustände der Instabilität, weil in ihnen gleichzeitig wieder die Chance zu neuem Wachstum liegt. Jede Krankheit, jede Infektion wirft das System für kurze Zeit aus der Balance. Doch dann setzt der Heilungsprozess ein, dessen Auslöser die Infektion war. Das System geht gestärkt aus der Herausforderung hervor. Heute stehen wir eher noch vor der Frage, wie viele Katastrophen braucht der Mensch, bevor ein Heilungsprozess in Gang gesetzt wird, und ob er auf den richtigen Weg kommt, bevor er sich selbst ausgerottet hat. So wie alles seine zwei Seiten hat und wir manchmal ganz nahe an uns dran sind, so müssen wir oft auch wieder innehalten und ganz weit von uns weg in grober Resonanz unterwegs sein. So sind wir in einem ständigen Prozess unterwegs, den Hans-Peter Dürr gerne mit einem Fahrrad vergleicht. Es ist instabil, wenn wir uns das erste Mal draufsetzen, und wir sind gefordert, ein dynamisches Gleichgewicht aufrechtzuhalten, indem wir mit den Beinen treten. Diese dynamische Stabilisierung ist der Prozess, dem wir uns anvertrauen, wenn wir uns auf den Weg machen.

Die erfolgreichste Fortentwicklung im evolutionären Sinne, so postuliert auch Dürr, beruht auf der Fähigkeit zur vertrauensvollen Kooperation. Wer kooperiert, hat größere Überlebenschancen. Daher sollten wir die Lebenszeit, die wir haben, nicht passiv verbringen, sondern uns an der Schöpfung mitbeteiligen, da deren Zukunft offen ist und von uns gemeinsam gestaltet wird. Es gilt nicht mehr der darwinistische Grundsatz des „Survival of the fittest", das Überleben des Stärksten. Heute gilt, dass das Ganze nur überlebt, wenn seine einzelnen Teile kooperativ mitwirken. Derjenige, der maximale Kooperation lebt und sich an das dynamisch offene System anpasst und integriert, hat die besten Überlebenschancen und dient gleichzeitig dem Wohl des Ganzen. Das Wohl des Ganzen beinhaltet neben allen Lebewesen natürlich auch das ökologische Wohl. Wer keine Empathie und keinen Respekt für die Natur aufbringt, wird sie auch nicht für Tiere oder Menschen aufbringen können – und meist ist es umgekehrt genauso. Ein Mensch, der für das „Äußere" kein Einfühlungsvermögen zeigt, besitzt in der Regel auch keines für sich selbst. Auch hier spiegeln sich die Dinge wider. Wenn ich Gott in der bezaubernden Ausstrahlung einer Pflanze und im faszinierenden Erscheinungsbild einer vergrößerten Grille erkennen kann, dann beginne ich ihn auch in mir zu finden. Wenn ich ihn im anderen Menschen sehe – egal was dieser tut – dann habe ich ihn in mir gefunden. Der Weg dorthin führt über das Bewusstsein. Mit meinem Wesen und meiner inneren Haltung trete ich den Menschen entgegen. Mit meiner Fähigkeit des nicht wertenden Annehmens und der urteilsfreien Akzeptanz öffne ich die Türen für eine Verbindung, die zum Wohle aller beiträgt. Empathie ist in uns allen angelegt. Es ist jetzt an der Zeit, ihr aktiv im Alltag Raum zu geben. Einfühlsame oder gewaltfreie Kommunikation, wie Marshall B. Rosenberg sie nennt, ist dafür wie ein Instrument, auf dem wir lernen dürfen zu spielen … zur Bereicherung aller.

Getrenntsein von Gott und der Welt

Wer kennt es nicht, das Gefühl, im gedanklichen Dickicht und Nebel verstrickt und meilenweit von sich entfernt zu sein. Schokolade, Fernsehen, Trägheit, Rückenschmerzen und der Alltag mit immer mehr von der gleichen Eintönigkeit. Auch der spirituelle Wachstumsweg folgt dem Naturgesetz der Polarität. Es ist keine Einbahnstraße, sondern, wie oben beschrieben, ein dynamischer Prozess rund um das Gleichgewicht herum. Drehe ich ein Pedal des Fahrrads zu fest oder ist ein Bein stärker als das andere, dann laufe ich im Kreis und komme plötzlich wieder am Ausgangspunkt an. So ist es normal, dass wir auf dem Weg immer wieder statt starker Einheitserfahrungen auch intensive Frustrationserfahrungen machen. Frust und Verzweiflung tragen jedoch den Samen für einen neuen Entwicklungsschritt in sich. Dies offenbart sich jedoch aus eigener Erfahrung meist erst dann, wenn die Verzweiflung ihren Höhepunkt erreicht hat und wir bereit sind, uns so, wie wir sind, darzustellen und anzunehmen. In dem Moment, wo wir den berühmten Widerstand aufgeben, beginnt es wieder zu fließen...

Sind wir wirklich bewusst – oder glauben wir nur, bewusst zu sein

Die innere Einfühlung ist ein sehr hilfreiches geistiges Werkzeug. Sie hilft uns, unseren Körper zu entspannen, und sie bringt unseren Geist in eine relative Ordnung. In der Kombination mit Achtsamkeit ist sie ein wirksames Mittel zur Erforschung unserer Psyche. Im Alltag ist sie ein wichtiges Werkzeug, das es uns ermöglicht, unsere Energie zu bündeln und zielgerichtet zu lenken.

Das Universum und der Schildkrötenturm

Als Physiker, also als Mann, der sein ganzes Leben der nüchternen Wissenschaft von der Erforschung der Materie widmete, bin ich sicher von dem Verdacht frei, für einen Schwarmgeist gehalten zu werden. Und so sage ich nach meinen Erforschungen des Atoms Folgendes: Es gibt keine Materie an sich! Alle Materie entsteht und besteht nur durch eine Kraft, welche die Atomteilchen in Schwingungen bringt und sie zum winzigsten Sonnensystem des Atoms zusammenhält. Da es aber im ganzen Weltall weder eine intelligente noch eine ewige

Kraft gibt – es ist der Menschheit nie gelungen, das heiß ersehnte Perpetuum mobile zu erfinden – so müssen wir hinter dieser Kraft einen bewussten Geist annehmen.

(MAX PLANCK)

Ein Freund des Physikers Stephen Hawking hielt einmal einen Vortrag über das Universum, die Galaxien und die Relativitätstheorie. Am Ende der langen Ausführungen stand eine ältere Dame auf und sagte: „Junger Mann, was Sie uns da erzählen, ist ja schön und gut, aber ich sage Ihnen jetzt etwas anderes: Die Welt ist eine Scheibe, und die liegt auf dem Rücken einer Schildkröte." Da antwortete der Wissenschaftler: „Okay, aber worauf steht die Schildkröte?" „Sehr gut pariert, junger Mann", erwiderte die ältere Dame, „das kann ich Ihnen genau sagen: Sie steht auf dem Rücken von ganz vielen anderen Schildkröten …"

Jeder Mensch hat seine eigene Wahrheit. Die Welt ist nur ein Spiegelbild des Geistes des Menschen und damit ständiger Veränderung unterworfen. Letztlich entspricht sie unserem Bewusstsein und Wissensstand. Wie jede Zeit ihre eigenen Überzeugungen hat (früher war die Erde eine Scheibe!), gibt es keine absolute Wahrheit. Der Schildkrötenturm ist in keinem Fall unwahrscheinlicher als die schlaueste wissenschaftliche Theorie, die im Moment sagt, dass sich eine riesige Leere hinter dem sich ausdehnenden Universum befindet. Die Erkenntnisse und Überzeugungen von heute sind die Irrtümer von morgen. Die Geschichte – besonders der Medizin – ist eine Addition von Irrtümern und Fehleinschätzungen. Allzu leicht geraten wir in erneute Abhängigkeit von Paradigmen, von scheinbar allgemeingültigen Wahrheiten, die gar keine sind. Wir halten Dinge schnell für unmöglich, nur weil das der Überzeugung der Öffentlichkeit entspricht und wir voller Vorurteile und eigener Vorstellungen sind, die wir zwischen uns und die Realität stellen. All dies kann uns nur ermuntern, offen, flexibel und unvoreingenommen auf Neues zuzugehen, denn nichts blockiert uns mehr als Dogmatismus und festgefahrene Überzeugungen.

Möglichkeitsräume ohne Grenzen

Seit Urzeiten war die Welt für die Menschen eine lebendige Wechselbeziehung zwischen allem, was existiert. Kein Baustein war ausgeschlossen, alles war lebendig und miteinander verflochten. Nichts konnte ohne das andere existieren. Ein Wechselspiel dynamischer Energien hielt die Welt in einem ständigen Fließgleichgewicht. Alles war ständiger Veränderung unterworfen, alles war in ständigem Fluss. Die Urvölker aller Kontinente verband zu allen Zeiten und bis heute die Auffassung einer untrennbaren Einheit zwischen Menschen, Tieren, Pflanzen, aber auch mit Sonne, Regen und Schnee. Dies brachten sie zum Ausdruck, indem sie in allem, was sie umgab, Geister erkannten – die Geister des Wassers, der Berge oder des Donners. Natur und Kosmos waren von göttlicher Präsenz beseelt.

Durch Religion und Wissenschaft wollten die Menschen die Gesetze des Lebens verstehen und eine Lebensweise finden, die den Geistern und Gottheiten gefiel. Sie wollten das menschliche Leben mit den metaphysischen Naturkräften und den unsichtbaren Kräften, die hinter der materiellen Welt zu spüren waren, in Einklang bringen. Sie wollten die Natur verstehen – nicht, um sie zu kontrollieren und zu beherrschen, sondern um die natürliche Ordnung zu verstehen und in Harmonie mit ihren Rhythmen zu leben. Rituale galten als Brückenschläge zwischen Himmel und Erde. Sie waren Ausdruck der untrennbaren Einheit zwischen den Menschen und dem Göttlichen. Sich zu verbinden, gab Mut, Kraft und Gesundheit.

Ende des 16. Jahrhunderts veränderte sich dieses Weltbild jedoch schlagartig. Die Menschen betrachteten das Universum nicht länger als lebendiges, vibrierendes Wesen, sondern als Maschine. Newton und Descartes läuteten ein neues Zeitalter ein, indem sie die Natur mit Hilfe von Physik und Mathematik als leblose, berechenbare Welt voller unbelebter, statistisch nachweisbarer Objekte beschrieben. Bis heute existiert in diesem Weltbild nur das, was wissenschaftlich greifbar bzw. experimentell nachweisbar ist. In gleicher Weise sieht der herkömmliche Physiker oder Mediziner auch heute noch Körper und Geist als zwei getrennte Einheiten an, die nicht miteinander in Verbindung stehen. Dieses Weltbild überdauerte vierhundert Jahre und ist für die meisten Wissenschaftler bis heute das Maß aller Dinge. Doch seit Einstein und Nils Bohr wird an diesen Grundfesten gerüttelt, setzt sich mehr und mehr eine moderne Physik durch, die wieder das beschreibt, was Schamanen und Mystiker seit Urzeiten wussten. Sie stellt einen Zusammenhang her zwischen der subatomaren Quantenwelt aus Elementarteilchen, die schwingend und tanzend eine kosmische Symphonie aufführen, und der fantastisch anmutenden Welt voller unsichtbarer Geister und Dämonen, die im Verborgenen wirken.

Jenseits von Zeit und Raum

Albert Einstein sagte: „Es ist absolut möglich, dass jenseits der Wahrnehmung unserer Sinne ungeahnte Welten verborgen sind." Die Welt, die wir mit freiem Auge sehen, ist nur eine von vielen. Gleich einer Zwiebel besteht das Universum aus Welten in Welten in Welten. Ein revolutionärer Schritt, was die Wahrnehmung unserer Lebenswelt betrifft, waren die Apollo-Missionen der NASA in den sechziger Jahren des 20. Jahrhunderts. Zum ersten Mal sah die Menschheit das Raumschiff Erde aus dem All – einsam und verletzlich in der schwarzen, kalten Unendlichkeit. Diese „Grenzen der Wahrnehmung" führten dem Zuschauer eindrucksvoll vor Augen, dass die Schöpfung größer ist, als wir erahnen. Ob wir uns in Richtung unvorstellbar kleiner Mikro- oder eben unvorstellbar großer Makrowelten bewegen – unsere Wahrnehmung wird auch in der Zukunft neue Grenzen überschreiten. Und mit jedem Entwicklungsschritt, der unsere Wahrnehmung erweitert, nähern wir uns der Perspektive des Schöpfers. „Je tiefer wir in das Glas der wissenschaftlichen Erkenntnis schauen desto deutlicher sehen wir am Boden des Glases jemanden stehen, der uns zuwinkt – Gott." So lehrte es einmal Einstein.

Möglicherweise wird das 20. Jahrhundert als Zeitalter der Entdeckung der Relativität von Raum und Zeit in die Geschichte eingehen. Nachdem Einstein die Relativität von Raum und Zeit nachgewiesen und den Begriff der Raumzeit geprägt hatte, entdeckten Quantenphysiker nur kurze Zeit später, dass es im mikrokosmischen Bereich überhaupt keine festen Größen gibt, sondern nur Wahrscheinlichkeiten. Die Quantenwelt ist eine Welt der Möglichkeiten, und nach der Quantentheorie entscheidet der (beobachtende) Geist darüber, welche Möglichkeit sich jeweils als Wirklichkeit manifestiert.

Der Quantenphysiker David Deutsch geht davon aus, dass es auf der Quantenebene weder Raum noch Zeit gibt, sondern sogenannte *snapshots* („Schnappschüsse"), die in einem raum- und zeitlosen Kontinuum einen Pool von unendlichen Möglichkeiten für unendliche Wirklichkeiten bereithalten. Die Schnappschüsse sind in der raum- und zeitlosen impliziten Ordnung zunächst nur mögliche Wirklichkeiten, die erst in der expliziten Ordnung für denjenigen Realität werden, der sie aufsucht. Aus der Perspektive des Absoluten ist also jeder Augenblick, den wir erleben, ein Element der raumzeitlosen Ewigkeit.

Wir erleben diese Elemente aber als Ereignisse im dreidimensionalen Raum und in der dreidimensionalen Zeit. Andere Räume und andere Zeiten sind demnach weder früher oder später als jetzt, noch anderswo als hier, sondern lediglich andere Zustände in einem ewigen Hier und Jetzt. Dass uns Menschen die Geschehnisse als Geschichte und die Räume als ein Nebeneinander erscheinen, hängt mit der Struktur des menschlichen Bewusstseins zusammen, das Ereignisse und Gegenstände in der Welt der Erscheinungen nur als ein Nach- und Nebeneinander erfassen kann.

Öffnungen im Himmel

Wer das kindliche Urvertrauen verloren und das durch alles Wissen hindurchgegangene Vertrauen einer erfahrenen Weisheit noch nicht erlangt hat, der hält seine eigenen Projektionen für Realität. Sein Reich der Illusionen hat nur zwei Öffnungen zur Wirklichkeit hin. Die eine ist eine fundamentale Lebenskrise, die zur Kapitulation der alten Denk- und Wahrnehmungsmuster führt und dem Betroffenen die Möglichkeit bietet, aus der totalen Verzweiflung heraus ein neues Vertrauen zu entwickeln, das seinen Sitz nicht im Kopf, sondern im Herzen hat und die Erscheinungen nicht mehr in separate Einheiten einer dualistischen Welt aufspaltet, sondern sich jederzeit der Einheit von allem bewusst ist. Die vollkommene Verzweiflung katapultiert den Menschen in einen außergewöhnlichen Bewusstseinszustand, in dem es nur noch darum geht, nicht mehr zu leben oder anders zu leben.

Die zweite Öffnung besteht in dem freiwilligen Eintauchen in einen außergewöhnlichen Bewusstseinszustand, in einen vom konditionierten Bewusstsein befreiten Zustand, in dem die Welt in ihrer raumzeitlichen Einheit wahrgenommen werden kann. Eines der berühmtesten Beispiele für Wahrnehmungen in einem außergewöhnlichen Bewusstseinszustand sind die Prophezeiungen der Pythia, des Orakels von Delphi. Neueren wissenschaftlichen Untersuchungen zufolge sollen die aufsteigenden Dämpfe im Orakel von Delphi acetonhaltig und somit bewusstseinsverändernd gewesen sein, was eine plausible Erklärung für die Zuverlässigkeit der Vorhersagen sein könnte.

Bestimmte Formen des erweiterten Bewusstseins eröffnen den Betroffenen anscheinend Zugang zu allen „Orten" bzw. „Ereignissen" (Snapshots) im raumzeitlichen Kontinuum, und zwar unabhängig von der Raum/Zeit-Koordinate, die die Person im gewöhnlichen Bewusstsein einnimmt. Diese quantenphysikalische Deutung ermöglicht ein völlig neues Verständnis von dem, was In-die-Zukunft-Schauen bedeutet. Es handelt sich um eine vorübergehende Befreiung von den Kategorien der gewöhnlichen menschlichen Wahrnehmung als dreidimensionale Raum- und Zeitvorstellung. Im außergewöhnlichen Bewusstseinszustand gibt es weder Breite, Höhe, Tiefe noch Vergangenheit, Gegenwart, Zukunft, sondern lediglich verschiedene Zustände. Diese Zustände erscheinen als Folge einer perspektivischen Einstellung auf einen bestimmten Ausschnitt aus einer Bilderkette, die an sich weder ein Neben- noch ein Nacheinander kennt, sondern erst im Bewusstsein des Wahrnehmenden zu einem subjektiven Wahrnehmungs- und Bedeutungsgeflecht dreidimensional verknüpft wird.

Bezogen auf Vorhersagen, etwa die des Orakels von Delphi, würde das bedeuten, dass gar nicht in die Zukunft geschaut wurde, sondern mittels der Befreiung seines Bewusstseins von konditionierter Wahrnehmung lediglich in die Dimension der ewigen Gegenwart eingetaucht wurde. Nur aus der Perspektive des gewöhnlichen Bewusstseins der Auftraggeber waren die Botschaften Zukunftsvorhersagen. Bereits vor rund 2500 Jahren hat Lao-tse die Meinung vertreten, dass das Dao weder erkennbar noch erklärbar sei, sondern dass lediglich seine Wirkungen wahrnehmbar und erfahrbar seien. Damit nimmt er makrokosmisch eine Position ein, wie sie die Quantentheorie heute im mikrokosmischen Bereich vertritt. Beide Positionen sind insofern pragmatisch, als sie auf Erklärungen weitgehend verzichten, sich auf Beobachtung konzentrieren und ihr Augenmerk auf die praktischen Anwendungsmöglichkeiten richten, die sich daraus ergeben: Die Quantenphysik im Dienste der Naturbeherrschung und Lao-tse hinsichtlich einer Lebensführung im Einklang mit dem universellen Weltgesetz (Dao).

Ebenso wie das *Daodejing* war auch das *I Ging* von Anfang an der Versuch, einen praktischen Leitfaden für ein Leben im Einklang mit dem Dao zur Verfügung zu stellen. Beide Werke bestehen im Wesentlichen aus der Gegenüberstellung zweier grundverschiedener Lebensweisen: Das Handeln im Einklang mit dem Dao und das Handeln in Opposition zum Dao. Das Dao, oder wie immer man die höchste Weisheit bezeichnen möchte, füllt leere Leinwände mit Motiven, die allesamt einen Schöpfungsprozess unter der Regie des Dao darstellen.

Quantenphysik, String-Theorie und das geheimnisvolle Qi

Irgendwo an keinem Ort und irgendwann zu keinem Zeitpunkt entsprang das uns bekannte Universum ohne Licht und ohne Laut. Bis heute ist das genaue Wie unerklärlich: Aus einem unendlich kleinen Punkt (Singularität) von unvorstellbar hoher Energiedichte und Temperatur traten im Zuge des Urknalls Materie, Raum und Zeit hervor. Fast 400.000 Jahre später entstanden auch das Licht und jenes geheimnisvolle Strahlungsrauschen, das heute noch das ganze, sich immer schneller ausdehnende Universum durchflutet: die Mikrowellen-Hintergrundstrahlung.

Auf der Suche nach der Weltformel, die Quantenmechanik und All-
gemeine Relativitätstheorie vereinheitlichen soll, haben Astrophysiker
den vertrauten dreidimensionalen Raum (plus Zeit als 4. Dimension)
mathematisch und gedanklich längst verlassen. Selbst eine simple Be-
schreibung übersteigt jegliches Vorstellungsvermögen: Alle Elementarteilchen sollen aus unvorstellbar winzigen eindimensionalen Fäden von
wenigen Milliardstel Metern Länge bestehen, den sogenannten Strings.
In einem zehndimensionalen Raum-Zeit-Kontinuum schwingen diese
in verschiedenen Frequenzen und erzeugen durch ihre Vibrationen alle
Eigenschaften der Partikel, wie Masse, Ladung und Spin. Um diese
Strings wussten bereits alle Kulturen in allen Zeiten. Bis zu ihrer wissenschaftlichen Entdeckung lächelten noch viele Menschen über „unsichtbare Energien" und alles, was mit der universellen Lebenskraft zu
tun hatte. Heute aber verstehen auch die letzten Zweifler, dass Nüspa
(Tibet), Qi (China), Ki (Japan), Prana (Indien), Mana (Hawaii), Odem
(altes Europa) und universelle (göttliche) Lebensenergie ein und dasselbe sind. Es sind die nun nachweisbaren Kräfte, die das Universum
sich ausdehnen lassen, so wie sie auch dafür sorgen, dass sich die Erde
um sich selbst dreht und wir morgens aufwachen.

Die String-Idee wurde bereits Anfang der achtziger Jahre entwickelt.
Im US-Fachmagazin *Physical Review Letters* (Nr. 98, Bd. 5, 051301)
veröffentlichten Shiu und sein Mitarbeiter Bret Underwood einen Beitrag, mit dem sie die String-Theorie wissenschaftlich etablierten.

Wirft man einen Blick in die moderne Physik, so stellt sich heraus,
dass Materie und Geist, Wirklichkeit und Bewusstsein tatsächlich kaum
zu trennen sind. In der Quantenphysik werden Elementar-"Teilchen" –
die Grundlage der materiellen Welt – nicht als substanzielle Objekte,
sondern als Wahrscheinlichkeitswellen beschrieben, als Energiewellen,
Schwingungen von reinem Nüspa, die jedoch erst durch den Akt der
Beobachtung aus einem unscharfen und im Raum verteilten Gebilde
ein reales „Teilchen" an einem bestimmten Ort entstehen lassen. Wie
dieser Übergang vom „Virtuellen" zum „Realen" genau funktioniert,
ist bis heute strittig.

Die neben der sogenannten Kopenhagener Deutung (Nils Bohr)

vielleicht populärste Erklärung der Quantenphänomene ist die „Viele-Welten-Deutung", die von der Existenz zahlloser paralleler Realitäten ausgeht. In jeder dieser Realitäten haben die Elementarteilchen klar definierte Eigenschaften. Solange allerdings niemand ganz genau hinsieht, überlagern sich viele dieser Realitäten zu dem unscharfen Gebilde, das als Quantenwelle (Wahrscheinlichkeitswelle) bekannt ist. Erst die exakte Beobachtung einer bestimmten Teilcheneigenschaft zwingt diese zum Erscheinen. Mit anderen Worten: Die alternativen Realitäten werden vom Beobachter ausgeblendet, so dass nur eine übrigbleibt. Der Beobachter hat diese Wirklichkeit also tatsächlich „erschaffen", indem er sie aus einer Vielzahl paralleler Realitäten (bewusst oder unbewusst) „ausgewählt" hat.

Wenn wir bedenken, dass wir von den mehr als einhundert Milliarden Bits, die auf jeden von uns pro Sekunde einprasseln, nur zweitausend herausfiltern, dann ist klar, dass dieser Filterprozess unseres Bewusstseins uns mit der Realität konfrontiert, die wir aussuchen. Dies wird besonders deutlich, wenn Sie ein schreiendes Baby beobachten. Geben Sie ihm einen Schlüsselbund in die Hand, hört es in der Regel sofort auf zu schreien. Sein Bewusstsein ist plötzlich von einer ganz neuen Realität ergriffen. Diese Welt des Klimperns und der Geschmack des Metalls sind nun die einzig wichtige Realität. Der Schmerz oder das Leid ist augenblicklich ausgeblendet. Dies ist auch der Grund, weshalb Schwangere plötzlich nur noch Schwangere treffen und sich darüber wundern, dass plötzlich so viele Frauen schwanger sind. Kaufen Sie ein rotes Auto, wundern Sie sich darüber, wie viele rote Autos es „plötzlich" gibt. Hat ein naher Familienangehöriger Krebs, dann stoßen Sie, wenn Sie den Fernseher anschalten, dauernd auf Krebssendungen oder finden laufend Artikel zu genau der Krebsform, die Ihr Angehöriger hat.

Das Bewusstsein formt das Sein

Das Thema, das Ihr Bewusstsein maßgeblich überlagert, schafft eine gefilterte Realität, die von Ihnen ausgeht.

Wenn nun unser Bewusstsein tatsächlich die Realität erschafft, indem es eine dieser Möglichkeiten als unsere Realität auswählt, dann können wir uns auf eine Ebene begeben, wo unser Bewusstsein als reiner Beobachter über uns wacht. Wir können uns dann sogar vorstellen, dass es durch das „Multiversum" (F. Starkmut) wandert und an jeder Position seines Pfades eine neue Variante der Welt wahrnimmt und damit als seine persönliche Wirklichkeit (einschließlich seines materiellen Körpers) erschafft. Durch die sinnvolle Anordnung der erlebten Wirklichkeiten würde so auf einem durchgehenden Pfad das entstehen, was wir als Zeitablauf erleben. Aus der höherdimensionalen Perspektive hingegen bewegt sich hier ausschließlich das beobachtende Bewusstsein, während die erlebte „Außenwelt" ewig konstant bleibt – das Bewusstsein nimmt lediglich in jedem Moment einen anderen Ausschnitt des Möglichkeitsraumes wahr. („Alles ist relativ", sagte Einstein, als der Bahnhof an ihm vorbeifuhr ...)

Inzwischen gibt es wissenschaftlich einwandfreie Untersuchungen, die einen direkten Einfluss des Bewusstseins auf die Realität nachweisen: In Versuchen, bei denen Probanden per Zufallsprozess erzeugte Zahlen beeinflussen sollten, wurden statistisch hochsignifikante Verschiebungen des Mittelwertes nachgewiesen. Zwar war der Effekt so minimal, dass er erst bei der Addition Tausender Versuche sichtbar wurde – dennoch veränderte sich der Mittelwert bei den meisten Versuchspersonen in die beabsichtigte Richtung.

Es gibt eine Interpretation der Quantentheorie – die sogenannte *Transaktionale Deutung* von Alan Wolf –, die, wenn man sie mit der Idee der parallelen Realitäten kombiniert, ein interessantes Erklärungsmodell bietet, wie diese gezielte Auswahl bestimmter Realitätsvarianten funktionieren könnte. Demnach sendet jede bewusste Beobachtung (also Wahrnehmung) Wellen im Möglichkeitsraum aus, die sich in die Zukunft und in die Vergangenheit ausbreiten. Trifft nun eine in die Zukunft laufende Welle auf eine „passende" Welle, die ihr aus einer der zahllosen möglichen Zukunftsvarianten entgegenkommt (denn auch in der Zukunft finden ja bewusste Beobachtungen statt, die Wellen in die Vergangenheit zurücksenden), modulieren sich diese Wellen rechnerisch so, dass eine hohe Ereigniswahrscheinlichkeit entsteht. Damit ist für ein Individuum immer diejenige Zukunftsvariante am wahrscheinlichsten, die inhaltlich zu seiner aktuellen Wahrnehmung in der Gegenwart passt. So steuert uns unsere eigene Wahrnehmung durch das Multiversum. Wir nehmen wahr, d.h. wir nehmen uns eine Wahrheit, und zwar immer die, auf die wir unsere bewusste Aufmerksamkeit richten. Theoretisch stehen nach J. Starkemuth dem wandernden Bewusstsein damit alle Möglichkeiten offen, einen wichtigen Teil seiner „Außenwelt" und damit seines Schicksal zu wählen. In der Praxis gibt es natürlich zahlreiche Einschränkungen, denn es gibt die Interferenzen zu anderen Menschen, die andere Wellen und Realitäten wählen, welche mit unseren kollidieren. Außerdem muss unsere Realität gewissen logischen Anforderungen genügen, bei denen unser Pfad durch das Multiversum keine allzu scharfen Kurven und schon gar keine Sprünge machen darf, damit unsere Lebensgeschichte widerspruchsfrei bleibt. Zum anderen stehen wir mit unseren Artgenossen in einem ständigen (bewussten wie unbewussten) Informationsaustausch, der dafür sorgt, dass unsere persönlichen Realitäten (die ja durchaus nicht ganz identisch sind) so weit zusammenpassen, dass wir in einer gemeinsamen Welt leben können. Mit anderen Worten, wir bewegen uns auf mehr oder weniger parallelen Pfaden durch unsere Welt.

Unser gemeinsamer Realitätsrahmen entspricht damit der Massenüberzeugung, unser aller gewählter Wirklichkeit des kollektiven Bewusstseins unseres „Gruppenwesens" namens Menschheit. Dieses wiederum ist wahrscheinlich auch wieder Teil einer noch umfassenderen Bewusstseinsstruktur, die sich hierarchisch bis hin zum allumfassenden Bewusstsein aufbaut, das man „Gott" nennen könnte.

Wenn allerdings diese höchste Bewusstseinebene alles umfasst, was möglich ist, so ist sie zugleich vollkommen strukturlos – denn die Überlagerung aller möglichen Realitäten ergibt, technisch gesprochen, ein „weißes Rauschen" ohne Informationsgehalt, ähnlich wie die Überlagerung zahlloser Radiosender auch nur Rauschen im Äther erzeugt. Die Buddhisten und Daoisten wissen es: Gott, das höchste Prinzip, ist endlose Leere. Aber, wie Lao-tse sagt: „Aus der Leere kommen tausend Dinge" – indem sich das allumfassende Bewusstsein in Teilaspekte spaltet, die jeweils nur begrenzte Ausschnitte des Multiversums wahrnehmen (so wie ein Radioempfänger einzelne Sender aus dem Rauschen herausfiltert), entstehen Strukturen, entsteht erlebte Wirklichkeit. Somit sind auch wir Aspekte oder Strahlen der Sonne Gottes, die aktiv an der Schöpfung mitwirken und sie erfahren, indem wir mit unseren Sinnen einerseits die bunte Welt wahrnehmen und fühlen, andererseits daran teilnehmen, sie weiter zu verändern und in immer neuere Dimensionen zu führen.

Denken Sie nur an die unfassbaren Leistungen der Architekten und Ingenieure, die besonders in Asien komplexe Megabauwerke aus dem Boden stampfen. Denken Sie an die Astronomen, die kürzlich den inzwischen zehnten erdähnlichen Planeten weit außerhalb unseres Sonnensystems fanden und nicht nur dessen Oberflächenstruktur, sondern auch seine wahrscheinliche Oberflächentemperatur von durchschnittlich zwanzig Grad bestimmten. Oder denken Sie an die Leistungen von Künstlern, Sportlern oder anderen kreativen Genies. Sie alle lassen Unmögliches möglich werden, indem sie neue Wege beschreiten. Der Mensch ist zu weit mehr imstande, als er sich selbst zutraut.

Je stabiler ein Aspekt der Wirklichkeit, desto umfassender ist die Bewusstseinsebene, die für seine Erschaffung zuständig ist. Die Naturgesetze etwa sind sicherlich keine individuelle Schöpfung, da sie unseren gesamten Realitätsrahmen zusammenhalten. Dennoch trägt auch unser individuelles Bewusstsein zur Stabilisierung unserer Wirklichkeit bei. Es gibt eine simple Regelschleife, die unsere Außenwelt in normalen Bahnen hält. Sie beruht auf unserem Glaubenssystem: Ich sehe, was ich glaube – und ich glaube, was ich sehe! Wenn aber das, was wir wahrnehmen, dadurch eigentlich erst erschaffen wird, so ist klar, dass wir nur das erschaffen können, woran wir glauben – allzu starke Abweichungen (auch „Wunder" genannt) erklärt unsere Wahrnehmung sofort für ungültig, und sie verschwinden, meist bevor wir sie überhaupt richtig bemerkt haben.

Es ist jedem von uns möglich, mit neuen Überzeugungen neue Realitäten entstehen zu lassen – eine Erweiterung also, wie wir sie aus der

Meditation kennen, eine Ausdehnung bis auf die höchste, „göttliche" Ebene, das Verschmelzen des individuellen mit dem allumfassenden Bewusstsein. Da wir Aspekte Gottes sind, besteht der Unterschied zwischen Mensch und Gott letztlich „nur" in der Wahrnehmungsperspektive, d.h. in dem Standpunkt oder der Überzeugung, die wir bewusst auswählen.

Ich bin Schöpfer meiner Realität

Es nützt wenig, die Außenwelt durch herkömmliche oder esoterische Maßnahmen so verändern zu wollen, dass dadurch unsere Probleme gelöst werden und wir dann endlich glücklich sein können. Je mehr wir uns vornehmen, endlich glücklich zu sein, umso mehr geht unser dahinterstehendes Bewusstsein des "Unglücklichseins" in Resonanz mit Lebensumständen, die uns bestätigen, mehr tun zu müssen, um glücklich zu sein. Es funktioniert nur genau anders herum: Wenn wir erkennen, dass wir gar keinen Grund haben, unglücklich zu sein, lösen sich die "Probleme" (die ja in Wirklichkeit keine sind) von selbst auf, und die uns begegnenden Synchronizitäten passen sich unserer positiven Sichtweise an. Unser Bewusstsein schafft die Realität, nicht unser Verstand.

Wenn wir uns vornehmen, fest an mehr Geld, Macht oder Ansehen zu glauben, es uns inniglich wünschen, dann werden wir feststellen, dass genau das Gegenteil passiert. Je intensiver wir versuchen, mit positivem Denken, Gebeten oder Glaubenssätzen unser Schicksal zu beeinflussen, umso mehr geraten wir in die Polarität, und es geschieht das Gegenteil dessen, was wir wollen. Dies liegt daran, dass alles, was wir uns über den Verstand wünschen, auf dem Bewusstsein beruht, dass wir das, was wir uns wünschen, nicht haben. Wir zementieren also mit jedem Wunsch unser Bewusstsein des Mangels. Analog zu den oben beschriebenen Resonanz-Gesetzen bekommen wir genau das gespiegelt – Mangel. Erst in den höheren Stufen der Bewusstseinspyramide wird der Ausschlag des Polaritätspendels geringer. Je tiefer wir uns in der Bewusstseinsebene befinden, wo wir noch an alle möglichen Emotionen und Zwänge angehaftet sind, umso stärker schlägt das Pendel aus. Bewusster zu sein bedeutet, immer freier zu werden von den Ausschlägen der Polarität.

Sie werden schwerlich einen tiefschürfenden wissenschaftlichen Geist finden, dem nicht eine eigentümliche Religiosität eigen ist. Seine Religiosität liegt im verzückten Staunen über die Harmonie der Naturgesetzlichkeit, in der sich eine so überlegene Vernunft offenbart, dass alles Sinnvolle menschlichen Denkens dagegen ein nichtiger Abglanz ist. Unzweifelhaft ist dieses Gefühl nahe verwandt demjenigen, das die religiös schöpferischen Naturen aller Zeiten erfüllt hat.

(ALBERT EINSTEIN)

Die Kraft der Intention

Das Bewusstsein, die tiefe innere Überzeugung, das Vertrauen, die Intention und die selbstverständliche Gewissheit sind die eigentlichen Heiler. Die Fähigkeit, positive Erwartungen in Heilung umzumünzen, scheint sich sogar im Lauf der Evolution in den Instinkten verankert zu haben. Wer mit dieser Gabe auf die Welt kam, hatte einen Überlebensvorteil, weil er in der Lage war, Gefühlen von Niedergeschlagenheit, Bedrückung und Hoffnungslosigkeit etwas entgegensetzen zu können.

Tatsächlich haben Placebo-Forscher erste Hirnareale einkreisen können, in denen Hoffnung und Zuversicht in körpereigene Schmerzmittel übersetzt werden. Diese Hirnregionen sind in der Lage, Mechanismen zu aktivieren, die, wie Medikamente, gegen Krankheiten und Stress ankämpfen können. Die Studien erklären letztlich auch, wie es möglich war, dass Ärzte vor der Jahrhundertwende überhaupt Erfolge verzeichnen konnten, obwohl sie bekanntlich unglaublichen Unsinn verzapften. Man betrachte sich nur ein Schädelbohrbesteck aus dem 18. Jahrhundert. Warum rebellierten die Menschen nicht gegen die vielen unsinnigen und gefährlichen Rosskuren? Trotz des umfassenden Einsatzes schädlicher Methoden und absonderlicher Gifte wurden Ärzte geachtet und verehrt. Der Grund dafür ist einfach: Sie selbst waren das therapeutische Agens, und ihre Patienten glaubten an sie.

Es gibt keine objektive Wirklichkeit „außerhalb" von uns – wir selbst erschaffen den Großteil unserer Realität, indem wir sie aus einem unbegrenzten Möglichkeitsraum auswählen. Jeder Einzelne von uns hat damit einen weitaus größeren Einfluss auf das, was ihm „widerfährt", als wir normalerweise glauben. Einen blinden Zufall gibt es nicht – alles, was wir wahrnehmen und erleben, ist das unmittelbare Produkt aller gemachter Erfahrungen und Programmierungen unseres Bewusstseins. Die persönliche Akzeptanz dieser Feststellung hängt davon ab, wie weit wir in unserem tiefsten Inneren erkannt haben, dass wir keine voneinander getrennten Individuen, sondern Aspekte einer universellen Bewusstseinsstruktur („Gott"?) sind, an deren Schöpfungsprozess wir in jedem Moment aktiv mitwirken.

Die folgenden wissenschaftlichen Theorien der modernen Physik untermauern die Grundthesen dieses Buches zu den spirituellen Naturgesetzen und bestätigen, dass Geist stärker ist als Materie und wir selbst unsere Realität weitaus mehr bestimmen können, als wir es jemals für möglich gehalten hätten:

- **Chaos-Theorie:** Die Ergebnisse der Chaos-Theorie lehren uns, dass geringfügigste Ursachen unter Umständen enorme Wirkungen haben können und die Welt ein komplexes System aus Ursachen und Wirkungen ist, wobei alles von allem beeinflusst werden kann.
- **Gaia-Hypothese:** Laut der Gaia-Hypothese von Lovelock und Margulis ist der Planet Erde ein komplexes System, das sich wie ein Organismus selbst erhält. Dies steht in Übereinstimmung mit der Verehrung der „Mutter Erde" in vielen Naturreligionen. Erdbeben, Vulkanausbrüche und ähnliche Naturereignisse sind Ausdruck eines „erkrankten", aus der natürlichen Ordnung geratenen Systems.
- **Morphisches Feld:** Rupert Sheldrakes Hypothese der morphischen Felder begründet eine Art Gedächtnis der Natur (vgl. auch Ervin Laszlos A-Feld), das unter Umständen zahlreiche Phänomene von außersinnlicher Wahrnehmung erklären könnte.

- **Multiversum, Parallelwelten:** Die zunehmende Akzeptanz der Existenz paralleler Welten in der modernen Physik bestätigt ähnliche Ansichten im Schamanismus und in der esoterischen Philosophie.

- **Quanten-Nichtlokalität:** Durch die Komprimierung des ganzen Universums in einem Punkt beim Urknall sind alle Teilchen in nichtlokaler Weise miteinander verschränkt. Diese in Raum und Zeit nichtlokale Verbindung von allem mit allem wird als Erklärung für zahlreiche esoterische Phänomene herangezogen.

- **Quantenpotenzial und Quantenvakuum (Vakuumenergie):** Das Quantenpotenzial und die Energie des Quantenvakuums sind, laut Ken Wilber, die physikalische Grundlage für die subtile Energie Nüspa, Prana oder Qi, aus der alles Immanente hervorgeht, indem sich ständig eine unbegrenzte Potenzialität in eine eindeutige Realität wandelt.

- **Relativitätstheorie:** Die aus der Speziellen Relativitätstheorie Albert Einsteins resultierende Sichtweise der Blockzeit wird als mögliche Erklärung für das Phänomen der paranormalen Wahrnehmung gesehen, da Vergangenheit, Gegenwart und Zukunft in gewisser Hinsicht parallel existieren.

- **Stringtheorie:** Die Superstring- und M-Theorien bestätigen die Sichtweise, dass alles im Universum aus der gleichen grundlegenden Substanz aufgebaut ist und sich nur in der Energiesignatur bzw. Schwingungsfrequenz unterscheidet. Der Grundgedanke der String-Theorie ist faszinierend und wunderschön zugleich: Alles in unserer Welt, von den kleinsten Atomen bis zu den entferntesten Galaxien, ist aufgebaut aus unvorstellbar kleinen, schwingenden Fäden aus purer Energie, den Strings. Es sind die unterschiedlichen Schwingungen der Strings, die alle Materie und alle Energien bestimmen – das Universum als eine grandiose kosmische Symphonie.

- **Holographisches Universum und Implizite Ordnung:** Diese Interpretation der Quantenphysik durch David Bohm bestätigt die schamanischen Anschauungen, dass wir alle Teil eines riesigen Ozeans von schöpferischer Energie sind und es keinen grundlegenden

Unterschied zwischen toter Materie und Bewusstsein gibt. Alles ist mit allem verbunden, und somit ist jedes Teilchen im Universum über alles, was im Universum geschieht, „informiert".

Die implizite Ordnung von David Bohm beschreibt ein Weltbild, in dem die Wirklichkeit nicht in einzelne Bausteine getrennt, sondern als bruchloses Ganzes begriffen wird. Bohm kritisiert die Fragmentierung der Welt in Bausteine, da sich bei Versuchen auf der Quantenebene Erscheinungen zeigen, die nicht erklärbar sind. Dies überträgt Bohm auch auf andere Aspekte der Wirklichkeit und auf eine ethische Ebene. Damit will er zeigen, dass eine „zergliedernde" Sicht der Dinge den Blick auf die Wirklichkeit verstellen kann. Er spricht daher auch von einer „eingefalteten Ordnung". Er zeigt dies mit einem Tropfen (z. B. Tinte), der in ein Gefäß gefüllt wird, in dem sich eine andere Flüssigkeit befindet (Glycerin) und ein Zylinder. Wird nun dieser Zylinder gedreht, zieht sich der Faden langsam zu einem immer feineren Band auseinander, bis er sich ganz auflöst. Da er nun aber nicht verschwunden ist, bleibt er „implizit" vorhanden und kann bei einer Gegendrehung des Zylinders wieder „sichtbar" gemacht werden.

Die asiatischen Weisheitslehren stehen ebenso wie der Schamanismus im Einklang mit den modernen kosmologischen Hypothesen zur Entstehung des Universums und Darwins Evolutionstheorie im Hinblick auf den Mechanismus für die Entstehung der Vielfalt des Lebens und dessen Wandel im Lauf vieler Jahrmillionen. Magie wird von der neuen Physik nicht als übernatürliches Wunder verstanden, sondern als natürliche Wechselwirkung von Geist und Materie in einer ganzheitlichen und dynamischen Welt, in der alles mit allem in nichtlokaler Weise über Raum und Zeit verbunden ist.

Die Welt der Mystik und des Außergewöhnlichen

Wir sollten nicht vergessen, dass nicht nur die schamanischen Heiler über Kräfte verfügen, die durch ungewöhnliche Fähigkeiten zum Ausdruck kommen können, sondern wir alle. Denken Sie nur daran, wie Blindheit, Taubheit und andere Behinderungen vielen Menschen den Weg zu einer Entwicklung metanormaler Fähigkeiten weisen. Die Anzahl der Männer und Frauen, die dadurch, dass sie einem schweren Leiden voller Mut begegneten, außergewöhnliche Tiefen des menschlichen Verstehens, neue Feinheiten der Sinneserfahrung und eine wahrhafte Freude in gewöhnlichen Vergnügungen und im Leiden entdeckten, ist beeindruckend groß. Blinde Menschen, die ihren Standort durch Geräusche exakt erfassen können, welche sie mit ihrem Gehstock machen, die wissen, wann der Mond aufgegangen ist, die Position und Bewegung der Wolken am Tageshimmel bestimmen können, die Farben von Stoffen durch Berührung erfassen können, sind dramatische Beweise für die Transformationsmöglichkeiten des Menschen.

Michael Murphy beschreibt in seinem Buch *Der Quantenmensch* Vorboten eines epochalen Übergangs in der menschlichen Entwicklung, die darauf hindeuten, dass erst jetzt die wirklichen Potenziale des Menschen hervortreten. An zahlreichen Menschen sind außergewöhnliche Formen der Wahrnehmung beobachtet worden – Hellsehen, Kontakt mit anderen Wesenheiten, außergewöhnliche Bewusstseinszustände, außergewöhnliche Fähigkeiten des Kommunizierens oder der Einflussnahme auf Menschen oder Dinge über große Entfernungen, paranormale Willenskräfte, die, gebündelt mit verschiedenen Triebkräften, zu außergewöhnlichen Handlungen befähigen, Liebe, die gewöhnliche Bedürfnisse transzendiert, oder überragende geistige Fähigkeiten, durch die große künstlerische oder andere Werke in ihrer Ganzheit erfasst werden. Menschen mit solchen Fähigkeiten geben uns ebenso wie die großen Mystiker aller Zeiten eine Idee von unserem ungenutzten, aber vorhandenen Potenzial.

Die Quantenphysik belegt inzwischen sehr deutlich, dass vieles, was bisher als esoterischer oder philosophischer Aberglaube abgetan wurde, nun doch belegbar ist und das bestätigt, was die Schamanen seit jeher wussten.

Wir allein tragen die Verantwortung für das, was in uns und um uns herum passiert. So können Situationen zu jedem Zeitpunkt verändert werden. Werden wir uns der Verantwortung und der daraus resultierenden Möglichkeiten bewusst, können wir Wunder vollbringen und endlich ernsthafter als bisher das zur Vollendung bringen, was in uns angelegt ist.

Schlüssel für all dies ist eine immer feiner werdende Wahrnehmung für das, was in und um uns herum geschieht. Je feiner wir unser Bewusstsein auszurichten in der Lage sind, umso mehr sind wir in Verbindung mit der Welt um uns herum.

ÜBUNG

Worauf ist mein Bewusstsein ausgerichtet? Welche Überzeugungen und täglichen Konzepte formen meine Realität? Will ich dies so? Welche Möglichkeitsräume liegen vor mir? Malen Sie auf ein großes weißes Zeichenblockblatt sieben große Kreise. Erinnern Sie sich an all Ihre Visionen und Träume. Denken Sie groß und füllen Sie jeden dieser Möglichkeitsräume mit einer persönlichen Idee des LEBENS. Wie könnte ein anderes Leben, das zu Ihnen passen würde, aussehen. Lassen Sie nicht zu, dass Ängste oder kleinliches Denken Sie einschränken. Füllen Sie die Kreise mit sieben verschiedenen Möglichkeiten, um Ihr Leben ab heute in anderer Form zu leben. Denken Sie über die Grenzen Ihres Berufs und über die Grenzen Europas hinaus.

KAPITEL 7

INNEN- UND AUSSENWELT

Die Kraft der Sonne

Ohne die Kraft der Sonne wäre auf unserem Planeten kein Leben möglich. Wenn uns warme Sonnenstrahlen berühren, beleben uns diese, und wir nehmen die Gegenwart des Lebens unmittelbarer wahr. Ganze Völker haben zu allen Zeiten der Sonne bewusst Verehrung entgegengebracht. Tempel und heilige Städte wurden erbaut, um dem Himmelsfeuer zu huldigen. In ihr liegt die Quelle von Leben und Spiritualität. Sie ist aus Sicht der Kabbala das Auge Gottes und repräsentiert ihn eindrucksvoll und auf eine für jeden spürbare Weise. Sie ist die Quelle des Lichtes und das Tor zur Göttlichkeit, das sich über unserem Herzen öffnet. Über die Sonne zu meditieren bedeutet, die Sonne im Herzen aufgehen zu lassen und so in ein höheres Bewusstsein einzutreten. In ein feines Schwingungsniveau, das uns mit Liebe, Licht und Frieden umgibt.

Wir sind aufgefordert, uns zu entscheiden, ob wir uns weiter von unserem Kopf leiten lassen wollen oder ob wir den Mut haben, aus dem Herzen heraus zu denken und zu handeln. Wem es gelingt, die Sonne in seinem Herzen aufgehen zu lassen, der wird mit Licht und tiefgreifender Heilung aufgeladen. Gesundheit und Vitalität sind die Folge. Ein spirituelles Gesetz sagt, dass wir zu dem werden, womit wir uns verbinden. Wer sich mit der Sonne verbindet und mit ihr eine Beziehung aufbaut, der entwickelt nicht nur die Fähigkeit, anderen Menschen zu dienen, sondern er wird zu einem Leuchtturm für viele andere. Die Sonne hilft, den Geist zu erheben, so dass alle Herausforderungen von Geist und Raum auf anmutige Weise gemeistert werden können. Ein solcher Mensch strahlt in wunderbarer Weise und ist zu Außergewöhnlichem fähig. Sein Leben findet Unterstützung und Förderung. Fülle und Erfüllung bestimmen den Alltag.

Eines ist klar, wir erkranken, wenn wir immer wieder Symptome des Körpers, der Psyche oder aber Bedürfnisse oder Erinnerungen verdrängen oder ablehnen. Nur als Ganzes – mit allen Schwächen, Widrigkeiten und Schattenseiten – kann eine Person mit sich im Reinen sein und dauerhaft gesund bleiben. Die andere Seite will gesehen und gewürdigt werden. Das Erkennen und Annehmen des eigenen facettenreichen Selbst ist allerdings nur den wenigsten Menschen möglich. Dies geschieht in den seltenen Augenblicken, in denen man nicht durch Alltagsdrogen oder Medien abgelenkt ist. Bedauerlicherweise sind viele Menschen in einem permanenten Arbeits- und Leistungsdruck gefangen, der verhindert, dass sie sich selber wahrnehmen. Yogi Bhajan bringt es auf den Punkt: *„Alles, was du machst – Weiterbildung, ein neues Bankkonto eröffnen, Manipulationen, Lügen, Gespräche, Leute täuschen, Freunde machen, ein Haus bauen, für die Krankenversicherung einzahlen – ist für morgen. Dies macht deine Arbeit schwer und macht dich verrückt. Es gibt kein Morgen. Wenn aus morgen nicht heute wird, gibt es kein morgen. Du kannst dem Morgen nicht von Angesicht zu Angesicht gegenübertreten. Du siehst morgen erst, wenn es zum heute wird.“*

Viele Menschen, die auf eine jahrelange Praxis der Meditationen zurückblicken, finden sich in einer entspannten und angenehmeren Realität wieder, egal in welchen äußeren Bedingungen sie leben.

Der freie Mensch ist nicht an seinem Ego orientiert, sondern an etwas Höherem, das ihn befähigt, über sich selber hinauszuschauen und hinauszuwachsen. Dies gibt ihm die Perspektive, die Zusammenhänge zu erkennen und Lüge und Wahrheit auseinanderzuhalten. Spirituelle Bewusstseinstechniken, wie Yoga und Meditation, können Neurosen und Zwangsvorstellungen im Zuge einer energetischen Aufarbeitung auflösen. Dies gibt dem Menschen seine Unabhängigkeit im Denken und Handeln zurück.

Spiritualität – ein menschliches Urbedürfnis aus gutem Grund

Wer einmal eingetaucht ist, den lässt es nicht mehr los. Jeder wird es bestätigen können: Kein Vergnügen auf der Welt kommt spiritueller Freude gleich. Wissen zu erlangen, Erfahrungen zu sammeln und unsere spirituelle Natur zu entwickeln, ist etwas Einzigartiges, das mit nichts im Äußeren zu vergleichen ist. Es erfüllt das Herz mit wahrer Freude, Glück und Gesundheit. Ein tiefes „Ja" wird dabei empfunden. Dies dient dem Leben und fördert es auf allen Ebenen. Alle anderen Vergnügen sind vergänglich, machen ruhelos und hinterlassen ein Gefühl der Leere. Das Durchforschen des Unsichtbaren, die Suche nach Gott in uns, das Verstehen der Naturgesetze bringt uns in Harmonie mit dem Universum. Es bringt Gnade und Göttlichkeit in unsere Leben. Es verfeinert unser Schwingungsniveau und unser Bewusstsein. Umso höher unsere Bewusstseinsebene bzw. unser Schwingungsniveau, umso stärker ist unser Vertrauen in das Göttliche. Damit sind wir unabhängiger von der Außenwelt, insbesondere von materiellen Ersatzbefriedigungen.

Der kraftvollste Akt, um Wohlstand (im Sinne von *wohl stehen*) und Erfüllung zu finden, liegt zweifellos in der täglichen Entscheidung, ein Bewusstseinsfeld von Neugierde, Dankbarkeit und Respekt für die Fülle, die wir haben und in der wir sein dürfen, aufzubauen bzw. aufrechtzuhalten und dabei bereit zu sein, Erfahrungen zu machen. Das anbrechende neue Zeitalter wird im Kern eine neue Epoche der Selbsterfahrung auf höherem Bewusstseinsniveau einläuten. Nur jene Menschen, die selbst Erfahrungen gemacht haben, werden geachtet, respektiert und verstanden werden. Aus Erfahrung erwächst Selbstwertschätzung. Die Frage „Haben oder Sein" und auch die aktuelle Frage „Sein oder Nichtsein" wird abgelöst werden von der neuen Erfahrung: „Sein um zu sein." Es ist jetzt an der Zeit, die Suche nach Gott aufzugeben und Gott zu sein, so verkündete es Yogi Bhajan, der Begründer des Kundalini Yoga, im Jahr 1973, und ferner sagte er:

„In Wirklichkeit bist du ein Bündel von Molekülen, das vom Pra-

na-Körper lebt. Solange nicht alle Teile in dir verschmelzen und in Harmonie sind, wirst du kein wirkliches Bewusstsein erlangen. Die menschliche Existenz ist eine Kombination des Prana-Körpers und der göttlichen Energie. Wenn du diesen Stand der Erkenntnis für dich erfahren hast, bist du klar und rein. Du hörst auf zu suchen und fängst an zu handeln und zu praktizieren. Alle Unausgewogenheiten in dir werden ausgeglichen, und das Fließen in dir wird so weit wie das Universum. Unser Wahrnehmungs-System, welches sich automatisch aus uns heraus entwickelt, wird unser Schutzengel sein und uns beschützen und rühmen... Das Menschengeschlecht geht auf ein Zeitalter zu, in dem Geist und Gemüt hochempfindsam sind – dies wird unser aller Entwicklung beschleunigen.“

Tatsächlich sehen wir heute an der wachsenden Zahl der ADS-Kinder, dass diese mit einer Überzahl feinster Empfindungsrezeptoren ausgestattet sind. Durch die Reizüberflutung sind sie völlig überfordert. Tosende Stürme nehmen die Kinder zu recht um sich herum wahr. Daher ist die Frage berechtigt, wer näher an der Realität ist – die Kinder oder die Eltern, die aus Angst und eigener Überforderung die Verordnung der Droge Ritalin zulassen. Auch hier liegt wieder ein Beispiel von Bewusstlosigkeit und Projektion eigener Unfähigkeit in lebensentscheidenden Bereichen vor.

Lassen Sie uns einen kurzen Blick darauf werfen, wo wir diesbezüglich heute stehen, bevor wir fortfahren, uns mit den Alternativen zu beschäftigen.

Transparenz und Mitbestimmung als Evolutionsfaktor

Die Art und Weise, wie Menschen miteinander in Verbindung treten und gegenseitig Wertschätzung zum Ausdruck bringen, zeigt, wie weit sich ihr Bewusstsein füreinander bereits entwickelt hat. Je feiner das Bewusstsein eines Volkes entwickelt ist, umso größer der Respekt vor Menschen, Tieren und der Umwelt. Bewusstsein für Wahrheit drückt sich im Mut zur Transparenz aus. Kollektive Mitbestimmung folgt au-

tomatisch daraus und wird damit gleichzeitig zu einem kollektiven so
wie individuellen Heilmittel in einem gesellschaftlichen Bewusstseins-
prozess.

Der Verlust einer gemeinsamen Identität des Menschen ist ein Neben-
effekt der industriellen Revolution und des ausufernden Kapitalismus.
Das System des Kapitalismus hat, wie alles, seine zwei Seiten: Motor
des Fortschritts und der Weiterentwicklung in allen Lebensbereichen,
gleichzeitig aber auch Niedergang all derer, die mit seiner Geschwin-
digkeit und darwinistischen Konsequenz nicht mithalten können. An
dieser Stelle gerät auch der Kapitalismus an seine Grenzen und beginnt, der Menschheit in Teilbereichen mehr zu schaden als zu nutzen.
Vieles ist überlebt und kann in dieser Form heute nicht mehr toleriert
werden, da es sich – wie wir in der letzten Wirtschaftskrise sahen –
zu sehr gegen das Menschsein richtet. Intransparenz, Ausnutzung von
Unwissenheit und bewusste Verführung aus egoistischen Motiven heraus haben die Toleranzgrenze dessen, was Menschen aushalten können, überschritten. Fassungslosigkeit und Wut machte sich zu recht
breit. Projektion von Wut fand jedoch dort am intensivsten statt, wo
die Ohnmacht am größten war – ein Lehrbeispiel von Projektion mit
der wunderbaren Chance, ganz persönlich an der spirituellen Emanzi-
pation teilnehmen zu können. Auch die zunehmende Mechanisierung
des Alltags, der Arbeits- und Lebensprozesse des Menschen hat seine
zwei Seiten. Dadurch wurden zusätzliche Zeit und Energie freigesetzt,
die Raum für die Selbsterkenntnis und Weiterentwicklung öffneten.
Gleichzeitig kann jedoch auch das kreative Ausdruckspotenzial des
Einzelnen in der mechanisierten Welt verlorengehen – und damit ist
er der Sinnlosigkeit ausgeliefert. Das ist das Los vieler Menschen in
unserer heutigen Gesellschaft. Sie empfinden sich und ihr Handeln als
sinnlos. Yoga Bhajan bezeichnete diesen Prozess einmal als *kalte Depression*. Ein wichtiger Schritt, um den Zustand der Sinnlosigkeit zu
beenden, ist Transparenz und die Beteiligung an der Entscheidungsfin-
dung bei gesellschaftlich relevanten Fragestellungen. Die öffentliche
Beteiligung an den sachlichen Realitäten bei „Stuttgart 21" und der
kollektive Entscheidungsfindungsprozess um die Zukunft der Kern-

energie in Deutschland belegen, wie heilsam für eine Gesellschaft die Bemühungen um eine ernsthafte Wahrheitsfindung sind. Transparenz der unterschiedlichen Sachverhalte und die Offenlegung der Vorstellungen der entsprechenden Interessenverbände vermitteln dem Einzelnen Respekt und Wertschätzung. Er fühlt sich ernst genommen, und sein Bedürfnis nach Verbindung und Mitbestimmung findet eine Befriedigung.

Damit eine Gruppe funktioniert, muss sie offen (im Sinne von transparenten Strukturen auf allen Ebenen) und produktiv sein. Starre Hierarchien demotivieren die Beteiligten und lähmen die innere Dynamik der Gruppe. Gruppenfähigkeit bzw. Gruppenbewusstsein und die Fähigkeit, kreativ und unstrukturiert frei zu denken, wird in Zukunft ein Evolutionsvorteil sein und damit die bisherigen Gesellschaftsstrukturen und die Führerschaft von Einzelpersonen ersetzen. Was nicht mehr ausreicht, ist eine Gruppenbindung über Loyalität oder Tradition. Die Verantwortung geht auf das Individuum über. Freie Verbindungen selbstbestimmter Individuen werden starre hierarchische Strukturen ersetzen. Moderne spirituelle Menschen werden in Zukunft resistenter werden bzgl. der Heilsversprechen von totalitären Weltanschauungen. Derzeitige Machtträger mit ihren erstarrten, Menschen herabwürdigenden Strukturen werden fallen und ihre finanzielle und politische Überlegenheit verlieren. Alle Bemühungen rund um Transparenz, freie Meinungsäußerung und Mitbestimmung dienen dem Menschsein und bereichern das Leben aller. Doch wenn wir es wollen, kann diese Krise der Anfang von etwas ganz Neuem sein. Das Bessere ist stets der Feind des Guten. Die Semantik von Freiheit und Demokratie muss neu definiert werden. Nur ein Paradigmenwechsel kann helfen. Was nehmen wir aus dem alten System mit, was braucht es an Neuem? Nicht das Wohl von Wenigen darf dabei den Ausschlag geben. Die Verantwortung des Einzelnen darf nicht an den Staat delegiert werden. Unsere Gesellschaft ist eine freiheitliche. Nichts kann uns also daran hindern, frei zu entscheiden, wie wir die Zukunft gestalten wollen.

In Zukunft werden ohne Frage nur die Länder, Firmen und Menschen erfolgreich sein, die effizient mit Wissen umgehen, also weniger

Ressourcen durch destruktive Streitkultur, Statuskämpfe, Wichtigtue-
rei oder fehlende soziale Kompetenz verlieren. Waches Bewusstsein
und Kenntnis der wichtigsten Naturgesetze werden Vorraussetzung für
Erfolg und Weiterentwicklung sein. Erfolgreich werden nur die sein,
die auf Transparenz, Integrität, Verlässlichkeit und Nachhaltigkeit setzen und Konflikte nicht nach dem Recht des Stärkeren austragen, sondern Intuition und Kreativität ganz nach oben setzen. Dies ist meist das
Vorrecht der jungen Generation, deren Sichtweisen noch von der Unbe-
grenztheit der „Holzphase" profitieren und die in der Lage sind, ungewöhnliche Wege zu erkennen. Wir werden, ihnen folgend, immer deutlicher spüren, dass nicht das zählt, was wir machen, sondern wie es sich
anfühlt, wenn wir es machen. Passt es und fördert es – oder nicht. Wir
werden über kurz oder lang zu einem System finden, in dem Gesunde
gesund gehalten werden, und keines, in dem der Gesundheitssektor allein davon profitiert, Krankheiten zu reparieren. Dazu kommt, dass wir
durchschnittlich in Deutschland zwanzig Jahre in Bildung investieren,
bis jemand wirklich produktive Wissensleistungen bringt. Die Gesellschaft kann es sich nicht leisten, Bildungskapital mit fünfundfünfzig
Jahren halbtot zu verrenten, das dann mit siebzig zum Pflegefall wird
und mit achtzig stirbt. Die gefühlte Nutz- und Sinnlosigkeit der eigenen
Existenz ist ein stark unterschätzter krankheitsauslösender Faktor. Wir
werden das bisherige Erwerbsleben aufbrechen, das aus den festge-
zurrten Abschnitten Lernen, Arbeiten und Rentnerruhe besteht. Im In-
formationszeitalter und dem jetzt folgenden Bewusstseinszeitalter lernen und arbeiten die Menschen das ganze Leben hindurch, legen aber
immer wieder Sabbat-Zeiten ein, die dem Menschsein entsprechen. Erfahrung gewinnt im Beruf an Wichtigkeit und ist bis zum Lebensende
gefragt. Insgesamt nimmt die Flexibilität zu, sowohl in Bezug auf die
Arbeit selbst als auch auf die Arbeitszeiten und den Arbeitsplatz. Die
Rush Hour zwischen dem dreißigsten und vierzigsten Lebensjahr, in
der man alles – Familie und Karriere – hinbekommen muss, entzerrt
sich, so dass Frauen und Männer die Gelegenheit bekommen, ihre Kinder aufzuziehen. Um das gesamte Wissen in Organisationen zu mobilisieren, setzt sich eine dienende Führungskultur durch. Wir wissen,

dass, je knapper ein Produktionsfaktor wird, die Anstrengungen umso größer sind, den Flaschenhals mit anderen Organisationsstrukturen und anderer Ausrüstung zu beseitigen. Als Transport die Knappheitsgrenze für die Wirtschaft war, musste die Eisenbahn gebaut werden; als die Informationsflut explodierte, brauchten wir so einen elektronischen Rechner wie den Computer. Was also ist nun die nächste Knappheit im Arbeitsprozess, die zu überwinden ist, soll es wieder vorwärts gehen? Viele meinen: Energie und Rohstoffe. Doch je weniger zum Beispiel Öl zur Verfügung steht, umso mehr werden regenerative Energiequellen rentabel – Kohle aus Klärschlamm, Solarfelder in Afrika, bessere Energieeffizienz. Das wird zwar die Verluste ausgleichen, die durch teureres Öl und Gas entstehen, aber es führt nicht wirklich zu einer höheren Stufe des Wohlstandes.

Die Parallelwelt

Viele Menschen der alten Generation entfernen sich immer mehr von der Realität des Planeten, den sie bewohnen. Sie schaffen sich mit ihrem Bewusstsein eine Parallelwelt (siehe Film *Matrix*), die nur noch einen oberflächlichen Bezug zur eigentlichen Realität hat. Die Erde als lebendiger Organismus bleibt davon nicht unberührt. Erschütterungen häufen sich. Auch der menschliche Körper rebelliert. Der Ausbruch kommt, weil die Realität, die uns umgibt, keinen Kontakt mehr zur Realität in unseren Köpfen hat. Die Erde, der Schöpfungsstrahl, die Natur ist aus dem Gleichgewicht geraten und spielt nicht mehr in gewohnter Weise mit. Das wird in Zukunft manchen aus seinen gepolsterten Sitzen federn und Opfer verursachen. Immer weiter, immer höher, immer schneller und immer mehr materieller Wohlstand wird zu einem Systemzusammenbruch führen. Diejenigen, die mit ihrem Streben nach materiellem Wohlstand auf das falsche Pferd gesetzt haben, werden merken, dass mit dem Zusammenbruch nicht viel bleibt, da Materie mit der eigenen Identität zu eng verknüpft wurde. Was bleibt, ist das Bewusstsein für das, was wir sind. Unsere Wahrnehmungen und Erfahrungen sowie die Handlungen, die auf wachem Bewusstsein begründet waren, sind unser Startkapital für das, was kommt. Sie sichern uns übrigens auch die „Pole-Position" für die nächste Runde. Von den meisten Menschen wird nämlich völlig verdrängt, dass viele Indizien ganz klar dafür sprechen, dass unsere Handlungen und Erfahrungen dieses Lebens die Grundlage für die Ebene darstellen, auf der wir das nächste Leben beginnen. Der freie und bewusste Mensch ist an etwas Höherem orientiert. Etwas, das ihn befähigt, über sich selbst hinauszuschauen und hinauszuwachsen. Dies öffnet Tore, um all das Neue zur Entfaltung zu bringen, was sich aus uns heraus schöpferisch entfalten möchte.

Wer Energie verbrauchen darf, entscheidet sich am Markt letztlich daran, wer sie am effizientesten verwendet. Dies wiederum hängt ab von der Qualität der Wissensarbeit: Eine Situation analysieren, um richtig zu entscheiden. In der gigantischen Informationsflut das Wissen suchen, das jemand benötigt, um ein Problem zu lösen. Dadurch wird auch die Nachfrage nach Gesunderhaltung so stark werden, dass sie einen Aufschwung tragen kann. Gesucht werden Menschen, die unstrukturiert denken und in Kooperation kreative Neuschöpfungen aus sich selbst heraus entwickeln können. Diese entwickeln eine feine Wahrnehmung für das, was ist. Je stärker ihr Bewusstsein, desto weiter die Wahrnehmung mit den daraus entspringenden Reaktionen, die das Leben aller bereichern können.

ÜBUNG

Schulen Sie Ihre Wahrnehmung, indem Sie mit geschlossenen Augen im Garten liegen, und spielen Sie das Spiel: Ich höre was, was Du nicht hörst. Und dann betrachten Sie, was Sie sehen und mit Ihren Sinnesorganen ertasten. Spüren Sie sich in die Fülle dessen ein, was Ihnen Ihre Wahrnehmungsorgane mitteilen, und beobachten Sie Ihre Reaktion darauf. Unternehmen Sie jeden Tag eine ernsthafte Bemühung, um sich als Zeuge hinter Ihre Person zu stellen. Und beobachten Sie sich dabei, wie Sie auf Informationen und Reize von außen reagieren.

Der Taxifahrer

*Stellen Sie sich vor, Sie sitzen in einem alten indischen Taxi. Der Ta-
xifahrer ist ein Mann mit langem weißen Bart, Nickelbrille, Turban
und einem unverwechselbaren lustigen Lächeln im Gesicht. Mit dem
riesigen Steuerrad versucht er, den Wagen auf der Straße zu halten,
während er Sie durch Delhi, durch Indien fährt. Sie sitzen entspannt
auf dem Rücksitz und genießen das Treiben, das Kommen und Gehen
all der Dinge, die Sie durch die beiden offenen Fenster beobachten.
Mal lachen Sie, mal weinen Sie. Alles kommt und geht, und Sie stimmen zu. Ab und zu hält der Taxifahrer an. Sie steigen aus und tun die
Dinge, die getan werden müssen. Dann zwinkert Ihnen der Taxifahrer
lächelnd zu, als Zeichen wieder einzusteigen. So geht die Reise immer
weiter. Sie vertrauen darauf, dass der Taxifahrer immer wieder zum
richtigen Zeitpunkt anhält, damit Sie tun können, was getan werden
muss. Sie vertrauen darauf, dass Sie immer wieder im richtigen Augenblick am passenden Ort sind.*

*Und... Sie haben aufgehört, den Taxifahrer zu rütteln und zu schüt-
teln. Sie haben aufgehört, ihm zuzurufen, er solle langsamer oder
schneller fahren, links oder rechts abbiegen usw. Sie haben aufgehört, sich aus dem Fenster zu lehnen und den Leuten etwas zuzurufen
oder an sich zu reißen, was Sie bekommen können... Alles dies ist nun
vorbei. Sie sind voller Vertrauen, dass der Taxifahrer weiß, was er tut,
und Sie sicher durch dieses Leben fährt.*

Du hast wie eine Seidenraupe einen Kokon um dich gewebt. Wer
sollte dich retten. Zersprenge deinen eigenen Kokon und schlüpfe als
schöner Schmetterling heraus, als freie Seele.

SWAMI VIVEKANANDA

KAPITEL 8

GESETZE, DIE DAS LEBEN BESTIMMEN

Mitschwingen mit den Gesetzen der Natur

Alle Kulturen auf unserem Planeten haben über die vielen Jahrtausende Weisheiten zusammengetragen mit dem Ziel, das Leben zu bereichern und in seinen vielen Facetten leichter werden zu lassen. Die Formulierung von „Naturgesetzen", die einfach so sind, wie sie sind, kommt einer Sammlung von „Spielregeln für das Leben" gleich. Wer die Spielregeln kennt, spielt leichter, erfolgreicher und hat mehr Spaß als jemand, der sie nicht kennt. Wir können aber noch weitergehen. Evolution und Weiterentwicklung findet schneller und tiefgreifender statt, wenn die Regeln beherrscht werden und nicht erst durch „Versuch und Irrtum" ausprobiert werden müssen.

Mit den Erkenntnissen der modernen Physik, der Gehirnforschung und vielen lebensnahen Beispielen beweist der Arzt und Verhaltensforscher Ruediger Dahlke, was die Volksweisheit schon immer behauptete: „Jeder ist seines Glückes Schmied." Wer seine verständlich und anschaulich beschriebenen „Schicksalsgesetze" begreift und danach handelt, für den bekommt das Leben eine völlig neue Qualität. Da ist zum einen das Gesetz der Polarität: Tag und Nacht – Armut und Reichtum – Erfolg und Misserfolg – Hell und Dunkel. Da ist das Resonanz-Gesetz, das besagt, dass wir nur wahrnehmen, wozu wir eine Resonanz haben. Wir kommen nur mit solchen Schwingungen in Kontakt, für die unser Empfänger eingestellt ist – wie bei einem Radio. Wer diese Spielregeln kennt und beherrscht, spielt leichter und besser – auch im Spiel des Lebens. Oder wie Ruediger Dahlke es immer gerne ausdrückt: „Je weniger jemand jammert, desto mehr hat er begriffen." Es ist recht hilfreich, sich mit den Regeln vertraut zu machen, bevor man ein Spiel spielt. Während jeder Fußballer weiß, dass nach der Halbzeit der Seitenwechsel ansteht, wird im Spiel des Lebens in der Lebensmitte einfach weitergemacht, als sei nichts geschehen. So verwundert es wenig, wenn die meisten in der zweiten Lebenshälfte vor allem Eigentore schießen. Sie haben den Seitenwechsel bzw. die Umkehr verpasst – und niemand weist sie darauf hin. Auch von der Abseitsregel hat, im Gegensatz zum Fußball, die Mehrheit im Lebensspiel keine Ahnung. Wenn Tore anderer Anerkennung finden, die eigenen aber nicht, suchen sie die Verantwortung lieber draußen, bei den anderen, statt bei sich selbst. Dann wird der Schiedsrichter beschimpft. Während der Zeigefinger auf ihn zeigt, zeigen gleichzeitig drei Finger zurück. Man nennt dies Projektion, wenn man die eigene Unfähigkeit und Unkenntnis der Regeln auf den anderen schiebt und ihm die Schuld gibt. Im Spiel des Lebens sind es meist die Ehepartner und Kinder, die als Projektionsfläche eigener Unzulänglichkeiten herhalten müssen. Schon bei kleinen Kindern kann man beobachten, dass sie ihre Puppen besonders dann füttern, wenn sie selbst Hunger haben. Vielleicht haben sie aber auch schon ihre Tochter dabei beobachtet, wie sie den Tisch haut, an dessen Ecke sie sich gerade gestoßen hat – wie kann er (der Tisch) auch einfach so um die Ecke gelaufen kommen...

Das Tao Te King weiß um die beiden zentralen Gesetze des Schicksals: Je mehr Verbote es gibt, desto weniger tugendhaft werden die Leute sein.Je mehr Waffen es gibt, desto weniger sicher werden die Leute sein. Je mehr Hilfsgelder es gibt, desto weniger selbstbewusst werden die Leute sein.

Zuerst ist es einfach nur intelligenter, sich nach dem Resonanz-Gesetz zu richten und wachsam gegenüber dem der Polarität zu bleiben, wenn man Erfolg in dieser Welt anstrebt. Wer aber über diese Welt hinaus will, um Einheit zu erfahren, wird sich über die Polarität erheben und die beiden Täuscher Raum und Zeit überwinden müssen, um mit allem

eins zu werden. Der bisherige Versuch der Menschheit, die Schicksalsgesetze zu ignorieren, ist offensichtlich aussichtslos und bringt auf allen Ebenen nur Nachteile. Die Zeit ist reif, dies jetzt zu ändern.

Gesetz 1: Das Gesetz der Geistigkeit

Die Quelle des Lebens ist unendlicher Schöpfergeist. Die Schöpfung
ist mentaler Natur, der Geist herrscht über die Materie. Alles Geistige und geistig Geschaffene unterliegt ständigem Wandel durch geistiges Wachstum. Es gibt keinen Stillstand, nur unentwegte Bewegung.
Alles so Geschaffene ist ständig im Fluss und unterliegt dabei unserem bewussten oder unbewussten, letztlich aber freien Willen. Das
Bewusstsein bestimmt das Sein. Gedanken sind reine Schöpferkraft.
Unsere Vor-Stellung von dem, was ist, erschafft eine Realität, wobei
die Intensität der Intention, die innere Haltung und das wirklich „Für-
möglich-halten" die treibende Kraft für ein sich entwickelndes Feld
darstellt. Das ausgesprochene Wort ist die Tat der Gedanken, die ein
Feld zementiert. Jeder Mensch kann darum jederzeit aus der Unwissenheit in das Wissen eintreten und bewusst das Erbe der Vollkommen-
heit dessen, was ist, annehmen. Dadurch verändert er seine Welt und
schafft sie neu. Unsere groben Sinnesorgane differenzieren die für uns
sichtbaren Formkategorien als Materie. Unterschiedlich sind nur die
Erscheinungsformen verschiedener Schwingungen und Schwingungsdichten. So stellt sich Materie als niedere Schwingung dar, die für die
Sinnesorgane als Form sichtbar und fühlbar ist. Der Geist hingegen
steht symbolisch für sehr hohe Schwingungen. Die Energie und Ma-
terieformen bestehen aus sogenannten Quanten (Energie-Pakete) mit
unterschiedlichen Schwingungsdichten:

Daher wird die Schöpfung auch als großer Gedanke Gottes (Univer-
selles Bewusstseinsfeld) bezeichnet. Dies gilt natürlich für die ganze
Schöpfung, vom „Stein" bis hin zum Atom. Jeder materielle Körper ist
ein Aspekt dieses Feldes, ist geistig und Träger von Bewusstsein.

Gesetz 2: Das Prinzip von Ursache und Wirkung

Klopfe an, und es wird dir aufgetan – Suche, und du wirst finden –
Bitte, und dir wird gegeben – Was du säst, das wirst du ernten

Jede Ursache hat eine Wirkung, jede Wirkung eine Ursache. Jede Aktion erzeugt eine bestimmte Energie, die mit gleicher Intensität zum Ausgangspunkt bzw. zum Erzeuger zurückkehrt. Was wir säen, ernten wir. Wie wir in den Wald hineinrufen (denken), so hallt es zurück. Wer anderen eine Grube gräbt, fällt selbst hinein.

Jeder ist seines Glückes Schmied. Jeder Gedanke, jedes Gefühl, jede Tat ist eine Ursache, die eine Wirkung hat. Es gibt also keine Sünde, keine Schuld, keinen Zufall und kein Glück, sondern nur Ursache und Wirkung, die viele Jahrhunderte und Existenzen auseinanderliegen können und uns so lange, bis sie von uns in Liebe angenommen, gewürdigt und dadurch aufgelöst worden sind, immer wieder begegnen. Nach dem Gesetz des Säens und Erntens wird man, wenn man Destruktives sät, auch Destruktives ernten. Sät man Ärger und Hass, wird man diesen ernten. Pflanzt man Weizen in die Erde, wird man hundertprozentig auch Weizen bekommen und keinen Roggen. Je nachdem, wie man seine Saat pflegt und ihr Aufmerksamkeit schenkt, desto besser und größer wächst sie, egal welche Saat es ist.

Es ist dabei von entscheidender Bedeutung zu wissen, dass der Kosmos, die uns umgebende Ordnung, das allumfassende Bewusstseinsfeld, absolut wertfrei ist. (Kein gut oder schlecht, kein positiv oder negativ, kein schön oder hässlich, kein wertvoll oder wertlos). Diese Bezeichnungen gelten nur für Sie selbst, für Ihren wertenden Verstand, und für Ihr emotional programmiertes Unterbewusstsein.

Gesetz 3: Das Gesetz der Resonanz

Die Außenwelt ist immer ein Spiegel unseres inneren Bewusstseins. Sind wir in Harmonie mit uns selbst, finden wir gleichermaßen Harmonie in unserer Außenwelt. Verändern wir uns, verändert sich damit auch unsere Realität. Stellen wir uns auf Achtsamkeit und Bewusstsein ein, verfeinert sich unser Schwingungsniveau, und wir treten in Resonanz mit entsprechenden Menschen und Ereignissen. Fülle zieht Fülle an, und Mangelbewusstsein findet in der Außenwelt durch weiteren Mangel seine Bestätigung.

Dieses Gesetz besagt, dass wir nur wahrnehmen, wozu wir Resonanz haben, und auch nur in Kontakt kommen, womit wir in Resonanz schwingen.

Was immer ich verurteile, stelle ich mir selbst als Aufgabe. Was ich anderen rate, tut mir selbst not. Was du selbst gerade lernst, lehrst du am liebsten und auch am besten. Wenn ich andere beschimpfe, zeige ich, welches Thema bei mir noch zu bearbeiten ist. Wir alle haben diese Erfahrungen schon gemacht. Doch sind sie wirklich verstanden und ernsthaft genug in das Bewusstsein des Alltags integriert?

Es finden sich in unserem Leben zahlreiche Hinweise auf Resonanzphänomene, die jeder kennt, ohne sich ihrer vielleicht bewusst zu sein. Denken Sie nur einmal daran, warum wir im Zeitalter erstklassiger Unterhaltungselektronik überhaupt noch ins Konzert gehen. Weil wir aus Erfahrung wissen, dass im Konzert noch Anderes, Erhebenderes, ja Erhabenes möglich ist. Die Erklärung liegt in der Resonanz. Wir schwingen mit der Musik, wie die anderen Zuhörer auch, und damit schwingen wir mit ihnen allen zusammen, was schon eine tiefe, alles verändernde Resonanz bewirkt. Jeder Mensch nimmt eine Welt wahr, mit der er in Resonanz schwingt, zu allem anderen bekommt er weder Kontakt noch Verständnis. Ein Witz dazu: Ein kleiner, noch junger Elefant sieht zum ersten Mal einen nackten Mann und fragt entsetzt: „Mama, wie trinkt der denn?" Wer den Spiegel nicht als solchen erkennt, wird Anstoß an ihm nehmen. Am deutlichsten wurde das in den alten Spiegel-Irrgärten auf Volksfesten. Sah man die Spiegel als Spiegel, konnte man ganz gut hindurchkommen – andernfalls gab es Beulen. Die Analogie zum Alltag ist offensichtlich. Wer die Umwelt als Spiegel erkennt, kann gut durchs Leben kommen. Wer sie dagegen (wie die Wissenschaft) für objektiv hält, wird immer wieder Anstoß nehmen und in Auseinandersetzungen und Kämpfe verwickelt werden. Gleiches zieht Gleiches an und wird durch Gleiches verstärkt. Ungleiche Dinge stoßen einander ab. Negativität zieht Negatives an, Dunkles zieht Dunkles an, Hass zieht Hass an, Angst zieht Angst an, Sucht zieht Sucht an, Aggressivität zieht Aggressivität an. Wenn wir nicht innehalten und umkehren, setzen wir eine Spirale nach unten in Gang, die irgendwann nicht mehr zu stoppen ist und zu Depression, Verzweiflung, Unglück und Tod führt. Aber umgekehrt genauso: Fülle und Dankbarkeit gehen in Resonanz mit Ereignissen, die diese innere Haltung widerspiegeln.

Gesetz 4: Das Prinzip des Rhythmus oder der Polarität

Alles fließt hinein und wieder hinaus. Alles ist Schwingung und in ständiger Bewegung. Der Pendelschwung zeigt sich in allem. Das Ausmaß des Schwunges nach rechts entspricht dem Ausmaß des Schwunges nach links. Rhythmus ist ausgleichend. Wohl dem, der Ja sagt zum Fluss des Lebens, die Starrheit überwindet und Flexibilität aktiv lebt. Alles, was starr ist, muss zerbrechen. Alles tritt als Paar von Gegensätzen auf. Die Gegensätze sind auf höchster Bewusstseinsebene eins. Urteile und werte nicht. Verurteile nicht. Erkenne auch die Gegenmeinung an. Alle haben recht. Alles hat seine Berechtigung. Alles ist gut. Alles besitzt männliche und weibliche Elemente. Beides ist eins – das eine ist nicht ohne das andere. Wir sind gefordert, unsere männlichen und weiblichen Aspekte gleichermaßen zu leben. Übertreiben wir die eine Seite, ziehen wir automatisch die andere Seite in unser Leben.

Yin und Yang brauchen und ergänzen einander, erst gemeinsam bilden sie das Tao, die Ganzheit. Nirgendwo wird das so klar und einfach deutlich wie im Tai-Chi-Symbol. Das ist schon das ganze Geheimnis: Yin + Yang = Tao. Beide Seiten der Polarität bedürfen einander und sind nur zusammen ganz und eins. Wann und wo immer wir lediglich einen Teil betonen, wächst der andere im Schatten mit. Die Erfahrung der Polarität gehört nicht nur zu unserem täglichen Leben, sie ist unser tägliches Leben. Wer einen Stein werfen will, holt sich den Schwung vom Gegenpol. Er wird zuerst nach hinten ausholen, um den Stein dann möglichst weit nach vorn zu schleudern. Alles in dieser Welt hat seinen Gegenpol, seine andere Seite. Mit einem Bein können wir nicht gehen, mit einem Auge nicht räumlich sehen, und das Einatmen braucht das Ausatmen. Wird eine Seite zu sehr betont, kommt es zur Schattenbildung und damit zu Problemen. Deutlicher Ausdruck der Polarität in der Menschenwelt ist die Sexualität. Würden wir durchschauen, wie alles, was uns am Partner und überhaupt draußen in der Welt stört, mit uns zu tun hat und uns zur Aufgabe wird, wäre jede Partnerschaft eine wundervolle Chance zur eigenen Psychotherapie. Yogi Bhajan, sagte daher: *„Die Ehe ist die höchste Kunst des Yoga."*

Der Schatten

> Je mehr Schatten wir freiwillig integrieren, desto weniger Spiegel brauchen wir, um ihn uns bewusst zu machen.
>
> RUEDIGER DAHLKE

In der Regel neigen wir eher dazu, das, was uns am Partner (und an der Welt) stört, nicht auf uns zu beziehen, sondern an ihm (und der Welt) zu bekämpfen. Problemfeindlichkeit ist also nichts anderes als Entwicklungsfeindlichkeit bzw. die Weigerung, an sich selbst zu arbeiten, um sich weiter zu entwickeln. Entwicklung bedeutet Durchlichtung und Bewusstmachung des Schattens. Wenn Ego und Schatten beide in das Selbst übergehen, wandeln sie sich und werden zu Energie. So wie wir durch die Auseinandersetzung mit dem Tod zum eigentlichen Leben finden, so führt in allen Bereichen unseres Lebens der Aufstieg zum Licht zunächst durch die Dunkelheit. Denken Sie an frühere Systemkritiker, die Jahrzehnte im Gefängnis verbrachten, bis sie zum Staatspräsidenten aufstiegen (Nelson Mandela, Vaclav Havel und andere). Die Tatsache, dass wir über das Dunkel zum Licht oder über den Schatten zur Befreiung gelangen, kleidet C.G. Jung in die Formel: Ich+Schatten = Selbst. Dabei ist das „Ich" alles, womit ich mich bewusst identifiziere, während der Schatten all das Abgelehnte und alles, worauf ich mich übermäßig fixiere, darstellt. Jedes zu intensive Haften an einem Pol ist damit schattenfördernd. Selbst der hohe Anspruch eines Menschen, Liebe zu verbreiten und nur Gutes zu tun, schafft einen mächtigen Schatten, der irgendwann in einer ihm eigenen Weise hervortritt. Je heller das Licht, desto dunkler der Schatten. Wer nur gut sein will, bleibt der Ganzheit notgedrungen vieles schuldig. Wer ganz werden will, darf ruhig auch gut sein, aber er kann etwas zu seiner Ganzheit tun, wenn er seine dunklen, weniger guten Seiten wahrnimmt, achtet und würdigt. Ruediger Dahlke trifft ins Schwarze, wenn er in „Das Schattenprinzip" schreibt: „Nur wer seinen eigenen Schatten akzeptiert und integriert und sich damit so annimmt und liebt, wie er ist, kann auch den Schatten anderer Menschen annehmen." Und er ergänzt: „Am Ende einer Schattentherapie müsste wieder alles im Schaufenster liegen und ohne Scham gezeigt werden können."

Wem es also gelingt, das Licht der Bewusstheit auf den Schatten zu lenken, der fördert sein Ganzsein. Dadurch werden wir milder im Bezug auf Wertungen gegenüber anderen und erkennen leichter, auf welcher Stufe sie stehen und wie sie mit ihrem Schatten ringen.

Wenn wir so weit sind, werden wir umso weniger verurteilen, je mehr wir aus unserem dunklen Schattenschrank ins Licht getragen haben. Mit allen Wertungen projizieren wir, ebenso wie bei emotionalen Ausbrüchen, letztlich Schattiges auf andere.

Solange wir gegen unsere Schatten kämpfen, ziehen wir sie direkt in unser Leben.

Der Versuch, immer besser sein zu wollen, als wir sind, verhindert, dass wir das werden, was wir sein könnten – wir selbst.

Unter dem Strich heißt das:

1. Ich muß nirgendwo hin, denn ich bin schon da!
2. Ich bin, so wie ich bin, und ich darf so sein!

In dem zeitlosen Bild des Mandalas gibt es grundsätzlich zwei Richtungen und damit Möglichkeiten, sich zu bewegen: Zum einen in Richtung Mittelpunkt, was nichts anderes bedeutet als zur Einheit, zum anderen in Richtung Peripherie, also zu wachsender Spannung.

Auf dem Hinweg des Lebens aus dem Mittelpunkt, der Empfängnis entsprechend, bis hin zum Kreisumfang der Lebensmitte wächst die Spannung. Es ist der Weg der Verwicklung. Dieser ist notwendig, denn er führt schließlich zur Entwicklung, zum Rückweg von der Peripherie zum Punkt der Lösung und Erlösung, zurück zur Mitte, zum Ursprung.

Das entspricht dem archetypischen Weg, wie er in Mythen und Gleichnissen dargestellt ist, für unsere Kultur am grundlegendsten in der biblischen Überlieferung. Der christliche Auftrag lautet für den erreichten Punkt maximaler Spannung, weit draußen am Rand des Entwicklungskreises: „So ihr nicht umkehret und wieder werdet wie die Kinder, könnt ihr das Himmelsreich Gottes nicht erlangen." Wir sollen uns also aus der großen Spannung wieder befreien, indem wir zurückkehren zum Ausgangspunkt, zur Einheit des Paradieses. Das gilt für den Einzelnen wie für die Menschheit als Ganze.

Fallstricke im Reich der Polarität

In der Welt der Gegensätze sehnt sich jede Halbkugel nach ihrer anderen Hälfte, alles strebt nach Vereinigung. Deshalb erzwingt langfristig jeder Pol sein Gegenüber. Wer das verstanden hat, wird den Weg wacher und achtsamer gehen. Er weiß, dass das Engagement für einen Pol den anderen auf den Plan ruft. Die Atomkraftwerke scheiterten in Fukushima an Strommangel – den sie ursprünglich beheben sollten. Wer mit aller Gewalt gegen den Terrorismus und für den Frieden kämpft, wird Krieg ernten und noch mehr Terror. Wer alle Kinderkrankheiten mittels Impfungen aus der Welt schaffen will, um Gesundheit zu verbreiten, erntet gerade keine gesunden, sondern kränkliche, anfällige Kinder. Die Schulmedizin erbringt diesen Beweis seit langem, auch wenn sie sich der verheerenden Folgen ihrer gut gemeinten Aktionen nicht bewusst ist. Auch hier gilt der Satz, der Berthold Brecht zugeschrieben wird: „Das Gegenteil von gut ist gut gemeint." Es ist immer wieder dieselbe Erfahrung der Polarität, die bereits in Mephistos zeitlosen Worten zum Ausdruck kam. Das Böse bedingt das Gute und umgekehrt. Wer ständig nur auf Engel und Lichtgestalten blickt, wird in seinem Inneren Schattengestalten und Monster heraufbeschwören. Einfach deshalb, weil unsere Seele einen Ausgleich aller Einseitigkeit anstrebt. Die Konsequenz daraus ist für viele schockierend. Wer sich dem eigenen inneren Licht wirklich nähern will, sollte sich mit dem Schatten und den dunklen Seiten seiner Seele beschäftigen und diese aufarbeiten. Wer sich ständig mit dem Licht beschäftigt, riskiert, dass seine Seele dagegen arbeitet und ihn mit Schattenerfahrungen in Balance hält. Das Polaritätsgesetz entlässt uns – offensichtlich – nicht aus seinem Wirkungsbereich, solange wir noch Dunkles vor uns und der Welt verbergen. Licht und Schatten gehören zusammen. Wer sie zu trennen versucht, erlebt sie hintereinander, indem er die Illusion Zeit dazwischen bringt.

> Nicht das populäre Resonanzgesetz ist das entscheidende, sondern das noch grundlegendere der Polarität.
>
> RUEDIGER DAHLKE

Da beide Pole stets zur Vereinigung tendieren, werden wir nie einen aus der Welt bekommen. Im Gegenteil: Mit dem Kampf gegen den einen stärken wir letztlich auch den anderen Pol. Wer sich nur mit einem Pol beschäftigt, ruft dadurch den anderen.

Die Umwelt als Spiegel

Unsere Umwelt wird uns immer das präsentieren, was wir selber ausstrahlen. Lüge ich, so werde ich belogen werden. Bin ich ängstlich, werde ich mit meinen Ängsten konfrontiert werden. Bin ich ein Schlägertyp, werde ich auch ständig in Schlägereien geraten. Bin ich in der Resonanz von Liebe und Offenheit, um den Anderen anzunehmen, werde ich diese auch anziehen. Lebe ich in Freude, werde ich auch immer etwas finden, worüber ich mich freuen kann. Ändere ich meine Sichtweise, wird es mir meine Umwelt als Spiegel ebenfalls zeigen.

Seien Sie sich auch bewusst: Wenn Sie sich täglich Gewalt- oder Horrorfilme (Nachrichten) im Fernsehen anschauen, hat dies eine starke

Auswirkung auf Ihr Leben. Wir Menschen haben über die Jahrtausende hinweg durch unser destruktives Handeln, Denken und all das Morden unvorstellbar große Energien freigesetzt, die wir durch negative Gedanken und Suggestionen (und dazu gehören auch Gewaltfilme) nicht nur speisen, sondern auch anziehen. Nicht nur die großen politischen Geschehnisse, sondern vor allem die kleinen Lieblosigkeiten des täglichen Lebens sind es, die eine schreckliche Summe ergeben. Befasse ich mich mit destruktivem Lesen, Schreiben, Denken, Handeln und Sprechen, ziehe ich es auch an. Lebe ich das Gegenteil, hat das Destruktive keine Bedeutung für mich, und ich werde es deshalb auch nicht anziehen. Gebe ich der Destruktivität, den Vorurteilen aber keine Bedeutung, sondern lache darüber, haben sie auch keine Wirkung auf mich.

Dieses Energiefeld kann sich nicht aus freiem Willen auf mich zu bewegen. Es gehorcht nur dem Gesetz der Resonanz und bildet meine inneren Einstelllungen in der mich umgebenden Welt ab, in den Menschen und Umständen, denen ich begegne.

ÜBUNG: WIE FINDE ICH SCHATTENTHEMEN ?

Vertiefen Sie sich in folgende Fragen, die unbewusste Sehnsüchte und Ablehnungen hervorbringen: Welches ist mein Lieblingsbuch, Lieblingsfilm, Lieblingswitz, Lieblings-Faschingskostüm, Lieblingsmärchen, Lieblingshobby, Lieblingssport oder Traum-Beruf. Welche Krankheiten (Eskalation nicht beachteter Schattenthemen) und schlechte Gewohnheiten habe ich? Was mag ich an meinen Freunden überhaupt nicht, und was ruft grundsätzlich Abwehr in mir hervor?

Gesetz 5: Das Gesetz des Anfangs und der Analogie

Dass im Anfang alles liegt, ist eines der Gesetze, die unser Leben bestimmen. Inzwischen kann die Wissenschaft auch dieses Gesetz ganz erstaunlich detailliert belegen. Die Biologie weiß über die Erbgutforschung seit langem, dass im Samenkorn der ganze Baum schon von

Beginn angelegt ist und im Ei das ganze Wesen, auch das menschliche. Die Erfahrung zeigt wachen Menschen, dass sich schon im Beginn von Ereignissen deren Verlauf abzeichnet, weshalb sie jeden Anfang wichtig nehmen und mit Aufmerksamkeit betrachten.

Wie oben so unten – wie innen so außen

Es gibt keinen Zufall! Hinter jedem Ereignis steht ein Gesetz. Nicht immer können wir dieses Gesetz auf Anhieb erkennen. Dies berechtigt uns jedoch nicht, seine Existenz zu leugnen. Die Steine sind auch schon nach unten gefallen, als man das Fallgesetz noch nicht kannte.

Der Körper ist das Spiegelbild eines seelischen Gemütszustandes. Ist mein seelischer Zustand in Disharmonie, ist es mein Körper auch. Weist mein innerer Zustand Ärger auf, wird sich auch mein Körper ärgern und mir das durch Krankheit verdeutlichen. Fehlt es mir an innerer Haltung, sehe ich es auch im Äußeren. Fehlt es mir an innerer Stärke, erkenne ich dies am Händedruck. Es ist in seiner grundsätzlichen Neutralität das perfekteste, fairste und gerechteste System, das existiert. Es ermöglicht dadurch jedem von uns, dass wir selbst werden, was immer wir im Bewusstsein mit uns tragen. Wir bekommen das, was wir emotional aussenden. Wir sind, was wir denken. Je geringer jemand von sich denkt, desto geringer wird er. Je weniger jemand seine Intelligenz würdigt, desto dümmer wird er. Je weniger sich jemand für schön hält, desto hässlicher wird er. Je ärmer jemand zu sein denkt, umso armseliger wird er werden. Wer also ist der Schöpfer des Lebens? Der Mensch ist das getreue Abbild des makrokosmischen Universums.

> Mensch, erkenne Dich selbst, dann erkennst Du Gott in Dir.
> Orakel von Delphi

Volksweisheiten, die das Leben erleichtern

In den überlieferten alten Volksweisheiten finden wir viele dieser Gesetze verankert, und sie werden bereits über Generationen wie selbstverständlich angewendet. Einen Blick darauf zu werfen, lohnt sich immer wieder, denn jeder von uns hat inzwischen diese Erfahrungen mindestens einmal im Leben gemacht. Die deutschen Volksweisheiten zeigen in einfachsten Worten genau das auf, was Hermes Trismegistos zugegebenermaßen etwas umständlich formuliert hat:

- Alles Gute kommt von oben.
- An der Leine fängt der Hund keinen Hasen.
- Ärgere dich nicht, dass die Rosen Dornen haben, sondern freu' dich, dass die Dornen Rosen haben.
- Auf jeden Regen folgt auch Sonnenschein.
- Aus Schaden wird man klug.
- Bei Wölfen und Eulen lernt man heulen.
- Besser spät als nie.
- Dem Gesunden fehlt viel, dem Kranken nur eins.
- Dem Glücklichen schlägt keine Stunde.
- Der beste Arzt ist jederzeit des eigenen Menschen Mäßigkeit.
- Die Wahrheit liegt in der Mitte.
- Ehrlich währt am längsten.
- Ein jeder kehre vor seiner eigenen Tür.
- Ein Lächeln ist die schönste Sprache der Welt.
- Ein reines Gewissen ist ein sanftes Ruhekissen.
- Ein Unglück kommt selten allein.
- Einsicht ist der erste Weg zur Besserung.
- Es gibt nichts Gutes, außer man tut es.
- Es kommt alles, wie es kommen soll.
- Frisch gewagt, ist halb gewonnen.
- Für jeden Topf gibt es einen passenden Deckel.
- Geben ist seliger denn nehmen.
- Gegensätze ziehen sich an.
- Geteilte Freude ist doppelte Freude.
- Gleich und gleich gesellt sich gern.
- Heiter kommt weiter.
- Hilf dir selbst, so hilft dir Gott.

- Je höher der Affe steigt, desto mehr Hintern er zeigt.
- Jede Münze hat zwei Seiten.
- Jeder ist seines Glückes Schmied.
- Keiner ist zu klein, ein Meister zu sein.
- Kindermund tut Wahrheit kund.
- Lachen ist die beste Medizin.
- Lächeln ist die kürzeste Verbindung zwischen zwei Menschen.
- Mitgegangen – Mitgefangen.
- Morgenstund' hat Gold im Mund.
- Ohne Fleiß kein Preis!
- Passt wie die Faust auf`s Auge.
- Probieren geht über studieren!
- Sage mir, mit wem Du umgehst, und ich sage Dir, was Du bist.
- Selbsterkenntnis ist der erste Schritt auf dem Weg zur Besserung.
- Selbst ist der Mann! – Selbst ist die Frau!
- Übung macht den Meister.
- Von nichts kommt nichts.
- Was du heute kannst besorgen, das verschiebe nicht auf morgen.
- Was du nicht willst, dass man dir tu', das füg' auch keinem andern zu.
- Weniger ist mehr!
- Wenn du glaubst, es geht nicht mehr, kommt irgendwo ein Lichtlein her.
- Wenn du schnell ans Ziel willst, gehe langsam.
- Wenn man vom Teufel spricht, dann kommt er gelaufen.
- Wer anderen eine Grube gräbt, fällt selbst hinein.
- Wer den Pfennig nicht ehrt, ist des Talers nicht wert.
- Wer gut schmiert, der gut fährt, so hat der Ratsherr es gelehrt.
- Klopfe an, und dir wird aufgetan.
- Suche – und du wirst finden.
- Bitte – und es wird dir gegeben.
- Was du säst, das wirst du ernten.

Weisheitsmedizin im Buddhismus

Wir sind, was wir denken. Alles, was wir sind, entsteht durch unsere Gedanken. Mit unseren Gedanken gestalten wir die Welt.

(BUDDHA)

Der Buddhismus ist eine interessante Religion, die auf Erfahrung und gesammelter menschlicher Weisheit beruht. In ihrer heute praktizierten Form lässt sie dem Menschen die Freiheit, sich aus sich heraus selbstbestimmt weiterzuentwickeln. Die Verbindung zu Menschen und das Menschsein selbst erfährt höchste Wertschätzung. Dies fördert die Evolution des Bewusstseins. Der Buddhismus ist eine mehrere tausend Jahre alte Weisheitslehre, die den Weg aus dem Leid zum Glück beschreibt, ohne dabei zu verheimlichen, dass bereits der Weg das Ziel und damit das Glück zugleich sein darf. Wir können uns von den sanften Worten und Schriften berühren lassen und sie als Wegweiser für unser Leben benutzen. Sie fördern das Leben, ohne dass wir deswegen zum Buddhismus konvertieren müssen.

Sein wertvolles, zum Teil ganz einfaches Gedankengut kann uns als Werkzeug dienen, um das, was gerade ansteht, besser meistern zu können. Es sind Hinweise und Wahrheiten, die unser Denken und Handeln so veredeln, dass wir entsprechend der Lebensgesetze mehr Erfüllung im Leben finden.

Ohne Disziplin geht nichts

Der Kern der Lehre des Buddha ist die Beherrschung oder besser Umwandlung lebenseinschränkender Verhaltensweisen und die Kultivierung einer empathischen Grundhaltung sowie altruistischer Ideale. Das Attraktive ist vielleicht auch, dass Buddha und die nachfolgenden Meister nicht nur ein Ziel anboten, sondern einen praktikablen Weg dorthin. Der Buddha verabschiedete sich aus diesem Leben mit den Worten: „Seid euch selbst ein Licht, achtet, respektiert und helft euch gegenseitig."

Der Buddhismus ist in großen Teilen gesunder Menschenverstand, Erkenntnislehre und darüber hinaus eine ganzheitlich arbeitende Methode, mit dem eigenen Geist zu arbeiten. Letztlich geht es um die völlige Entwicklung des uns innewohnenden Potenzials an Weisheit, Freude, Furchtlosigkeit und begabter Liebe (Tatkraft) sowie um die Auflösung unserer Unwissenheit. Buddha ist Vorbild und Lehrer, kein Gott. Der Geist aller Menschen ist gleich, egal ob sie Tibeter, Eskimos, Indianer oder Europäer sind, egal ob sie Buddhisten sind oder nicht. Deswegen wird der Buddhismus auch in (fast) allen Kulturen erfolgreich praktiziert, außer die lokale Kultur hat etwas gegen die freie Auswahl geistiger Inhalte.

Die Lehre des Buddhas, die zum kritischen Ausprobieren ermuntert, kennt keinen Schöpfer, keine Erbsünde, keine Seele, dafür den Kreislauf von Wiedergeburten, den man durch gute Taten und Gedanken zumindest positiv beeinflussen kann, bevor dem Erleuchteten das Erwachen winkt, das Nirvana.

> Lebe ein gutes und ehrbares Leben. Wenn du älter bist und zurückschaust, wirst du es noch einmal genießen können.
>
> DALAI LAMA

Die vier Edlen Wahrheiten auf dem Weg zu einer starken Mitte

Das disziplinierte Befolgen goldener Lebensregeln des Buddhismus wird Momente der Klarheit spürbar werden lassen, die es ermöglichen, das Leben expansiv nach eigenen Vorstellungen zu gestalten und scheinbar Unmögliches möglich werden zu lassen. Zentrale Regeln sind die vier Edlen Wahrheiten:

1. Alles, was ist, ist unbeständig, einer permanenten Wandlung unterworfen und schließlich vergänglich. Die Erfahrung der Vergänglichkeit ist immer wieder schmerzvoll und führt zu Leiden (körperliches und seelisches Leiden = Krankheit). Das Verständnis, die Akzeptanz und die Meisterung der oftmals leidvollen He-

rausforderungen des Lebens ermöglichen Weiterentwicklung und Wachstum. Leben bedeutet, das Wechselspiel zwischen Glück und Leiden auszuhalten, es zu akzeptieren, zu achten und sich nicht gegen den Fluss zu stemmen.

2. Die Hauptursache des Leidens ist die Begierde, etwa die Anhaftung an Dinge, die der Vergänglichkeit unterworfen und damit nicht festzuhalten sind. Das „Habenwollen" bzw. die Nichterfüllung von Wünschen und Bedürfnissen ist schmerzvoll und schafft Leiden. Die Unwissenheit über diese Zusammenhänge der Ursachen des Leids wirkt der Auflösung des Leids entgegen und verhindert gleichzeitig tiefe Einblicke in die Wirkungsweise und Zusammenhänge der Realität. Innere Leere, Disharmonie und Frustrationen sind das Resultat. Das Festhalten an der Vorstellung eines beständigen, von allem anderen getrennt existierenden Ichs ist die grundlegende Verblendung, aus der alle anderen hervorgehen. Nach der buddhistischen Philosophie, Psychologie und Medizin ist dieses Festhalten am Ego der Grund für alles Leiden und alle Krankheiten.

3. Der buddhistischen Tradition entsprechend, strebt der Tibeter nicht nach materiellen Dingen, sondern nach einer Befreiung von materiellen Anhaftungen, da ihm diese die Wahrnehmung der Wirklichkeit verstellen und ein Leben im Hier und Jetzt blockieren. Durch die Identifizierung mit seinen Wünschen und Begierden erlebt der Mensch der heutigen Zeit auf unbewusster Ebene eine Trennung von seinem wirklichen Sein. Sein Blick wird vernebelt, und er erkennt nicht mehr, was er wirklich will und braucht. Er sieht seine Talente und Potenziale nicht und erlebt eine innere Leere, die er mit dem Einverleiben irdischer Besitztümer zu füllen versucht. Das führt auf oberflächlicher Ebene zu einer scheinbaren Befriedigung, vergrößert aber in Wahrheit die Kluft zwischen der oberflächlichen Scheinwelt und dem wahren Sein. Das Leid ist durch einen wachen Geist auflösbar.

4. Der Weg zur Befreiung ist der sogenannte acht-fache Pfad, der aus Praktizieren von Freigebigkeit, Sittlichkeit, Geduld, Anstrengung, Mitgefühl, Dankbarkeit, Konzentration und Weisheit besteht. Der Begriff „Pfad" ist nicht im Sinne eines linearen Fortschreitens von Stufe zu Stufe gemeint: Alle Komponenten sind von gleicher Wichtigkeit und sollten daher immer gleichzeitig geübt werden, auch wenn dies unterschiedlich gut gelingt.

In dem Maße, wie ich in meinem Leben Liebe verkörpert habe in Gedanken, Worten und Taten, habe ich den Frieden verwirklicht, der alle Vernunft übersteigt. Manche Freunde waren verwundert, wenn sie mich in Frieden wahrnahmen, und beneideten mich darum. Sie fragten mich, wie ich zu diesem kostbaren Besitz gekommen sei. Ich konnte nur diese Erklärung geben, dass ich dem Gesetz unseres Wesens – der Wahrheit und Liebe – zu gehorchen suche.

MAHATMA GANDHI

ÜBUNG

Was ärgert mich an den Menschen, mit denen ich am meisten zusammen bin? Welche Menschen um mich herum bewundere ich? Wofür bewundere ich sie? Habe auch ich Aspekte in mir, die darauf warten, sich in ähnlicher Weise zu entfalten?

KAPITEL 9

SHEN – DAS BEWUSSTSEIN HINTER DEM BEWUSSTSEIN

Das Herz spielt eine entscheidende Rolle in der chinesischen Medizin. Es ist Mittler und Nahtstelle zwischen dem universellen Geist und dem irdischen Dasein. Hier spiegelt sich das höhere Bewusstsein. Das menschliche Bewusstsein, als kleiner Ausschnitt aus dem universellen kosmischen Bewusstsein, ist wie eine Welle, die sich aus dem Ozean des „Dao" (alles, was ist) erhebt. Das Bewusstsein des Herzens ist weit mehr als Verstand und Denken. Es handelt sich eher um eine Wahrnehmung jenseits des Verstandes.

Das Bewusstsein, das mit dem Herzen assoziiert ist, bezeichnen die Chinesen als Shen. Shen ist eine äußerst feine und nicht-materielle Form des Qi. Shen ist reines Bewusstsein. Es ist Wahrnehmung, Bewusstsein und Einsicht zugleich. Es ist die Stimme des Herzens, die einem den Weg weist, so dass man genau weiß und spürt, was zu tun ist. Es ist Quelle der Inspiration und steht in direkter Verbindung mit der universellen Schöpferkraft.

Es ist eine feine Qualität von Leben, Blühen und Funkeln. Der Blick eines Menschen mit starkem Shen ist auffallend klar – als Ausdruck eines wachen Geistes. Seine Körperhaltung ist aufrecht, was seinem inneren Aufgerichtet-sein entspricht. Das Shen eines Menschen ist berührend und anziehend. Der Zustand des Shen hängt ab von der Essenz und dem Qi. Während die Essenz (das, was wir größtenteils von unseren Eltern mitbringen) den dichtesten und das Qi einen verfeinerten Zustand darstellen, stellt das Shen den feinsten Zustand dar. Sind Essenz und Qi stark und in Blüte, so ist Shen wach, klar und ausgeglichen. Ist das Qi oder die Essenz erschöpft, leidet das Shen und ist unklar und benebelt. Besonders emotionaler Stress und allen Formen der Überanstrengung schwächen Essenz und Qi.

Shen hat den engsten Bezug zum Herzen. Dort ist es beheimatet, und von dort wirkt es auf jede Zelle des Körpers. Daher wurde es auch als Herz-Geist bezeichnet. Shen ist Ausdruck von Bewusstheit und Wahrnehmung. Je mehr Shen blüht und funkelt, desto feiner ist die Wahrnehmung. Umgekehrt führt eine feine Wahrnehmung über die Sinnesorgane zu einer Stärkung des Shen. Zum einen sind es Hören, Sehen, Tasten, Geruch und Geschmack, für die Shen zuständig ist. Es ist aber auch die Gesamtheit all dessen, was mit dem Begriff „bei Bewusstsein" bezeichnet wird. Es ist eine feine Form der subtilen Wahrnehmung und Reflexion von Gedanken und Einsichten. Es ist aber auch ein Beobachten, Gewahrwerden und Erkennen von Gedanken und Gefühlen. Wenn wir wahrhaft bei Bewusstsein sind, ist der Herz-Geist klar. Ist er hingegen benebelt oder plötzlich erschöpft, so verlieren wir an Bewusstsein. Es ist letztlich der Herz-Geist Shen, der Emotionen und Empfindungen aus einer beobachtenden Distanz „fühlen" kann.

Ist das Shen stark, dann sind Bewusstsein und Wahrnehmung wach und klar. Impulse können aufgenommen und vergegenwärtigt werden. Eine adäquate Reaktion wird eingeleitet. Je stärker das Shen, desto höher ist die Übereinstimmung mit der natürlichen, tatsächlichen Welt. Die feine Wahrnehmung führt zu einer entsprechenden ebenso feinen Reaktion. Ist die Reaktion natürlich, ist die Wahrscheinlichkeit gering, dass neues Karma (Hindernisse, die das Lernen fördern) aufgebaut wird.

Weisheit und Intelligenz entspringen einem starken Herzen. Wann immer wir das Herz nähren, so dass es leidenschaftlich schlägt und Luftsprünge macht, haben wir ein starkes Shen.

Shen zeigt sich im Wachbewusstsein, im Schlaf- und Traumbewusstsein und im Unterbewusstsein.

Das Wachbewusstsein wendet sich nach außen, um mit der Umwelt Kontakt aufzunehmen. Wenn ich meine Aufmerksamkeit auf die Natur oder einen Menschen richte, dann benutze ich Shen. Schlaf ist ebenfalls eine Äußerung von Shen. Nachts stellt Shen seine Aktivitäten in der Außenwelt ein und zieht sich ins Herz zurück. Das Bewusstsein ist nach innen gerichtet, und der Mensch schläft. Da Shen auch Hüter der Träume ist, weisen unruhige Träume auf eine Störung des Herz Qi hin (Blut- oder Yin-Leere des Herzens) so wie Schlafstörungen allgemein darauf hinweisen, dass der Fluss der Herzensenergie gestört ist.

Auch Räume des Unterbewusstseins sind von Shen durchdrungen. Es ist eine reiche Welt von archetypischen Bildern, aus denen die Mythen, Symbole und Riten der Menschheit gewebt sind. Tiefe Weisheiten, die dem Leben dienlich sein, es aber auch zerstören können, sind hier verborgen.

AUSDRUCKFORM EINES STARKEN SHEN:

Visionen, Träume und Ideen, die unserem Leben einen Sinn geben.
Weisheit, Intelligenz, schnelles Denken, gutes Gedächtnis.
Bewusstsein, Wahrnehmung, Einsicht, Gegenwärtigkeit.
Präsenz, Charisma, klarer Blick, aufrechte Haltung.
Aktiv, lebendig, intuitiv, zielstrebig und gesammelt sein.

AUSDRUCKFORMEN EINES SCHWACHEN SHEN SIND:

Müdigkeit, getrübtes Bewusstsein, mangelnde Einsicht, wenig Verständnis.
Unruhe, Schläfrigkeit, Unordnung, ungeordnete Vorstellungen, unvernünftiges und planloses Handeln.
Schlechtes Gedächtnis, Zerstreutheit, Rastlosigkeit.
Bewusstsein und Wahrnehmungsfähigkeit sind herabgesetzt.
Die Übereinstimmung mit der natürlichen Welt ist gering.
Die meisten Handlungen erzeugen neues Karma und verlängern damit die Karussellfahrt im „Rad der Wiedergeburt".

Betrachten wir die Faktoren, die das Shen schwächen, so sind dies:
1. Blockierung des Geistes (durch Qi-Stagnation oder Schleim, der vernebelt)

2. Beunruhigung des Geistes (Qi-Stagnation, Schleim, Feuer, Hitze)
3. Schwächung des Geistes (Qi-Mangel, Essenz/Yin-Mangel)

Welche dieser Faktoren für die Schwächung, Blockade oder Vernebelung des feinen Shen-Qi verantwortlich ist, zeigt eine ausführliche Anamnese mit Pulsdiagnose, Zungen- und Urin-Betrachtung. Die Therapie besteht, je nach Ursache, in Entgiftung, Nahrungsumstellung, Kräutereinnahme, Akupunktur, Meditation und Atemübungen.

Tugend und die Kraft des Dao

Die Konfuzianer legten besonderen Wert auf die Pflege von fünf Kardinaltugenden: Menschlichkeit, Gerechtigkeit, Sittlichkeit, Weisheit und Aufrichtigkeit. Ein tugendhaftes Leben in diesem Sinne ebnet den Weg zu einem paradiesischen Leben, in dem man sich mit dem Dao wieder verbindet. Die reinen Daoisten teilten diese Meinung nicht. Für sie waren die Verhaltensregeln und Moralgesetze Hindernisse auf dem Weg zum Eins-Werden mit dem Dao. Nur in der Befreiung von allen menschlichen Vorstellungen kann eine Leere gefunden werden, die das Eins-Sein erst ermöglicht. Für sie weist das Dao auf etwas hin, dass nur jenseits der erfahrbaren Welt und des Verstandesbewusstseins – unbegreiflich und unfassbar – erfahrbar ist.

Der Mittler zwischen Mensch und Dao ist das Herz – das ihm zugeordnete beobachtende Bewusstsein das Shen. Hier werden die göttlichen Impulse des Lebens gefunden. Hier ist der Geschmack des Göttlichen „auf der Zunge" zu spüren. Um aber die Stimme des Dao in der lauten Welt zu hören, bedarf es der Stille. In der Stille offenbart sich die innere Weisheit, die uns auf einem Weg leitet, der unser Leben fördert und es bereichert. Um die Impulse des Shen im Herzen aufzunehmen, braucht es Leere. Gedanken und Sinneswahrnehmungen müssen zur Ruhe kommen, um einen Raum zu schaffen, der Wahrnehmung möglich macht.

Ist der Geist leer, dann ist Platz für die beseelende Kraft des Shen. Shen ist damit das Tor, das den Menschen mit dem höchsten Bewusstsein in Verbindung bringt. Wenn immer die Intuition, die innere Stimme des Herzens, sich meldet, dann spricht Gott zu uns. Das Gottesbewusstsein hat im Herz-Shen seine Wurzeln.

Die Lebenskraft wecken

Prana, die mächtige und gewaltige Evolutionskraft, zu wecken, sich an seine Kraft anzubinden und sich von ihr leiten zu lassen, ist eines der großen Ziele spirituellen Wirkens. Wir alle tragen diese Kraft in uns. Wir können uns entscheiden, sie freizusetzen und so zu lenken, dass sie uns hilft, ein erfülltes Leben zu leben. Immer wenn Gebete wie durch ein Wunder beantwortet werden, wenn sich in irgendeinem Bemühen menschliches Genie zeigt, wenn Wunder vollbracht werden oder die spirituelle Kraft sich durch Spontanheilungen ausdrückt, war zuvor die Intention da, etwas verändern zu müssen, um etwas Neues zu schaffen. Dies setzte eine winzige Menge dieser unendlichen Kraft, die Neues und Kreatives fördern will, frei. Das Erwachen und Aufsteigen dieser natürlichen Urkraft bringt eine Ausdehnung des Bewusstseins mit sich, die einen Menschen zu neuem Leben erwecken kann und wieder ein kleines Stück des Einzigartigen und Genialen in ihm entfacht. In jeder unserer Zellen steckt ein Teil dieser Kraft und wartet darauf, aktiv mitwirken zu können, um das Leben und die Welt zu bereichern.

Wenn wir uns Zeit nehmen, um die mächtigen Naturkräfte zu beobachten, wenn wir ihre Gesetze und Rhythmen kennen, können wir uns mit ihr verbinden und Teil dieser Kraft werden. Wenn wir im Besitz unserer ganzen Kraft sind, bevor wir eine Handlung beginnen, können wir das Unmögliche möglich machen. Es wird uns leichtfallen, unser Leben schöpferisch zu gestalten und unsere Träume zu leben.

Es wird Zeit – die Sichtweise des Yoga

Alles auf der Erde ist in ständigem Fluss und ist fortlaufendem Wandel unterworfen. Es ist eine Bewegung hin zu einer weiteren, höheren Entwicklung. Wir Menschen stehen immer wieder neuen Herausforderungen gegenüber, von denen wir viele durch Unachtsamkeit und Ignoranz selbst erzeugen. Dabei laufen immer mehr Entwicklungen langfristig eindeutig gegen das Allgemeinwohl.

Vieles wird zu einer immer größeren Bedrohung. Egal ob wir unseren Blick im Großen schweifen lassen, auf totalitäre Regime, auf die Ausbeutung abhängiger Völker und Menschen oder auf die Verschmutzung der Flüsse und Meere, auf die tägliche Vernichtung Hunderter von Arten, auf die Verpestung der Luft oder die Zerstörung der Regenwälder, überall spüren wir, dass es so kein gutes Ende nehmen kann. Auch im Kleinen sehen wir eine abnehmende Tendenz von Moral, Tugendhaftigkeit und Bereitschaft zu Empathie und wohlwollendem Mitgefühl.

Wir nähern uns zunehmend einem Wendepunkt. Eine Zeit umfassender innerer Umwandlung und geistiger Erneuerung ist bereits angebrochen. Zerstörerische Gewohnheiten müssen durch konstruktive ersetzt werden. Es geht fortan nicht mehr darum, die Größe und Macht des Egos, das nach immer mehr vom Selben strebt, auszuleben. Wir sind gefordert, unseren Geist neu auszurichten. Dazu müssen wir die unveränderlichen Gesetze der Natur erlernen, verstehen und ihnen folgen. Nur so können wir zerstörerische Muster bezwingen und unsere wahre Identität kennenlernen. Wir sind herausgefordert, uns selbst mit unseren Möglichkeiten tiefer kennenzulernen, indem wir uns auch unseren Schattenbereichen widmen und diese ins Licht wandeln. Aus der Sicht des Yoga treten wir nun aus einem Zeitalter der Dunkelheit und Unwissenheit in eine Zeit des Bewusstseins und des Lichtes. Im Dunkeln konnte man alles, auch seinen Schatten, gut verbergen, aber im Licht wird dies nicht mehr gelingen. Die Schatten treten immer deutlicher aus dem Unsichtbaren hervor und wollen gewürdigt und gewandelt werden. Es beginnt ein Zeitalter der Offenheit und Transparenz. Geheimnisse wollen ebenso ans Licht wie das Unsichtbare.

Dies ist eine Zeit hoher Schwingungen, in der derjenige überlebt, der sich einschwingt, indem er seine Intuition und Herzensenergie in den Mittelpunkt seines Denken, Fühlens und Wirkens stellt. Wer gegen die Naturgesetze lebt und sich entscheidet, weiter im grobstofflichen Schwingungsbereich unterwegs zu bleiben, dem wird es gehen wie dem Autofahrer, der ständig zu schnell fährt und dazu noch sämtliche rote

Ampeln missachtet. Was früher vielleicht lange Zeit gut ging, wird nun so leicht nicht mehr gehen. Die Strafzettel für die Regelverstöße werden höher und flattern sofort und unübersehbar ins Haus. Es wird nicht mehr möglich sein, sich durchzuschummeln, denn die Abrechnung kommt nicht mehr zum Schluss, sondern früher als erwartet.

Es gibt zwei Welten, die materielle, die wir sehen können, und die unsichtbare Welt, die unseren Augen zunächst verborgen bleibt. Es ist jetzt an der Zeit, das Unsichtbare und Unbekannte kennen und sehen zu lernen. Wir kommen nicht mehr umhin, die unsichtbaren Kräfte, die dem Rhythmus der Natur und ihren Gesetzmäßigkeiten zugrunde liegen, zu verstehen und mit ihnen in Harmonie zu leben.

KAPITEL 10

LEID UND KRANKHEIT
AUS TIBETISCHER SICHT

Krankheit – Verlust der Mitte

Die Medizin der fernen Vorzeit war eine Ganzheitsmedizin, die den Menschen noch ganzheitlich, mit Körper, Geist und Seele, eingebunden in ein soziales Umfeld, wahrnahm. So schwingt im Wort Medizin neben „Mitte" noch das „rechte Maß" mit. In früher Zeit ging es den Ärzten noch darum, dem Kranken zu helfen, seine verlorengegangene Mitte wiederzufinden. Auch das Heilmittel spiegelt diesen Versuch wieder. Folglich ist das *re-medium* – „re" = „zurück", und zwar zur Mitte = „medium" – das, was man nimmt, um seine Mitte wieder zu stabilisieren, was heute noch in den bewährtesten Wildblüten-Mischungen *„rescue remedies"* anklingt. Homöopathen und feinstofflich arbeitende Ärzte verabreichen diese Mischung, wenn ein Mensch seine Mitte verloren hat, weil ihn ein Schock oder Unfall oder irgendein schweres Ereignis um- und aus seiner Mitte geworfen hat. Selbst unser alltägliches Wort *Heilmittel* trägt den Gedanken der Mitte in sich.

In der tibetischen Medizin, die untrennbar mit der tibetischen Kultur verbunden ist, spielt die Mitte die zentrale Rolle. Das Mandala oder Yantra ist ihr zentrales Symbol, das alle Blicke in die Mitte zieht. Während die tibetische Medizin, wie praktisch alle alten Heiltraditionen der Hochkulturen und der archaischen Völker, den ganzen Menschen im Auge hatte, geht es der modernen Medizin vor allem um dessen kranke Teile. Insofern kommt sie auch von der Idee, Teile auszutauschen, nicht weg und glaubt weiterhin, einzelne Abschnitte ohne große Rücksicht auf den Rest reparieren zu können.

Das menschliche System hat sich über Jahrmillionen entwickelt und ist inzwischen so hochintelligent und komplex strukturiert, dass selbst ein begabter Abiturient volle sechs Jahre Medizinstudium benötigt, um die Funktionsweise des menschlichen Körpers zumindest in der sichtbaren Form zu verstehen. Und dennoch wissen selbst die engagiertesten Mediziner nur einen Bruchteil dessen, was man wissen müsste oder vielleicht in fünfzig Jahren über die vollständige Funktionsweise des menschlichen Systems wissen wird. Nimmt man nun die Erfahrungen und Erfolge der Komplementärmedizin hinzu, so muss man staunend feststellen, dass die Erforschung der unsichtbaren (quantenphysikalischen) Zusammenhänge zweifellos erst in den Kinderschuhen steckt.

Gerade die für das menschliche Auge schwer sichtbaren und wissenschaftlich noch nicht verifizierbaren Vernetzungen finden immer größere Beachtung unter Medizinern. Alles ist mit allem auf unsichtbare Weise verbunden und verwoben. Der ganze Körper spiegelt sich in den Fußsohlen, den Händen, den Ohren, sogar an den Zähnen und in den Augen. Mit der Pulsdiagnose, dem sogenannten Pulslesen, lassen sich Aussagen über die Funktionsfähigkeit der verschiedenen Organsysteme machen, und über Akupunkturpunkte lassen sich gestörte Organsysteme entstören und ausheilen. Ein wunderbares Netzwerk von Reflexzonen und gegenseitigen Regulationsmechanismen durchzieht in intelligenter Weise unser System. Kaum etwas davon lässt sich mit modernen Messtechniken wissenschaftlich belegen, und doch zeigt die Erfahrungsmedizin unmissverständlich täglich Hunderttausenden von komplementär-medizinisch tätigen Ärzten weltweit, dass hier höchst intelligente Strukturen immer wieder nach Ausgleich und Ordnung streben. Diese gesunden Strukturen lassen sich anregen und verstärken. So ist es eines der Ziele der Komplementärmedizin, das Starke und Gesunde zu stärken, statt gegen etwas zu kämpfen, das eigentlich von innen kommt.

Wir müssen uns eingestehen, dass das Medizinsystem an seine Grenzen stößt und in dieser Weise nicht nur nicht mehr bezahlbar ist, sondern auch zu einem echten Gefahrenmoment für unser Überleben wird, da es in der Lage ist, mehr Schaden als Nutzen zu bringen.

Medizin aus dem Land der aufgehenden Sonne

Das Konzept der fließenden Energie, der Tanz der fünf Elemente und das Wechselspiel der drei Lebensessenzen Wind, Galle und Schleim liefern das „missing link" zwischen geistig-emotionalen Entgleisungen und deren körperlichen Auswirkungen in Form von Symptomen, die, unverstanden, zu Krankheiten führen. Die energetische Störung ist gewissermaßen das Scharnier zwischen Geist und Körper, zwischen Denken und körperlichem Ausdruck.

Drei Geistesgifte, die das Leben einschränken

Drei durch falsches Denken ausgelöste "Geistesgifte" bestimmen dabei maßgeblich das geistige, emotionale und körperliche Wohlbefinden:

Geistesgifte	Energetische Störung
Gier (Begierde oder Anhaftung; Tibet. Dö-chag)	rlung (Wind)
Hass (Zorn, Aggression oder Neid; Tibet. She-tang)	mkhrispa (Galle)
Unwissenheit (Verblendung, Trägheit, missverständliche Annahme, es existiere ein Ich; Tibet. Ti-mug)	badkan (Schleim)

Der Verstand pendelt ständig ruhelos zwischen Angst und Gier, zwischen Überaktivität und Trägheit, zwischen Einsicht, gutem Willen und Resignation.

Zwei Dinge sind unendlich: Das Universum und die menschliche Dummheit ... Beim Universum bin ich mir allerdings nicht so sicher.

(ALBERT EINSTEIN)

So determiniert ein endloses Störfeuer von Gedanken und Vorstellungen das Sein. Zwischen ständiger Überaktivität (Wind, Rajas) und Schlaffheit (Schleim, Tamas) im Äußeren kommt die Bewusstheit für „das, was wirklich ist", zu kurz. Die schleichende Vergiftung falscher Selbstbilder entfremdet uns zunehmend von uns selbst. Wir leben schnell und unmerklich in falschen Identitäten: Ich bin … zu klein / arbeitslos / schuldig / traurig / wütend / unglücklich etc. Leid ist die natürliche Folge. Das deutlichste Beispiel für falsches Denken ist die Begierde. Die rastlose Sehnsucht nach Aufmerksamkeit, Liebe, Geld, Macht oder Ansehen treibt viele Menschen schnell in die sogenannte „Wind-Krankheit". Diese Sucht – die Habsucht – ist die am häufigsten auftretende Krankheit bzw. Krankheitsursache: Mehr Liebe, mehr Respekt, mehr Anerkennung, mehr Macht, mehr Geld und vieles mehr. Das Einverstandensein mit dem, was ist, ist nicht mehr sehr weit verbreitet.

Grundemotionen

Darüber hinaus steuern verschiedene, in den Energiebahnen zirkulierende Grundemotionen die energetische Balance:

- Trauer und Kummer
- Sorgen und Grübeln
- Wut (auch Hass, Neid und Eifersucht)
- Mangel an Freude und Leidenschaft
- Die unterschiedlichen Facetten der Angst.

Diese Grundemotionen können das innere Gleichgewicht stören und über die Pulsdiagnose diagnostizierbare Stauungen (Blockaden) im Fluss des Nüspa bewirken.

Unwissenheit

Die dritte Krankheitsursache ist die Unwissenheit – Unbewusstheit, träge Ignoranz, nicht hinschauen, nichts ändern wollen, eigentlich wissen, was zu tun wäre, es aber dennoch nicht tun. Nur wer den Willen zu mehr

Wissen und Verstehen realisiert und die Charakterstärke aufbringt, auch danach zu handeln, kann die ihm innewohnende Selbstheilungskraft aktivieren. Buddhistisch ausgedrückt: Die illusorische Abspaltung des Individuums von seiner Umwelt muss überwunden werden.

Will man eine Krankheit an der Wurzel behandeln, kann der Arzt nur als Helfer fungieren, indem er zum Lehrer wird, der hilft, Ungleichgewichte frühzeitig zu erkennen und zu regulieren. Im Reich der Mitte wurde der Arzt für Begleitung und lebensordnende Betreuung des (gesunden!) Patienten bezahlt. Erkrankte der Patient dennoch, setzte er die Bezahlung aus. Es war außerdem Aufgabe des Arztes, dem Patienten Wissen über die Gesetze einer gesunden Mitte und die Tugenden zu vermitteln. Dazu gehörte auch, ihm nahezubringen, dass Wohlwollen, Liebe und ein frohes Herz die beste Arznei sind.

Aus der Mitte heraus – Wurzeln der Krankheit

Äußere krankheitsauslösende Faktoren

1. Ernährung
2. Gifte (auch Nikotin, Medikamente, Elektrosmog)
3. Klimatische Faktoren und die vier Jahreszeiten
4. Biologische Faktoren
5. Besessenheit durch dunkle Geister und Dämonen
6. Kosmische Einflüsse

Innere krankheitsauslösende Faktoren

1. Falsches Denken
2. Die Emotionen Wut, Freude, Trauer, Angst, Kummer und Schreck
3. Nichtbeachtung körperlicher, psychischer und spiritueller Grundbedürfnisse (z.B. Schlaf, Bewegung, Naturkontakt)
4. Falsche Handlungen
5. Die Lebenszyklen und das Alter
6. Konstitution und angeborenes Potenzial

7. Vom Karma bedingte Krankheiten

8. Krankheiten durch Störung im Familiensystem

Wie die Phänomene der bedingten Existenz, sind Krankheiten das Produkt von Ursachen und Bedingungen. Unwissenheit oder Unbewusstheit spielen dabei eine wichtige Rolle. Nach dem Gesetz von Ursache und Wirkung entsteht Krankheit nicht zufällig aus sich selbst heraus, sondern ist auf eine oder mehrere Ursachen zurückzuführen. Diese gilt es zu erkennen und auszuschalten. Dann wird Heilung überflüssig, denn dies ist bereits die Heilung.

Die tibetische Medizin geht so weit zu sagen, dass Krankheiten, deren Ursachen in sichtbar falschem Verhalten liegen, eigentlich gar nicht behandelbar sind und daher auch nicht behandelt werden dürfen. Fehler kann man erst vermeiden, wenn man ihre Auswirkungen durchlebt hat. Im dünnen Hemd in die Kälte zu gehen, führt zu Schnupfen – durch die Erkältung kommt man zu der Erkenntnis, dass man sich beim nächsten Mal wärmer anziehen muss.

Die Gründe, weshalb ein Mensch seiner inneren Stimme nicht folgt, obwohl er genau weiß, dass dies zu seinem Wohle wäre, wurzeln in den meisten Fällen darin, dass eine Vielzahl von inneren Täuschungen, Überzeugungen, Gewohnheiten und Ängsten das System blockieren. Die meisten dieser Blockaden haben sich durch das Eindringen der beschriebenen Krankheitsfaktoren in Form von Wind-, Galle- oder Schleim-Krankheiten manifestiert. Wie ein Sturm können äußere oder innere treibende Kräfte das sonst stabile Gleichgewicht erschüttern. Hitze kann die Galle zum Kochen bringen, Schreck kann in die Glieder fahren, Angst auf die Nieren gehen, das Herz in die Hose rutschen, Sorgen können wie ein Stein im Magen liegen. Ebenso können die klimatischen Grundfaktoren der Jahreszeiten oder die Stimulationen aus Ernährung und Verhalten Störungen im Energiegleichgewicht der Mitte auslösen, wenn sie entweder übermäßig, nicht ausreichend oder unpassend sind. Wie für die Lebenszyklen, gilt dies auch für die Jahreszeiten und den Tagesablauf.

Die Ursachen des Krankheitsgeschehens

Äußere Faktoren

Ernährung. Die zweitwichtigste Krankheitsursache ist der falsche bzw. unmäßige Umgang mit Nahrungsmitteln. Wählen wir frische und natürliche Nahrung, essen diese angepasst an die Tageszeiten, langsam, bewusst, gut kauend und in Maßen, kräftigen wir unseren Körper und das Nüspa. Ernährungsratschläge sind dementsprechend ein bedeutender Teil der tibetischen Therapie. Besondere Aufmerksamkeit wird dabei auf die sechs Geschmacksrichtungen gelegt, die direkten Einfluss auf das energetische Geschehen im Körper nehmen. Jede der Geschmacksqualitäten – süß (Erde, Wasser), sauer (Erde, Feuer), scharf (Feuer, Wind), bitter (Wasser, Wind), salzig (Feuer, Wasser) und herb (Erde, Wind) – ist nicht nur in der Lage, Psyche und Emotionen direkt zu beeinflussen („sauer macht lustig"), sondern auch eine Wind-, Galle- oder Schleimstörung zu neutralisieren.[5]

Gifte. Während im alten Tibet unter Giften lediglich der unmäßige Umgang mit fetter Nahrung (z.B. ranziger Butter), Alkohol und anderen Genussmitteln gemeint war, kommen heute eine Vielzahl von erheblich belastenden Umweltfaktoren hinzu. Diese führen, abhängig von Menge und Dauer der Belastung, zu nicht unerheblichen gesundheitlichen Störungen. Von besonderer Bedeutung sind: Nikotin, Alkohol, Luft- und Wasserverschmutzung, Chemikalien in der Nahrung (Farb-, Geruchs- und Konservierungsmittel-, Antibiotika, Tenside, Hormone etc.) und im Trinkwasser (Nitrate, Fluoride etc.), Lärm, Elektrosmog sowie unnatürliche Wohn- und Arbeitsplatzverhältnisse. Sie alle können als äußere Krankheitsfaktoren das Gleichgewicht der Energieprinzipien stören. Während Lärm und elektrische Felder eher Wind-Krankheiten verstärken, führen die meisten anderen Gifte vor allem zu Hitzekrankheiten (Nikotin, Alkohol) oder Schleimerkrankungen (Zucker, Fett).

---

5 Ausführliche Erläuterungen zu Ernährung und den heilenden Qualitäten von Nahrungsmitteln finden Sie in meinem Buch *Die Praxis der tibetischen Medizin*.

Klimatische Faktoren und die Jahreszeiten. Im Wechsel der Jahreszeiten ist der Mensch zusätzlichen Herausforderungen unterworfen. Sein Verhalten muss, um ein energetisches Gleichgewicht herzustellen, an die vorherrschende Energie und das Klima der entsprechenden Jahreszeiten angepasst sein. Hier sind es vor allem fünf klimatische Faktoren, die das körperliche Gleichgewicht empfindlich und dauerhaft schädigen können: Wind, Hitze, Feuchtigkeit, Trockenheit und Kälte. Entsprechend den Elementen und Jahreszeiten ist Wind dem Frühling (Holz-Phase), Hitze dem Sommer (Feuer-Phase), Feuchtigkeit dem Spätsommer (Erd-Phase), Trockenheit dem Herbst (Metall-Phase) und Kälte dem Winter (Wasser-Phase) zugeordnet. Wir müssen in den jeweiligen Jahreszeiten unsere vorherrschende Elemente-Energie, also unsere Stärken, kongruent zu unseren Bedürfnissen ausleben. Andererseits ist jedoch die Anfälligkeit unserer Energiedynamik zu dieser Zeit besonders hoch. Wir sind dann aber auch zu besonderen Höchstleitungen fähig, da uns die Grundenergie der Jahreszeit unterstützt.

Wind (Holz). Der Wind ist dem Element Holz und damit dem Funktionskreislauf Leber zugeordnet. Er bewirkt eine Überspannung, Verkrampfung oder Spastik, die vorwiegend die Funktionen des Bewegungsapparates trifft. Der Wind kann sich mit den anderen klimatischen Exzessen verbinden und dann komplexe Symptome unterschiedlicher Art auslösen, wie z.B. Hitzewind, Kältewind usw. Er durchbricht am leichtesten den Abwehrschild des Körpers. Besonders im Frühling reagiert der Körper sehr empfindlich auf Wind. Eintrittspunkte sind Hals und Schulter, aber auch die Schleimhäute von Nase und Augen.

Hitze (Feuer). Von einer Hitze- oder Wärme-Krankheit spricht man, wenn eine ungebremste Dynamik mit überhöhter Körpertemperatur und übermäßiger Körperleistung das System überrollt. Unruhe, gerötetes Gesicht, brennende Augen, trockene Lippen, rote Nagelfelder, gelber Zungenbelag, trockener Zungenkörper, eventuell gelblicher, zäher Auswurf, Schweiß, Fieber, Benommenheit und Atemnot können auftreten. Bei einem Hitzschlag führt die Benommenheit womöglich in eine Ohnmacht. Der Patient ist eher laut, geschwätzig, erregt und fällt durch Körpergeruch auf. Ein Übermaß an Hitze, wie es besonders im Sommer auftreten kann, beeinflusst das Herz. Herzrasen, lautes Herzklopfen, hoher Blutdruck, Schlafstörungen, Wahnvorstellungen, Reizbarkeit und unklares Denken können die Folge sein.

Feuchtigkeit (Erde). Das Element Erde stellt zwischen dem klimatischen Agens Feuchtigkeit bzw. Schleim und dem Funktionskreislauf Magen/Milz eine direkte funktionale Beziehung her. Alle Ausgleichs- und Umwandlungsprozesse im Körper werden durch Feuchtigkeit überlastet oder gehemmt. Solche Störungen treten besonders bei feuchten Klimata oder feuchter Umgebung und bei übermäßigem Genuss von feuchtigkeits-/schleimbildender Nahrung (z.b. Süßes) auf. Auch Stress und zu viel Denken und Grübeln kann zu einer Störung des Funktionskreislaufs Milz/Magen mit Feuchtigkeitsanhäufungen führen. Feuchtigkeit ist vor allem im Spätsommer am stärksten, wenn die Luftfeuchtigkeit zunimmt und die Luft sich schwer und feucht anfühlt.

Trockenheit (Metall). Trockenheit ist dem Element Metall und damit dem Herbst bzw. der Zeit vor Sonnenuntergang zugeordnet. Es besteht eine Verbindung zum Funktionskreislauf Lunge. Heiße Witterung und kalte, trockene Winde können den Körper austrocknen und Speichelbildung, Urinfluss und Verdauung einschränken. Reizbarkeit der Augen oder auch Reizhusten können auftreten.

Kälte (Wasser). Kälte ist durch das Element Wasser qualifiziert und bezeichnet den größten Grad an Hemmung von Aktion, Bewegung und Dynamik. Sie hat eine Affinität zum Winter und zum Funktionskreis Niere/Blase. Dringt Kälte durch den Abwehrschild in die Oberfläche des Körpers ein, sind meist Nacken-, Kopf- und Rückenschmerzen die ersten Symptome. Später kann es zu Gliederschmerzen im ganzen Körper kommen (Grippe). Dringt Kälte in die Tiefe ein, können besonders Blase, Nieren, Knochen und Gelenke betroffen sein. Oft kann es auch zu Krämpfen kommen, nicht nur in den Gliedmaßen, sondern auch im Bauch.

Biologische Faktoren

Im frühen Tibet wusste man nichts von den nur mikroskopisch sichtbaren Krankheitserregern. Das neu hinzugekommene Wissen um die Existenz von Bakterien, Viren, Pilzen und Parasiten wurde zwar in die moderne tibetische Medizin integriert, bleibt jedoch ohne große Bedeutung, weil die Tatsache, dass Krankheitserreger den Abwehrschild durchbrochen haben, Ausdruck eines geschwächten Energiesystems ist. Darüber hinaus werden die Erreger den Wind-Krankheiten, bei Fieber auch den Galle-Krankheiten zugeordnet.

Besessenheit von Geistern und Dämonen. Der Glaube an die Besessenheit von dunklen Mächten ist in der tibetischen Mythologie weitverbreitet. Schwere psychische Störungen, wie Neurosen, Psychosen, aber auch Lepra, Epilepsie, schlimme Hautkrankheiten und vor allem Geisteskrankheiten, fallen in diesen Bereich. Hier findet die Kunst des Arztes ihre Grenzen. Zwar kann er die sichtbaren energetischen Störungen behandeln, doch tiefgreifend kann dem befallenen Geist nur ein Lama mit Atem- und Meditationsübungen sowie verschiedenen Ritualen helfen, um mit der Krankheit besser umzugehen. In Tibet geht man davon aus, dass zwei von einhundert Erkrankungen zum Teil auch durch Dämonen ausgelöst sein können. Es soll mehrere Hundert verschiedene männliche Dämonen geben, die Aggression und Wut ausleben wollen und damit das verstärken, was letztlich zu Galle-Krankheiten führt. Genauso viele weibliche Dämonen wecken Begierden und Wünsche und führen zum gehäuften Auftreten von Wind-Krankheiten.

Hier im Westen können wir lediglich einen Ansatz verfolgen, bei dem wir die naturreligiöse Sprechweise durch eine psychologische zu ersetzen versuchen. Dann wird aus einer Besessenheit vom „Dämon der Wut" ein mental-emotionaler Widerstand gegen Lebensumstände, die es in Liebe und Respekt anzunehmen gilt. So „besetzen" uns eine

Sucht oder ein Lebensthema und stellen uns damit vor Aufgaben, die gelöst sein wollen.

Kosmische Einflüsse. Die Lehre vom Mikrokosmos und Makrokosmos, von der Spiegelung des Oben im Unten, ist genauso alt wie das Wissen um die Zusammenhänge zwischen den menschlichen Lebensumständen und den kosmischen Geschehnissen am Himmel. Mit dem Einfluss der Gestirne auf die Vorgänge in der Natur und das individuelle menschliche Leben befasst sich die tibetische Astrologie besonders intensiv. Kenntnisse über den richtigen Zeitpunkt der Ernte von Kräutern und Heilpflanzen zur Herstellung von Arzneimitteln sind für jeden Medizinstudenten Basiswissen. Jede Heilpflanze hat einen Zeitpunkt maximaler Heilpotenz. Dieser ist astrologisch errechenbar, genauso wie die Potenz, d.h. die Anlagen eines Menschen.

Desgleichen gibt es kosmische Einflüsse, die das Leben mal schwerer und mal leichter erscheinen lassen. Bei bestimmten Konstellationen können sich etwa Herausforderungen und damit Stressbelastungen häufen, so dass besondere Anstrengungen einer gesunden Lebensführung unternommen werden müssen, will man das energetische Gleichgewicht wahren. Genauso gibt es Konstellationen ohne Spannung, bei denen die Dinge leichter von der Hand gehen. In der tibetischen Medizin wird außerdem mit großer Sorgfalt berechnet, wann die Sterne für die Geburt eines Kindes oder für eine Hochzeit günstig stehen, damit eine energetisch optimale Ausgangsbasis vorhanden ist.

Innere Faktoren. Wie unsichtbare Fäden beeinflussen psycho-emotionale Faktoren unser Leben. Da sind die familiäre Konstellation, die angeborene und erworbene Konstitution, die sozialen Bindungen innerhalb eines psycho-sozialen Umfeldes und neben vielen weiteren Faktoren auch die spirituellen Bedürfnisse eines Menschen, seine inneren Kräfte, die nach Weiterentwicklung und Entfaltung latent vorhandener Potenziale streben. Alle diese Faktoren formen zu jedem Zeitpunkt das Leben. Von Moment zu Moment wandelt sich das Bild, ist die Situation eine andere. Die unterschiedlichen Herausforderungen des Lebens konfrontieren uns mit teils heftigen Umständen, die wir aushalten und abwehren müssen. Je nach Intensität können sie den Abwehrschild jedoch durchbrechen und zu inneren Blockaden führen. Besondere Wirkung haben dabei unsere Gedanken, die letztlich die Emotionen hervorrufen.

Falsches Denken. Nach der tibetischen Krankheitslehre ist falsches Denken und in der Folge davon ein getrübtes Bewusstsein mit vielerlei emotionalen Auswüchsen als Ursprung der überwiegenden Mehrzahl aller Krankheiten anzusehen. Es ist letztlich die geistige Grundhaltung bzw. das Bewusstsein, das den Zustand der Mitte des Menschen bestimmt. Das Bewusstsein bestimmt das Sein. Gedanken schaffen und verändern, sind reine Schöpferkraft. Die Vorstellung erschafft eine Realität, wobei die Intensität der Intention des inneren Wünschens und Sehnens die treibende Kraft darstellt. Das ausgesprochene Wort ist dabei die *Tat* der Gedanken, die das Denken zementiert. Nach den geistigen Gesetzen der Anziehung, des Ausgleichs, der Polarität und des Rhythmus sowie dem Gesetz von Ursache und Wirkung (Karma) erschaffen wir mit unseren Gedanken eine Kette von Reaktionen, die unser Dasein bestimmen. Da der Gedanke der Emotion vorausgeht, ist der Geist die Instanz, welche die „Tsunamis" auslöst, die uns dann ergreifen und aus der Mitte reißen.

Begierde. Leben heißt leiden, solange man Bedürfnissen nachhängt und diese als unbefriedigt empfindet. Jede Form der Begierde (neben Hass und Verblendung eines der drei buddhistischen Geistesgifte), also der emotionalen Anhaftung an eine Sache oder ein Thema, ist letztlich Ausdruck eines inneren Widerstandes gegen das Naturgesetz der Wandlung und Vergänglichkeit und erzeugt damit Leid. Besonders die Gier nach Macht und Besitz basiert auf der Illusion, durch ihre Erfüllung ein höheres Maß an Zufriedenheit zu erlangen. Die Realität lehrt jedoch, dass so, wie ein Wunsch dem anderen folgt, ein neues Ziel entsteht, sobald man ein anderes erreicht hat. Wir hegen den Irrglauben, dass Besitz ein Mittel wäre, das Verlangen einzudämmen. Dabei ist das Gegenteil der Fall. Je mehr Besitz wir anhäufen, umso mehr werden wir Sklaven unserer Sucht, und gleichzeitig wächst die Angst, den Besitz wieder zu verlieren. Aus der Energie von Anhaftung und Begierde entstehen beispielsweise Wind-Krankheiten.

> Wie kann das Kaufen und Besitzen von Bedeutung sein, wenn das einzig Wichtige für den Menschen das Werden und Endlich-Sein ist und das Sterben im vollen Bewusstsein seines Seins?
>
> ANTOINE DE SAINT-EXUPÉRY

Hass. Nichts zerstört die Seele und das emotionale Empfinden eines Menschen mehr als Hass und führt schneller und direkter in Leid und Krankheit. Unbefriedigte Erwartungshaltungen, zu hohe Bedürfnisse und Widerstand gegen den Lauf der Dinge sind Ausdruck eines Egos, das die Dinge nicht so nehmen kann, wie sie sind. Diese Wut endet häufig in zerstörerischer Aggression, die auf andere projiziert und letztlich doch auf das eigene Selbst gerichtet ist. Man empfindet Wut auf sich selbst, kann sich Fehler nicht verzeihen, hat Schuldgefühle – Emotionen, die unweigerlich zu inneren Blockaden und emotionalen Verletzungen führen und die Lebensenergie aufzehren. Hass, andauernde Wutgefühle, Widerstand, Aggression sowie Neid und Eifersucht verursachen Galle-Krankheiten.

Verblendung und Unwissenheit. Verblendung bedeutet, dass man Wahrheit und Täuschung nicht klar unterscheiden kann. Der Blick für das Netzwerk der Umstände, in die wir eingesponnen sind, ist getrübt. Wir weigern uns, die Dinge so zu sehen, wie sie sind, und lassen uns dabei vom Verstand (und seinen Blockaden) mehr leiten als von unserem Herzen bzw. unserer Intuition. Der Verstand jedoch ist darauf gepolt, alles, was geschieht, mit vergangenen Ereignissen, Ängsten und Verletzungen abzugleichen. Eine unbewusste Überlebensstrategie degradiert die meisten Handlungen dann zu Angst- und Schmerzvermeidungsverhalten. So entwickelt sich eine trügerische Vorstellungswelt, die zu selbstsüchtigem Verhalten und damit zu Stagnation in der persönlichen Charakterentwicklung führt. Man erstarrt in der eigenen

Unbeweglichkeit und entfernt sich mehr und mehr von seinem Potenzial und seinem Lebensauftrag. Unwissenheit, Ignoranz, Verblendung und Gleichgültigkeit führen zu Schleim-Krankheiten.

Wenn wir aber in jedem Augenblick unseres Lebens in das Unbekannte treten können, dann sind wir frei. Und das Unbekannte, das ist das Feld unendlicher Möglichkeiten, das Feld reinen Potenzials, das, was wir wirklich sind.

DEEPAK CHOPRA

Das Spiel der Emotionen. Ein dichtes Gewebe von Emotionsbahnen durchzieht unseren Körper. Das dynamische Wechselspiel der schon erwähnten grundlegenden Emotionen steuert in weit stärkerem Maße als bisher angenommen nicht nur unser mentales Wohlbefinden, sondern auch unsere körperliche Verfassung – Wut, Freude, Sorgen, Trauer, Angst, Kummer und Schreck. Die Wirkung jeder einzelnen Emotion kann durchaus mit der eines starken Medikamentes beschrieben werden. In der tibetischen ebenso wie in der chinesischen Medizin gilt es als gesichert, dass vorherrschende Emotionen in der Lage sind, bestimmte Organe zu beeinträchtigen. Herrscht eine negative Grundstimmung über einen längeren Zeitraum vor und wird diese nicht durch andere Faktoren ausgeglichen, kann ein ganzes Organsystem daran erkranken. So schädigt gestaute Wut die Leber und Gallenblase, Trauer die Loslassorgane Lunge, Haut und Dickdarm, Angst die Knochen und Nieren, Sorgen schlagen auf den Magen, und Übererregung und sich überschlagende Leidenschaft können das Herz aus seinem Rhythmus bringen. Mangelnde Freude und Liebe können ein Herz zum Erkalten bringen, so dass es sogar „brechen" kann (Herzinfarkt). Neben der Gier schränkt uns die Angst am meisten in unseren Möglichkeiten ein und hindert uns daran, das aus uns hervorzubringen, was sich gemäß unserer Anlagen und Bestimmung entfalten will.

Mäßige Furcht ist gut, übertriebene schlecht.

I GING

Gefühle können über ihren Einfluss auf die unterschiedlichen Energie-kreisläufe Störungen im Energiefluss und in der Folge Erkrankungen auslösen. Umgekehrt kann ein körperliches Problem zu bestimmten emotionalen Reaktionen führen. Das eine ist mit dem anderen so eng-maschig verflochten, dass nach dem Prinzip von Ursache und Wirkung und daraus folgender Gegenwirkung eine ganze Kette von Reaktionen folgt. So kann ein Blutverlust über die Schwächung bestimmter Be-reiche der strukturellen Leber-Energie zu Gereiztheit, Ärger und Wut führen, da die Leber-Energie nicht mehr ausreichend gebändigt wird (Menschen mit chronischer Anämie sind meist sehr gereizte Men-schen). Alle klimatischen Einflüsse schwächen oder stärken das zu-geordnete Organsystem, was gleichfalls zu emotionalen Äußerungen führen kann. Feuchtigkeit kann schlapp und lethargisch machen und Sorgen und Grübeln auslösen. Wind und Kälte können nicht nur die Schleimhäute reizen, sondern auch eine gereizte Stimmungslage be-wirken.

Emotionen brauchen Energie. Innerhalb der nichtstofflichen Energie-verbraucher sind sie die größten „Energiefresser", wobei es ohne Be-deutung ist, ob es positive oder negative Emotionen sind. Oft haben wir „Gewohnheitsemotionen", die wir entweder gar nicht mehr wahrnehmen oder sie stillschweigend akzeptiert haben. Wir üben z.B. den falschen Be-ruf in einer falschen Umgebung aus, haben den falschen Lebenspartner oder leben am falschen Wohnort. Alle nichtstimmigen Lebensumstände erzeugen ungute Gefühle, die schnell in Bewegung (e-motion) geraten können. Diese Emotionen verbrauchen Energie, die uns für anderes dann fehlt, sie machen uns müde, und wir fühlen uns ausgebrannt.

Mit zu wenig Lebensenergie oder einer gestörten Mitte funktioniert auch das klare Denken nicht mehr richtig. So haben viele Menschen Probleme, Entscheidungen zu treffen. Sie bleiben ein Leben lang in einem „Nicht-Entscheidungs-Sumpf" stecken, weil sie müde, resigniert und von sich und dem Leben enttäuscht sind. Andere fragen sich schon lange nicht mehr: Wann erreiche ich meine Ziele endlich? Sie grum-meln lediglich vor sich hin: Wo sind meine Ziele, meine Ideale, alle meine Pläne, die ich einmal hatte, geblieben? Die Antwort ist kurz und mag sarkastisch klingen: Sie sind dem akuten Lebensenergiemangel zum Opfer gefallen, weil diese Menschen es nicht geschafft haben, sich eine stabile Mitte zu erhalten.

Nichtbeachtung körperlicher, psychischer und spiritueller Grundbedürfnisse. Eine der wesentlichen Ursachen von Krankheiten ist die unzureichende Reflexion über existenzielle persönliche Grundbedürfnisse. Diese sind, je nach Elemente-Zugehörigkeit und vorherrschender Typus-Energie, individuell unterschiedlich. Oft sind es Wörter und Gefühle, die nicht adäquat zum Ausdruck gebracht werden können. So kommt es zu Stauungen, die über die Pulswelle messbar sind. Wichtige bewusste und unbewusste Grundbedürfnisse sind beispielsweise:

- Ausreichend frische Luft zum Atmen und Kontakt zur Natur
- Regelmäßiger Schlaf, ausreichende Ruhephasen, Zeit für Meditation
- Ausgewogen essen und trinken
- Genügend körperliche Bewegung
- Befriedigende, dem Alter adäquate Sexualität
- Reale Lebenssicherung (keine elementaren Bedrohungen)
- Sicherheit, Struktur und Stabilität in den Lebensbedingungen
- Respekt und Anerkennung in Familie und sozialem Umfeld
- Selbstwert und Selbstachtung
- Dazugehörigkeit, Beziehung, Fürsorge, Unterstützung
- Mitgefühl, Interesse, Aufmerksamkeit
- Lieben und Geliebtwerden
- Berührung und Kontakt
- Aufgabe, Sinn und Leistung
- Raum und Freiheit zur individuellen Entwicklung
- Leben im Hier und Jetzt
- Identifikation mit etwas Höherem
- Leichtigkeit, Freude, Faszination
- Authentisch „in seinem Element" sein – Übereinstimmung mit dem Selbst
- Eigene Potenziale entdecken und leben

Falsche Handlungen. Als falsche Handlungen (die auf falschem Denken oder Unwissenheit basieren) gelten z.b. Überaktivität, ein leichtsinniger Umgang mit Gefahren, exzessives Überschreiten eigener Grenzen und Möglichkeiten bei Sport, Arbeit und in der Freizeit, Überanstrengung bei großer Hitze, zu dünn Angezogensein bei Kälte genauso wie ein Mangel an Mitgefühl und selbstredend schlechte, untugendhafte und unrechte Handlungen (betrügen, stehlen, morden, schlecht reden, anderen bewusst Schaden zufügen usw.). Dabei ist die Auswirkung schlechter Taten umso stärker, je intensiver Schuldgefühle und schlechtes Gewissen die Zeit nach der Tat überschatten.

Auch das sogenannte „Bore-out Syndrom" (etwa „ausgelangweilt sein") gehört dazu. Darunter leiden Menschen, die zu Hause oder am Arbeitsplatz permanent unterfordert sind und sich langweilen. Damit das nicht auffällt, entwickeln sie Techniken, um gestresst zu erscheinen. Sie arbeiten nicht, sondern tun nur so, als ob. Denn ein voller Terminkalender, ein überquellender Schreibtisch und eine dicke Aktentasche sind gesellschaftlich hoch angesehen. Solche Menschen haben sich in der Sinnlosigkeit des irgendwie zu bewältigenden (beruflichen oder privaten) Alltags verloren und wollen sich nun auf „ihre Weise" in Handlung spüren. Erdrückende Langeweile, Frustration, Verlust des Selbstwertgefühls und schließlich Krankheiten können die Folgen sein.

Lebenszyklen und Alter. Der Buddhismus lehrt, dass alles im Leben dem Wandel und der Vergänglichkeit unterworfen ist. Das Altern, der langsame Verfall des Körpers und der Tod des physischen Körpers sind Teil des menschlichen Seins. Da sich das Alter ganz wesentlich auf die Konstitution auswirkt, wird es als wichtiger Faktor berücksichtigt. Die Wanderung durch die einzelnen Zyklen des Lebens bedarf der Fähigkeit der Wandlung. Immer wieder heißt es: Loslassen und akzeptieren, um „reibungslos" von einer Phase in die nächste zu wechseln. Jeder Widerstand gegen den Fluss des Lebens bedeutet, sich gegen ihn zu stemmen. Das verbraucht Energie und erhöht das Krankheitspotenzial. Gleichzeitig ist man in jeder Lebensphase verstärkt besonderen inneren (z.B. Emotionen) und äußeren (z.B. Klimata) Faktoren ausgesetzt bzw. ihnen gegenüber besonders empfindlich (wie Stress und Wind im Lebensfrühling, Leidenschaft und Hitze im Lebenssommer, Kälte und Schleim/Trägheit im Lebenswinter). Berücksichtigung findet hier natürlich auch der altersgemäße Verfall bzw. der Verschleiß des Körpers, der bei unnatürlicher Lebensführung (z.b. zu wenig Sport, falsche Ernährung) schon früh einsetzen kann.

Konstitution und angeborenes Potenzial. Die Konstitution spiegelt das Verhältnis, in dem die drei Körperenergien Wind, Galle und Schleim zueinander stehen, wider. Wie beschrieben, ist es Ausdruck der vorherrschenden Faktoren während der Zeugung. Bereits hier wird der Konstitutionstypus festgelegt. Die angeborene Konstitution beinhaltet das sogenannte *Struktivpotenzial*. Dabei handelt es sich um das energetische Potenzial, das ein Mensch in ganz individueller Menge mit auf die Welt bringt.

Durch das Karma bedingte Krankheiten. Aus tibetischer Sicht gibt es Krankheiten, denen keine sichtbare Ursache zugeordnet werden kann. Die tibetische Heilkunde geht davon aus, dass es sich dabei um karmische Krankheiten handelt, die aus Handlungen in früheren Leben erwachsen sind. Dazu zählen z.b. Krebs und Multiple Sklerose sowie angeborene Krankheiten und Missbildungen. Werden derartige Krankheiten diagnostiziert, dann zieht der Arzt einen Lama, einen Schamanen, hinzu, der dem Patienten als spiritueller Lehrer helfen soll, sein Karma zu bewältigen. Rituale und eine Vielzahl reinigender Übungen können einen heilenden Einfluss haben. Der Heilerfolg ist dabei von der religiösen Weltanschauung des Patienten unabhängig. Diese Form der Therapie ist besonders effektiv bei Patienten, die unter den oben genannten Geistesgiften leiden. Die spirituelle Schulung soll sie in die Lage versetzen, zu einem neuen Lebenskonzept zu finden, das sie vom Leiden und der Anhaftung befreit. Das tägliche Streben nach Erkenntnis und Befreiung von der Unwissenheit trägt zur positiven Entwicklung des Karmas bei. Auf Erkenntnis beruhende Handlungen erleichtern es, den Einfluss negativer karmischer Eigenschaften abzuschwächen.

Krankheiten durch Störungen im Familiensystem. Zwischen den Mitgliedern einer Familie ist ein feines Netz unsichtbarer Energiefäden gesponnen, das aus der Essenz unserer Ahnen gespeist wird. Schwingt es in einem stabilen Gleichgewicht, profitieren alle Familienmitglieder von dieser unerschöpflichen Energiequelle. Ist das Gleichgewicht jedoch gestört, dann führt es zu Energiemangel und fördert dadurch das Entstehen von Krankheiten. Störungen innerhalb dieser „Familienseele" kommen zustande, wenn Streit, Hass, Neid, Eifersucht, Intoleranz, Verblendung und Unverständnis vorherrschen. Gelingt es nicht, eine offene Kommunikation und einen Klärungsprozess aufrechtzuerhalten, gerät die feine Familienseele aus dem Gleichgewicht. Wie ein schwarzes Loch entreißt das „Ungeklärte" allen Beteiligten unterschwellig Energie.

Brich nicht den Stab über einen Menschen, bevor du nicht eine Zeit lang in seinen Mokassins gelaufen bist.

INDIANISCHES SPRICHWORT

„Urteile nicht, sonst wirst Du verurteilt!" Wer über andere Familienmitglieder urteilt, missachtet deren Schicksal und Lebensumstände und bringt damit seine Geringschätzung zum Ausdruck. Auf diese Weise gerät er in Gefahr, an einem Lebensthema anzuhaften, das plötzlich zum eigenen wird. Die Wirkung dieses Gesetzes von Ursache und Wirkung ist innerhalb der eigenen Familienbande sehr groß. Die Missachtung der Ahnen, besonders aber von Vater und Mutter, kann ein Karma schaffen, das womöglich erst durch das Durchleben ähnlicher Umstände wieder aufgelöst wird. Diese Umstände oder „Schicksalsschläge" zieht man wie ein Magnet an, um daran Demut, Dankbarkeit und Respekt zu erlernen. Wenn wir uns in Würde vor dem Schicksal unserer Ahnen verneigen, ihnen verzeihen können, dass sie es unter der Last ihrer Lebensumstände nicht geschafft haben, uns die Liebe zu geben, die wir uns ersehnt haben, ist das ein gewaltiger befreiender Schritt. Das Schicksal anzunehmen, einverstanden zu sein und nicht zu urteilen, hält Leid und Krankheit fern und stärkt die Lebenskraft.

Wenn sich Krankheiten in der oben beschriebenen Form zeigen, sind sie Ausdruck einer Störung innerhalb dieses Gewebes. Die Pulsdiagnose liefert Hinweise auf den Ort und das Ausmaß der Störung. Die Therapie und der Weg können bei den unterschiedlichen Menschen niemals identisch sein, sondern müssen individuell der Grundkonstitution und der energetischen Entgleisung angepasst werden, um eine stabile Mitte zu gewährleisten.

Die „gesunde Krankheit" als Wegweiser zur Mitte

Goethe war zeitlebens ein sehr kranker und oftmals äußerst depressiv verstimmter Mensch. Von der lebensbedrohenden Geburt bis zum Tod durch Herzinfarkt war sein Leben geprägt von zahlreichen schweren Krankheiten. Sechsmal allein rang er mit dem Tod, entkam ihm aber jedes Mal, indem er sich am eigenen Schopf aus dem Sumpf herauszog.

Seine Einstellung zum Tod, seine Überwindung der Todesangst und sein tief überzeugender, Hoffnung und Lebenskraft weckender Unsterblichkeitsglaube begleiteten ihn durch sein Leben. Und dennoch, für ihn war Krankheit etwas Gesundes, denn Krankheit bot ihm die Chance, sich selbst in eindringlicher, sonst eher für ihn unbekannter Weise zu spüren. Sie öffnete dadurch Möglichkeiten, über sich selbst hinauszuwachsen. Eine Chance, wie er sagte, zur Selbstveredelung. Krankheit war etwas Fruchtbares, Lebensdienliches, etwas, das dabei half, frischen Wind ins Leben zu bringen. Eine hilfreiche Zeit der Muße, um sich wieder auf die Mitte zu besinnen. Bewusstmachung und Läuterung waren seine Geheimrezepte. Damit die eigene Natur nicht erstarrt, fordert sie Veränderung, Häutung und Metamorphose. „Stirb und Werde" war für ihn ein Grundgesetz. Das Leiden verleiht dem Leben einen Sinn. („Der Mensch, der nicht geschunden wird, wird nicht erzogen.") Leiden gibt dem Gemüt doppeltes Streben und Kraft. Unglück bildet den Menschen und zwingt ihn, sich selbst zu erkennen. Die Jahre seiner schweren Krankheiten wurden für ihn zu Lehrjahren der Lebenskunst und Herzensbildung.

Seelisches Leiden hat er als Ansporn zur Selbstbesinnung genutzt, als Impuls, sich auf sich selbst zurückzuziehen und sein Leben, sein

Wesen zu deuten. Selbst Depressionen bezeichnete er als heilsam, fruchtbar und zur Mitte weisend. Sogar über ihre kreative Potenz ließ er sich mehrfach aus.

Krank durch mangelnde Lebenssorgfalt

Unmäßigkeit, untugendhaftes Verhalten, naturwidriger Lebensstil und körperliche Trägheit waren für ihn selbst gestrickte Seuchen. Abweichungen vom eigenen inneren Lebensplan, innerer Stillstand und Sinnentfremdung, eine dem innerem Wachstumsgesetz feindliche Lebensweise waren für ihn Hauptgründe, um aus der Mitte zu geraten und Lebenskrisen zu provozieren. Als inneren Nährboden für Krankheitsentwicklung hatte Goethe jedoch den Geist der Unordnung erkannt. Feindselige, negative und destruktive Gedanken sind vor allem dann selbstzerstörerisch, wenn sie mit mangelnder Selbsterkenntnis und mangelnder Selbstkritik sowie mit schrankenlosen Projektionen des eigenen unbewussten seelischen Chaos in die Umwelt gepaart sind. Dies bedeutet, wenn wir unseren Schatten permanent außen bekämpfen, statt ihn endlich in uns selbst bewusst zu machen, wir werden krankheitsanfällig. Solches Fehlverhalten, also Schattenverleugnung und Projektion, führt bekanntlich im Großen zum Krieg, im kleinen, individuellen Rahmen zu jenem seelischen Bürgerkrieg, den wir Krankheit nennen. Krankheit als sinnvoll Gesandtes, als Ferment zur Bewusstseinserweiterung und als Medium zur Stärkung und Veredelung der Persönlichkeit. Dieses Grundmotiv Goetheanischer Krankheitsbetrachtung steht in schroffem Gegensatz zum üblichen medizintechnischen Konzept der Krankheit als einer zufälligen und lästigen Betriebsstörung des Organismus.

Goethes unpopulärere Botschaft lautet: Wenn du nicht bereit bist, dein Leben zu verändern, kann dir nicht geholfen werden. Die wirksamste Quelle von Goethes Selbstheilungspotenz ist seine kreative Gestaltungskraft, seine stets obsiegende Heiterkeit und seine uneingeschränkte Lebensbejahung und Leidenschaft, der Welt immer wieder eine ihn selbst begeisternde Mitteilung zuteil werden zu lassen bzw. aufdrängen zu wollen.

KAPITEL 11

DIE KRAFT SCHAMANISCHER FELDER

Wenn wir den Pulsschlag der Welt betrachten und dabei unser Augenmerk auf die Kulturen und Völker richten, die sich bis heute ein Bewusstsein für die Vorgänge in der Natur erhalten haben, dann sehen wir Menschen, die aus der engen Verbindung mit der Natur ihre Lebenskraft tanken. Die meisten Naturvölker haben für sich erfahren, dass menschliche Gemeinschaft und Natur ein System bilden, in dem alles mit allem verbunden ist. Ähnlich wie ein Weber ein Stück Stoff webt, stellen die Menschen durch ihre sichtbaren und unsichtbaren Handlungen auf der emotionalen, der geistigen und damit auch auf der körperlichen Ebene ein Gewebe her. Dieses Gewebe kann man aufgrund seiner Festigkeit und Haltbarkeit als gesund oder ungesund, als harmonisch oder disharmonisch bezeichnen. Der fokussierte Einsatz des Bewusstseins ermöglicht es uns, dieses für Problemlösungen und Heilzwecke einzusetzen, um so einen Zugang zu einer Welt zu eröffnen, die das Alltagsbewusstsein sonst verschlossen hält. Das Wissen um die Möglichkeiten des Bewusstseins hilft, das gesamte Spektrum des Seins zu erfahren und öffnet so Wege, um unmittelbar an die Quelle unserer ureigenen Kraft zu gelangen.

Von der Unordnung zur Ordnung

Die moderne Medizin bemüht sich, dem Komplex der äußerlich sichtbaren Symptome und Krankheiten Herr zu werden, indem sie die unsichtbaren Dimensionen des Seins verleugnet und mit größtem Aufwand versucht, Zellen und Organe so zu beeinflussen, dass sie in einen wieder funktionstüchtigen Zustand zurückversetzt werden. Beherrschung und Verdrängung prägen das Denken. Der inneren Weisheit des Körpers wird kein Raum gegeben. Keiner weiß besser, wie lange und wie hoch eine wirksame Medizin eingesetzt werden soll, als der Körper selbst. Ein Mensch mit einer guten Selbstwahrnehmung spürt, was ihm gut tut und was ihm schadet.

Der Seelenheiler

Während der normale Psychologe den Körper weitgehend ausblendet und gleichzeitig meist auch den spirituellen Teil des Krankheitsleidens verleugnet, versucht er, mit sehr hohem Zeitaufwand, die psychischen Prozesse zu begreifen und so zu manipulieren, dass ein Heilungsprozess einsetzen kann. Der Theologe wiederum hat die unsichtbaren und spirituellen Bereiche möglicherweise für sich erkannt, jedoch sieht er sich nicht geeignet und befugt, etwaige Therapiemaßnahmen gezielt zum Wohle des Anvertrauten einzusetzen.

Der traditionelle Heiler ist Arzt, Psychologe und „Götterbote" zugleich. Er stellt die Rückkehr zu den spirituellen Wurzeln, zur naturgebundenen Einheit in den Mittelpunkt der Heilung. Die meisten Ethno-Therapien, so mystisch ihre Techniken auch auf den ersten Blick erscheinen mögen, sind auch auf körperlicher Ebene erstaunlich erfolgreich, wenn es darum geht, den Patienten zurückzuführen zu Harmonie und Balance mit sich, seiner Umgebung und dem Kosmos. Aus der Integration aller Ebenen zu einem ganzheitlichen Ansatz wird eine über das menschliche Dasein und die Zeit erhobene Weisheit geboren, die bei größerer Beachtung eine neue Zukunft für die Menschheit sowie für unseren Planeten möglich macht.

Mystik und Heilung an den Grenzen der Medizin

Alle Naturvölker sehen in Krankheiten die Folge einer Entfremdung und Trennung von der Einheit. Ein Ungleichgewicht des Geistes und der Seele des Einzelnen oder der Gemeinschaft wird durch Fehlverhalten (z.B. Verletzung verstorbener Ahnen, Ehrfurchtslosigkeit gegenüber Eltern oder alten Menschen, Tabu-Übertretungen, Verstöße gegen göttliche Gebote, Eifersucht, Geschlechtsverkehr vor der Ehe, Flüche, Verhexungen, Ahnengeister oder Dämonen verursacht. Auch Schreck, unglückliche Liebe, soziale Entwurzelung und Überforderung kommen in Betracht. Es entsteht eine Spaltung, ein Ungleichgewicht zwischen dem Betroffenen und der unsichtbaren Welt. Die Behandlung erfolgt mit Sakramentalien (geweihte Gegenstände), Amulett-Herstellung, Opferritualen, Gebeten, Beschwörungen und Exerzitien. Dabei wird der traditionelle Heiler als Hüter der sozialen Ordnung oft zum Mittler zwischen der Gemeinschaft und der übernatürlichen Welt.

Traditionelle Heiler

Viele indigene Völker sehen in Krankheiten die Folge eines Ungleichgewichtes des Geistes und der Seele des Einzelnen oder der Gemeinschaft, die z.B. durch bösen Zauber, Ahnengeister oder Dämonen verursacht werden können. Dennoch wird zwischen natürlichen und übernatürlichen Krankheitsursachen unterschieden, was sehr komplexe Behandlungssysteme hervorgebracht hat. So gibt es neben dem Heiler, Schamanen oder Medizinmann auch die Kräuterdoktoren, Kräuterfrauen und Knochenrichter.

Traditionelle Heiler und Schamanen erfahren den vielschichtigen Komplex des Lebens oft durch ihr eigenes rituelles spirituelles Streben. Durch Initiierungen oder großes körperliches Leid mit schweren, auch psychischen Qualen durchschreiten sie extreme Grenzerfahrungen. So erhalten sie Einblicke, Wissen, Weisheit und Kompetenz auf allen Ebenen. Berufung, jahrelange Lehrzeit und viele Prüfungen ermöglichen das Verstehen der Strukturen der unsichtbaren Welt. Der traditionelle Heiler schaut und betrachtet diesen Komplex, um zu verstehen. Er ist nicht von der Natur getrennt, sondern sieht sich als untrennbarer Teil von ihr. So kann er tiefer als andere schauen. Seine Begabung liegt in dem festen Wissen, eins mit dem zu sein, das ist. Seine Intuition ist dadurch ein weises, vorausschauendes Wissen ohne Vernebelung des Verstandes und dessen Sehnsucht nach greifbaren Fakten. Bei seiner betrachtenden Reise in die Tiefe des ihm anvertrauten Patienten lässt er sich tragen und führen, als würde er auf dem Unbewussten schwimmen, in dem der Kranke versunken ist. Durch die tiefe Verbindung versteht er das Gewebe der Verstrickungen und missverständlichen Bilder, in denen sich der Kranke verloren hat. Aus dem Schauen und Berührenlassen steigt etwas empor, das er dem Patienten weitergibt. Auf der unbewussten Ebene befreit er die Seele symbolisch, indem er sich mit der falsch geleiteten, psychotischen Kraft der Bilder (spirituellen Verunreinigungen) verbindet und diese auflöst, so dass der Lebensfluss wieder in Gang kommt (heute *aktive Imagination* nach C.G. Jung).

Die Besonderheiten der lokalen Heiler liegen in ihrer Kompetenz, Autorität und Berufung. Meist haben sie eine lange Initiationszeit, bis sie ihre Anerkennung als Heiler erfahren. Sie beheben Gesundheitsstörungen, indem sie kulturell akzeptierte und erprobte Methoden anwenden. Ihre Funktion ist meist umfassender als die der westlichen Ärzte, denn auch soziale, psychische und spirituelle Aspekte gehen in die Behandlung ein. Dabei wird der Heiler oft zum Mittler zwischen der Gemeinschaft und der übernatürlichen Welt. Oft wird die Therapie zu einer öffentlichen Angelegenheit, da soziale und spirituelle Aspekte einer Wiederherstellung verlorengegangener Balance bedürfen, weshalb in den meisten indigen Kulturen der Medizinmann gleichzeitig Hüter der sozialen Ordnung ist. Bei den nordamerikanischen Indianern sind die Heiler Medizinmänner, die über Kenntnisse von Mensch Natur und Kosmos verfügen, die sie in heilende Rituale umsetzen. Bei den Afrikanern sind die Heilkundigen meist Fetischzauberer, Orakelpriester oder Witchdoctors (Zulu: Izangoma). Geheime Magie wird zum Wohle, aber auch zum Schaden (Fluch) eingesetzt. In Brasilien, aber auch in Haiti werden Candomble-Priester aufgesucht. Der Priester hilft als Mittelmann zwischen dem Kranken und den Göttern. Oft verfallen sie dazu spontan in Trance, ohne diese jedoch in irgendeiner Form lenken zu können.

In Peru und Bolivien haben Sheripari (Schamanen) Zugang zu Aspekten und Sphären der Wirklichkeit, die anderen verborgen bleiben. Sie können in Trance die Geistwesen der Natur und Herren der Tiere besuchen. Induziert durch Trommeln oder andere monotone Klänge, „reisen" sie in eine „Nicht-alltägliche Wirklichkeit". In der „Unteren Welt" nimmt der Sheripari Kontakt zu Krafttieren auf, die ihm das Wissen und die Heilkraft vermitteln, um im Alltag für sich selbst, für andere und für die Welt heilsam zu wirken.

In Süd- und Mittelamerika ist das Erkrankungskonzept des „Susto" weit verbreitet. Durch einen Schreck, z.B. in Folge eines Unfalls, kann es zu einem Seelenverlust des Menschen kommen, was sich in schwerer Krankheit äußern kann. Die Aufgabe des Schamanen ist das Zurückrufen der Schattenseele durch Opfer an die Geister, die die Seele gefangen haben, durch Massagen, Bestreichen des Körpers mit rituellen Gegenständen und Pflanzen oder durch Schwitzen bis hin zum erneuten Erschrecken des Kranken.

Da die Anforderungen an das „Menschsein" in allen Kulturen sehr unterschiedlich sind, müssen auch die örtlich angewendeten Therapieverfahren unterschiedlich sein, um dem gerecht zu werden, was Menschen an Hilfestellung in ihrem Land benötigen. Das CBS (Culturel bound Syndrom) beschreibt Erkrankungen eines bestimmten Kulturkreises (Folk Illness). In einer technisch dominierten, informationsüberfluteten Gesellschaft kann Stress (aber auch Anorexie und Übergewicht) als ein typisches CBS bezeichnet werden. Die schnelllebige, ganz nach außen orientierte Gesellschaft fordert entsprechend kulturkonform zunächst eine rasche rational-technisch orientierte, ebenfalls auf das Äußerliche ausgerichtete Medizin. Leider begeht die moderne Medizin den folgenschweren Fehler, sich über all die anderen Therapieformen hinwegzuerheben und in Jahrtausenden gereiftes Heilwissen dieses Planeten verächtlich vom Tisch zu wischen. Wir müssen einsehen, dass eine Medizin der Zukunft nur ganzheitlich, unter Einbeziehung der weltweit gereiften Erfahrungsschätze, möglich ist – auch wenn sich diese Verfahren nicht nach den üblichen westlichen wissenschaftstechnischen Methoden statistisch signifikant „beweisen" lassen.

Opferzeremonien der Batak auf Sumatra

Angehörige der Volkgruppe der Batak auf Sumatra lassen bei schweren Erkrankungen einen „Datu" (Medizinmann) kommen. Dieser erscheint in traditionellen Gewändern, die ihm besondere Kraft verleihen sollen. Während einer Opferzeremonie wird aus den Eingeweiden eines Hahnes „gelesen" (Hahnenorakel), während „Tabas" (Zauberrezepturen) aus der Pustaha (heiligen „Rindenbüchern") verabreicht werden. Während der Patient mit den Heilkräutern eingeräuchert wird, bestreicht ihn der Datu mit Hahnenblut, während er mit murmelnden Zauberformeln die „Begu" (bösen Geister) vertreibt.

Das Meerschweinchen-Ritual von Lahuaytambo in Peru

In einem von den Inkas gegründetem Andendorf arbeiten Curanderos (Heiler) noch heute mit dem „Meerschweinchen-Ritual", bei dem der Kranke mit einem lebenden „Meerschweinchen" abgerieben wird, bis die schlechte Energie nun auf das Tier übergegangen ist. Dann wird es aufgeschnitten, und jedes Organ wird genau untersucht – wobei auffällige Organe die nun von dem Patienten entwichene Krankheit anzeigen. Etwas Fett aus dem Tier wird verbrannt. Verbrennt es mit grüner sprühender Flamme, liegt eine Bucheria (Hexerei) vor, und man hat es mit bösen Geistern zu tun. In jedem Fall wird anschließend das tote Tier weit außerhalb des Ortes, wo es keinen Schaden mehr anrichten kann, vergraben, wobei die Oberfläche des Erdlochs nochmals mit Steinen gesichert wird.

Wenn Musik und Tänze zu Medizin werden

In sehr vielen Kulturen sind rhythmische musikalische Lieder und Gesänge das Mittel der Schamanen, um Kontakt mit Göttern, Geistern oder Ahnen herzustellen. Krankheit und Trauer wird nach den Konzepten vieler Völker durch unzufriedene umherirrende Ahnen und Geister der Verstorbenen hervorgerufen. Bei den Apachen in Arizona wird durch einen traditionellen Ritus, die Vogelgesänge, verhindert, dass nach dem Tod eines Stammesmitgliedes dessen umherirrende Seele emotionalen Besitz von einem Mitglied des Stammes ergreift. Ganawa Musiker aus Ghana und Mali führen die sogenannte Leela-Zeremonie durch, eine nächtliche musikalische Heilzeremonie mit Trance-Tänzen und Ganawi-Musik. Durch sie sollen Krankheitsgeister und andere unheilbringende Geister vertrieben werden.

Das schamanische Phurba-Heilritual in Nepal

Die Schamanen Nepals, die Dhamis und Jhankris, lesen den Puls, weissagen aus Reiskörnern und begeben sich mit Trommeln auf Seelenreise, um störende Ahnengeister, Schlangengötter und andere negative kosmische Kräfte zu vertreiben. Als zusätzliche Hilfsmittel verwenden sie unter anderem eine spezielle Saug- bzw. Blasetechnik, bei der sie krankheitserzeugende Einflüsse extrahieren und wegspucken oder aber den geschwächten Bereich durch dreimaliges Blasen, etwa auf die Stirn, energetisch aufladen. Wichtigstes Utensil dabei ist eine Phurba, ein geschnitztes Heilinstrument, das als Symbol des höchsten Gottes Shiva das gesamte schamanische Weltbild repräsentiert. Begleitet von Heilgesängen und Mantras, streicht der Dhamis den Phurba entlang der Schläfen, der Schulter und der Fußsohlen des Patienten. Dadurch werden die göttlichen Kräfte aktiviert und der mythische Vogel Garuda, der die Schlangenkräfte der Unterwelt bezwingen kann, zu Hilfe gerufen. Der Schamane ruft alle hilfreichen Kräfte an, um ihn zu unterstützen. Schließlich verhandelt er in Trance mit den Schlangenkräften ein Opfer, damit sie von dem Kranken ablassen. Es folgen Anordnungen und Richtlinien für das weitere Verhalten des Patienten.

Der schmerzbringende Ahnengeist der Igorot
(Philippinischer Bergstamm)

Mit einem magischen grünen Kiesel pendelt der Heiler aus, welcher der Ahnen (Anito) vom Kranken „verletzt" wurde. Um den gestörten Ahnen, der für die Krankheit verantwortlich gemacht wird, zu versöhnen, werden drei Schweine rituell getötet und zum Essen unter der Dorfbevölkerung verteilt. Anschließend erfolgt gemeinsam die „Leberschau", um zu erkennen, ob die Opfer angenommen wurden und der Kranke genesen können wird. Sind alle drei Gallenblasen prall gefüllt, ist dies das erhoffte Zeichen, und der Kranke ist erleichtert.

Der „gute Mann des Waldes" und seine Gris Gris

West- und ostafrikanische Einflüsse bilden den Grundstock der alten kreolischen Volksheilkunde der Seychellen. Träger des alten Wissens ist der „Bon-Homme-du-bois" („Der gute Mann des Waldes") Er verfügt über das Wissen um die Heilpflanzen und wendet sie in heilender Weise an – magische Praktiken und „Liebeszauber" ebenfalls mit eingeschlossen. Meist stellt er dazu einen mit magischen Kräutern gefüllten Amulettbeutel (Gris Gris) her, um böse Zauber abzuhalten und gute Kräfte anzuziehen.

Amchi Medizin aus den Hochtälern Lhadaks

Der tibetische Amchi Arzt murmelt heilende Mantras des Medizinbuddha Shakyamuni, während er auf einer Ingwerscheibe liegendes Moxakraut verbrennt. Das rhythmische Aneinanderreihen und Wiederholen heiliger Silben soll die gestörten Energieschwingungen des Patienten harmonisieren und auch negative Energien vertreiben. Mit diesem Ritual wird der feinstoffliche Körper mitbehandelt. Der Arzt visualisiert dabei den Medizinbuddha, dreht eine mit einer heiligen Schriftrolle gefüllte Gebetstrommel und überträgt beim Rezitieren mit seinem Atem die göttliche Heilkraft auf den Energiekörper des Behandelten. Die Wirkung der tibetischen Heilungs-Rituale, besonders bei schwerstkranken Kindern, ist erstaunlich.

Eine Verbindung, die heilt

Die Intentionskraft des Heilers und das Vertrauen des Patienten in die Verbindung zum Heiler bauen im Verstand und im Unterbewusstsein des Patienten Bilder auf, die ihm die sichere Gewissheit vermitteln, im Heiler einen mächtigen Verbündeten an seiner Seite zu haben, der ihn sicher von der Krankheit befreit. Die unterschiedlichen suggestiven Verfahren, so sie in den Lebenskontext und das Weltbild des Patienten integriert sind, initiieren Vertrauen in den Heilungsprozess. Tanz und Musik sind in allen Kulturen begleitende Wegbereiter zur Krankheitsbewältigung. Der Einfluss von Ahnengeistern als Auslöser von Krankheiten ist aus Sicht vieler Kulturen sehr stark. Die positive psychologische Wirkung des Opferns, zur Versöhnung der Ahnengeister, durchdringt den Körper des Patienten und wird zu einer physischen Wirkung. Entscheidend ist dabei für uns nicht die Frage, ob es Geister gibt oder nicht, sondern einzig und allein, wie es gelingt, kulturkonform einen neuen suggestiven Impuls zu setzen, von dem der Patient mit jeder Zelle seines Körpers überzeugt ist. Die Identifizierung mit festen Bildern und Vorstellungen entfremdet den Patienten von seinem Selbst und öffnet damit den Weg in die Krankheit.

Gleichzeitig trägt die kulturgebundene Bilderwelt gleichzeitig die Chance in sich, mit Bildern, Symbolen und suggestiven Verfahren zur Einheit zurückzufinden und in der Bindung die ersehnte Heilung zu erfahren.

Besser, als die Weisheit der Vergangenheit und anderer Kulturen zu verwerfen, wäre es, aus den ethnischen Traditionen zu lernen und daraus eine Weltanschauung zu entwickeln, die helfen kann, psycho-emotionales Chaos zu ordnen und Traumata unterschiedlichster Genese besser zu verarbeiten. All dies zeigt uns, welch ungeheure Weisheit in unseren Zellen verankert ist und welche immensen Möglichkeiten wir haben, aus eigener Kraft diese Potenziale anzuwenden. Wir sind mehr, als wir glauben, und wir können mehr erreichen, als wir glauben. Das von mir einmal im Jahr ausgerichtete Event des schamanischen Feuerlaufs ist ein wunderbares Beispiel für echte Therapie.

Der Tanz mit dem Feuer

Wer etwas haben möchte, das er noch niemals hatte,
muss etwas tun, was er noch niemals tat.

Das Ritual des Feuertanzes ist eine faszinierende therapeutische Zeremonie. Das Feuerlaufen, wie es auch genannt wird, ist uralt und wird in vielen Religionen und Kulturen praktiziert. Die ältesten Zeugnisse finden sich in Tibet, wo es Feuerlaufen schon vor 4000 Jahren gegeben haben soll. Später wurde es nur noch in Klöstern von Priestern, aber auch von Schamanen benutzt, um über die Symbolik des Elementes Feuers eigene, selbst auferlegte Beschränkungen zu überwinden. Der Feuerlauf ist eine Gelegenheit, das Leben zu transformieren, das unmöglich Erscheinende möglich zu machen. Wahrzunehmen, dass man mehr ist, als man glaubt. Die eigenen Grenzen zu erweitern, indem man sich nicht mehr von Ängsten und Zweifeln zurückhalten lässt. Dies bedeutet, sich selbst in intensiver Weise zu erfahren.

„Wenn du siehst und erlebst, dass du das Unmögliche tun kannst, nämlich barfuss über glühende Kohlen zu gehen, und darin zu tanzen, ohne dich zu verbrennen, wirst du dich fragen: Was ist in meinem Leben sonst noch möglich...?"

Beim Feuerlauf wird das Undenkbare plötzlich real, durchführbar. Wir erfahren, dass wir es selbst bestimmen, ob wir uns verbrennen oder nicht. Wir bekommen eine Ahnung davon, dass wir unsere Realität und unser ganzes Leben selbst festlegen. Wir erleben unsere intensive Angst vor dem Feuer, vor dem Verbranntwerden, aber auch, dass wir unverletzt durchs Feuer gehen können. Ein Leben lang sehen und erfahren wir, manchmal hautnah, dass Feuer heiß ist und Dinge und uns selbst verbrennen kann. Fast jeder Mensch hat sich schon einmal verbrannt, und fast jeder, der sich schon einmal verbrannt hat, hat Angst davor, sich wieder zu verbrennen. Man wird sich also hüten, dem Feuer ungeschützt zu nahe zu kommen. Wenn wir diese Angst loslassen und uns nicht mehr von ihr beherrschen lassen, sondern selbst über unsere Angst bestimmen, also über unsere Urkraft, wird die ganze Kraft und Lebendigkeit, die wir vorher zur Kontrolle unserer Angst und Zweifel benötigten, frei und steht uns wieder zur Verfügung. Wir können sie benutzen, um in unserem Leben weiterzugehen. Anstelle der Angst entsteht ein Freiraum, der sich mit Freude und Lebendigkeit, mit unserem natürlichen Lebensgefühl füllt.

Die Geschichte des Feuerlaufens

Auch in anderen Kulturen wurde das Feuerlaufen schon vor sehr langer Zeit regelmäßig praktiziert. Die Kahunas auf Hawaii sollen es geschafft haben, unverletzt über noch glühende Lava zu schreiten (immerhin mind. 1.000 Grad Celsius). Die heiligen Männer auf Fiji gingen unverletzt über glühende Steine. In Ekstase tanzen in Hongkong Männer übers Feuer. Indische Yogis, aber auch ganz normale indische Büßer, gehen barfuß über die Glut.

Im Norden von Spanien, in der Region Castilla y Leon, fast an der Grenze zum Baskenland, wird in der Nacht von St. Johannes (23. Juni) die Zeremonie des Feuerlaufs durchgeführt (Paso del fuego di San Pedro Manrique). Bei diesem Feuerlauf (Paso del fuego) dürfen nur die Einwohner des Ortes über die glühenden Kohlen gehen. Die *pasadores* (Feuerläufer) gehen in die *hoguera* (Glutteppich). Die Region Castilla y Leon ist übrigens auf dem spirituellen Sektor noch bekannter durch den „Jakobsweg".

In Bulgarien laufen oder tanzen am Konstantin-Tag (21. Mai) Frauen barfuss über glühende Kohlen, mit Ikonen in den Händen (ein Frühlingsfest). Auch auf Bali und Sri Lanka finden Feuerläufe im Rahmen religiöser Feiern statt.

In Nord-Griechenland tanzen die Anastenarides zu Ehren der Heiligen über das Feuer. Stundenlange Gebete und Gesänge sowie rhythmische Tänze haben die gleiche Wirkung wie eine Feuerlauf-Meditation mit integriertem Mentaltraining. Die Temperatur der glühenden Kohlen beträgt lt. mehrfachem Messen bei verschiedenen Feuerläufen zwischen + 650 und max. + 900 Grad Celsius. Die Angst vor dem Feuer ist daher verständlich. In dieser Angst ist jedoch eine unglaubliche Menge an Energie gefangen, die aber dann, wenn man über die Glut geht, in Sekundenschnelle befreit und in heilende Kraft bzw. Freude transformiert wird. Das Feuerlaufen ist ein uraltes Ritual, das heute auf der ganzen Welt zum Glück wieder stärker praktiziert wird und nicht nur den „heiligen Männern" vorbehalten ist. Es hilft den Menschen, sich mit den universellen Urkräften der Natur zu verbinden und kann die Harmonisierung von Geist, Seele und Körper bewirken. Für viele Feuerläufer ist dies die wirksamste Methode, um auf dem spirituellen Weg die direkte Einheit mit den göttlichen Naturkräften zu erfahren.

Die Praxis des Feuerlaufens

„Träume umsetzen, sie erleben, zur Tat schreiten und nicht nur davon reden, das sind Feuerläufer. Über den Glutteppich gehen, um das eigene Potenzial zu verstehen, um alle verborgenen Fähigkeiten zu erkennen, nicht für einen kurzen Moment, sondern mit einer nachhaltigen Wirkung in allen künftigen alltäglichen Feuerläufen..." Eine intensive Vorbereitung befähigt die Teilnehmer des tibetischen Feuertanz-Rituals, unverletzt über das Feuer zu gehen oder zu tanzen und diese Erfahrung anschließend im Leben optimal für sich zu nutzen. Jeder Teilnehmer erarbeitet sich seine eigene Zielsetzung. Am Abend findet dann der Lauf über die glühenden Kohlen statt: Gemeinsam wird ein großes Feuer aus Holzscheiten entfacht. Nach einer rituellen Vorbereitung mit Meditations- und Trance-Ritualen wird dann die Holzkohle zu einem acht bis zehn Meter langen Glut-Teppich ausgebreitet, und mit einer persönlichen Vision geht jeder Teilnehmer über das Feuer. Jeder erlebt seine innere Kraft in voller Aktion. Feuer löst alte Strukturen und schafft Platz für Neues. Es gibt Raum für Veränderung und verankert dauerhaft Neugewonnenes. Der Feuerläufer erprobt das Loslassen alter Ängste und bereitet sich so auf neue Strukturen im Leben vor.

Das Feuerlauf-Training geht weit über ein herkömmliches Mentaltraining hinaus, denn man redet nicht nur von dem, was alles möglich wäre, sondern es wird auf eine spannende und faszinierende Art gezeigt, wie man sein vollkommenes Potenzial aktivieren und entfalten kann. Teilnehmer unseres zweimal im Jahr unter Aufsicht eines tibetischen Priesters stattfindenden Feuertanz-Rituals berichten, dass sie sich nach dem Feuerlauf neuen Herausforderungen leichter stellen und Dinge tun, die sie vorher aus Angst nicht getan haben: Beziehungen klären, eine neue Beziehung anfangen, eine alte beenden, um Gehaltserhöhung bitten, eine neue Stelle oder eine neuen Beruf beginnen, umziehen etc. Der Feuerlauf setzt Kräfte frei, die vorher gebunden waren. Es kostet Kraft, für manche sehr viel Kraft, seine Angst zu beherrschen und zu kontrollieren.

Die Wirkungen des Feuerlaufs

Nicht weil es schwierig ist, wagen wir es nicht, sondern weil wir es nicht wagen, ist es schwierig.

Sokrates

Ein Feuerlauf bewirkt immer Änderungen. Zwar nicht innerhalb von Tagen, aber auf Dauer gesehen sind die positiven Veränderungen eindeutig bemerkbar. Er wirkt nachhaltig und löst im Unterbewusstsein ein neues Denken und Erkennen aus. So kann ein Feuerlauf beispielsweise helfen:

Ängste und Blockaden zu überwinden. Die Opferrolle aufzugeben. Die eigenen gedanklichen Grenzen zu überschreiten. Verborgene Potenziale und Talente wiederzuentdecken. Zu begreifen, dass man mehr ist und kann, als man glaubt. Selbst „Unmögliches" doch schaffen. Mehr Vertrauen bekommen, dass man seine Ziele wirklich erreichen kann. Mehr Verantwortung für das eigene Leben zu übernehmen. Weniger Angst vor dem Neuen oder Unbekannten zu haben. Mehr Energien und eine positive Einstellung für Neues zu schaffen. Alte, unerwünschte Verhaltensweisen abzulegen.

„Gehst du respektvoll und mit demütigem Herzen einen Schritt auf die Natur zu, kommt sie dir drei Schritte entgegen."

ÜBUNG

Welche außergewöhnlichen Begegnungen und Erfahrungen habe ich in meinem Leben gemacht? Wie haben sie mein Leben verändert? Waren außergewöhnliche Erlebnisse und Krisen – wie das Wort Krise schon sagt – Wendepunkte in meinem Leben? Was haben sie mir gezeigt?

KAPITEL 12

VERBINDENDE KOMMUNIKATION ALS SCHLÜSSEL ZUM LEBEN

Das Spiel, das mir am meisten Spaß bringt, heißt, das Leben wunderbarer machen. Die meisten Leute spielen „wer hat recht" und sie wissen nicht, dass es auch noch ein anderes Spiel gibt. Das Leben wunderbar machen, können wir auch mit Leuten spielen, die „wer hat recht" gewöhnt sind – niemand wird das weiter spielen wollen, wenn man die Wahl hat.

MARSHALL ROSENBERG

Ein großer Teil unserer Gedanken, Interpretationen und Wertungen sowie unserer Reaktionen und Entscheidungen werden durch unser Unterbewusstsein gesteuert. Dieses ist geprägt durch Verhaltensmuster und Überzeugungen, die wir uns in der Kindheit zugelegt haben, um in der Welt, in die wir hineingeboren wurden, zurechtzukommen. Viele dieser Überzeugungen passen für unser Erwachsenenleben nicht mehr und behindern unser Wachstum und unsere Freiheit. Wir stehen uns selbst im Weg, auch wenn wir längst begriffen haben, dass ein anderes Verhalten sinnvoller wäre. Solche lebenseinschränkenden und hinderlichen Automatismen können mit bewusster (gewaltfreier) Kommunikation aufgelöst werden. Kommunikation ist dabei eine Form der verfeinerten Wahrnehmung von Bedürfnissen von uns selbst und von unserem Gegenüber. Diese spiegeln sich in erstaunlicher Weise in den Strategien, die wir anwenden, um unsere Bedürfnisse zu befriedigen

Spiritualität und ein verfeinertes Bewusstsein zeigen sich letztlich immer in der Form, wie wir uns ausdrücken und dabei unser Gegenüber im Auge behalten. Unsere innere Haltung zeigt sich in der Art und Weise, wie wir kommunizieren und dabei das ausdrücken, was wir in uns wahrnehmen. Gleichzeitig haben wir ein Bewusstsein für das, was wir bei unserem Gesprächspartner auslösen. Empathie ist dabei eine Grundhaltung, die Wohlwollen und den Wunsch der Bereicherung des Anderen zum Ausdruck bringt. Die Gesetzte der Polarität sind hier von allergrößter Wichtigkeit. Die meisten Konflikte entstehen aus mangelndem Bewusstsein. Wir missbrauchen unser Gegenüber in einer Form, als wollten wir unseren eigenen Pickel auf dem Glas des Spiegels ausdrücken. Wenn ich dem Anderen aber das gebe, was ich selbst am meisten benötige, dann liege ich damit fast immer richtig.

> Wahre Spiritualität zeigt sich darin, wie das Bewusstsein für die Resonanz und die Polaritätsgesetze im zwischenmenschlichen Zusammenspiel seine praktische Anwendung findet.
>
> YOGI BHAJAN

Kommunikation von Mensch zu Mensch

Die Natur des Menschen drückt sich am deutlichsten in der Kommunikation über die Sprache und über die Mimik aus. Beides legt Zeugnis ab vom Charakter, einer inneren Haltung und einem Verständnis der natürlichen Gesetzmäßigkeiten. Mit seiner Sprache drückt der Mensch aus, was in ihm lebendig ist, was ihm fehlt, welche Bedürfnisse er hat und welche Erwartungen er an sich, an andere und an das Leben selbst stellt. Mit der Sprache steht ihm ein Kommunikationswerkzeug zur Verfügung, mit dem er sich ausdrücken, um Verständnis werben und Respekt zollen kann. Mit seiner Sprache kann er Türen öffnen, die das eigene Leben und das anderer bereichern. Es können aber auch Mauern errichtet werden, die das Leben einschränken. Solche Mauern erschweren oft das Menschsein und sind nur in den seltensten Fällen dienlich.

Im Großen und Ganzen verzweifeln Menschen, in der Mehrheit Männer, immer wieder in ihrem Leben, weil es ihnen schwerfällt zu kommunizieren, also sich in einer Weise auszudrücken, die zu wirklicher Verständigung beträgt. Dies führt zu Frustration und Rückzug aus Hilflosigkeit. Ersatzbefriedigung und Kompensation werden gesucht.

Der Umgang innerhalb zwischenmenschlicher Beziehungen, egal auf welcher Ebene, ist eine der größten Herausforderungen, denen wir als Menschen gegenüberstehen. Es beginnt mit der Beziehung zu den Eltern, zu Freunden, zu Lehrern, zum Partner, zu Kollegen und Chefs und schließlich zu den eigenen Kindern. Dazu kommen all die Menschen, die uns tagtäglich begegnen. Um dauerhafte und befriedigende zwischenmenschliche Beziehungen einzugehen und aufrechtzuerhalten, bedarf es einer guten intuitiven Wahrnehmung und eines wachen reflektierenden Verstandes. Es erfordert „Bewusst-Sein".

Der Umgang mit all den Menschen, denen wir im Laufe unseres Lebens begegnen, kann grundsätzlich erfüllend und befriedigend sein. Kaum etwas im Leben trägt mehr zu Glück und Gesundheit bei als Verbindungen, die von Respekt, Wohlwollen und gegenseitiger Verständigung geprägt sind. Ein menschliches Urbedürfnis nach Verbindung, Wertschätzung und Zugehörigkeit findet ebenso Befriedigung wie das Bedürfnis, einen Beitrag leisten zu dürfen, um das Leben eines anderen Menschen zu bereichern.

Kommunikation ist eine Wissenschaft und eine Kunst. Normalerweise können zwei Menschen einfach durch ihre Gegenwart miteinander kommunizieren. Wenn das fehlschlägt, sind Worte ein letztes Mittel. Setze deiner Liebe und deiner Kommunikation keine Grenzen.

Yogi Bhajan

Bei Konflikten und Auseinandersetzungen geht es immer um den Wunsch nach Wertschätzung und Respekt. Die Lösung liegt allzu oft im Erkennen und Würdigen von Bedürfnissen – der eigenen wie der anderen. Ein empathisches Bewusstsein zu entwickeln und es in Worten und Handlungen erkennbar werden zu lassen, zeugt von Weisheit.

Ein derartiges Verhalten dient dem eigenen Leben. Es macht es leichter, nährt und stärkt die Lebenskraft und damit die Gesundheit. Werden eigene Bedürfnisse erkannt und die anderer wahrgenommen und gewürdigt, lassen sich unnötig zehrende und krankmachende Konflikte vermeiden. Im Grunde seines Herzens möchte jeder Mensch geliebt werden. Gelingt dies nicht, will er zumindest gesehen werden, auch indem er gefürchtet oder gar gehasst wird.

Menschliche Ur-Bedürfnisse

Bedürfnisse sind tief im Zellbewusstsein verankerte Kräfte, die wir als Motor unseres Lebens bezeichnen können. Sie sind der Grund, warum wir auf die Welt kommen. Ebenso sind sie die treibende Kraft, die uns morgens aus dem Bett steigen lässt. Es ist der Hunger nach Leben und Erfahrung, der sich uns täglich in seinen verschiedenen Facetten zeigt. Auf neurophysiologischer Ebene ist es ein „Synapsen-Hunger", der gesättigt werden will.

So liegen jeder unserer Handlungen Bedürfnisse zugrunde, die nach Erfüllung suchen. Auf der körperlichen Ebene ist es zunächst das Bedürfnis nach Sauerstoff, das uns atmen lässt. Hunger und Durst treiben uns an, Strategien zu entwickeln, so dass wir Essen beschaffen und es zu uns nehmen. Bleibt das Bedürfnis nach Nahrung unbefriedigt, kommt es zu einer Stauung des Energieflusses. Hungergefühl und schließlich Bauchschmerzen machen darauf aufmerksam, dass ein wichtiges Bedürfnis nach Befriedigung velangt.

Auch alle anderen unbefriedigten Bedürfnisse bringen unangenehme Gefühle hervor. Unangenehme Gefühle sind Wegweiser zu unseren Bedürfnissen. Sie zeigen, dass ein Bedürfnis in der Prioritätenliste ganz nach oben gerückt ist und nach Beachtung verlangt. Die jeweils hungrigsten Bedürfnisse setzen sich durch und motivieren uns, eine Strategie anzuwenden, um sie zu sättigen. Während Bedürfnisse Teil des Menschseins sind, sind die Strategien, die wir anwenden, um sie zu befriedigen, unterschiedlich. Sie können uneffektiv sein, Kraft kosten und auf verschiedenen Ebenen sehr kostspielig sein. Sie können aber auch so gestaltet sein, dass alle Beteiligten mehr Spaß dabei haben.

Werden Bedürfnisse nicht beachtet oder gar unterdrückt, kommt es zu Blockaden im Energiefluss. Diese sind über Symptome spürbar und über verschiedene feinstoffliche Diagnose-Methoden, wie z.B. die chinesische und tibetische Pulsdiagnose, messbar. Sie zeigen das Frühstadium von Krankheiten an. Gelingt es nicht, sie vorbeugend zu lösen, läuft das Fass irgendwann über. Die Stauung entlädt sich nach außen spürbar als Krankheit. Das Leben wird eingeschränkt. Wir brauchen die Erfüllung unserer Bedürfnisse, um glücklich zu sein. Allerdings haben Bedürfnisse unterschiedliche Toleranzspielräume. Manche brauchen eine relativ kurzfristige Befriedigung, andere können jahrelang warten. Um Erfüllung zu finden, wollen unsere Bedürfnisse wenigstens einmal im Leben befriedigt sein. Kümmere dich rechtzeitig um deine Herzensangelegenheiten, damit es später nicht der Herzchirurg für dich tun muss.

Unbefriedigte Bedürfnisse wollen, wenn sie schon nicht erfüllt werden, doch zumindest gesehen und beachtet werden. Sie schreien oft förmlich nach Beachtung. Nicht umsonst werden Stimmen lauter oder wird durch auffälliges Verhalten nach Aufmerksamkeit gesucht. Eine schier unstillbare, in den Zellen verankerte Sehnsucht nach Wahrnehmung und Austausch treibt die meisten von uns zu den verrücktesten Strategien: Hauptsache gesehen werden.

Die Würdigung und Kommunikation von Bedürfnissen schafft im Idealfall Raum für Verständigung und gegenseitiges Verstehen. Oft reicht dies schon aus, um ein gestörtes Gleichgewicht wiederherzustellen. Es führt uns in ein Handeln, indem wir vielleicht eine „Bitte" aussprechen und einen anderen Menschen einladen, gemeinsam eine Lösung zu finden.

Befriedigte Bedürfnisse äußern sich in angenehmen Gefühlen. Wir freuen uns, danken, feiern, sind entspannt, gelassen und kooperativ. Dies dient dem Leben und fördert es. Es generiert Energie, die wir benötigen, um uns mutig neuen Wachstumsimpulsen zu stellen.

SIEBEN GRUPPEN VON MENSCHLICHEN URBEDÜRFNISSEN BESTIMMEN UNSER LEBEN

Körperliche Versorgung :
Luft, Wasser, Nahrung, Bewegung, Gesundheit, Unterkunft, Sexualität, Ruhe/ Entspannung, körperliche Nähe

Verbindung/Anerkennung: Harmonische Beziehungen, Verbundenheit, Verständnis, Respekt, Zugehörigkeit/Gemeinschaftlichkeit, ehrliches Feedback, Zuwendung und Liebe, Vertrauen, menschliche Wärme und Zärtlichkeit, Unterstützung, Ordnung, Struktur

Selbstbestimmung: Unabhängigkeit, Selbstbestimmung, Freiheit

Integrität: Authentizität, Kreativität, Schöpferische Entfaltung, Selbstvertrauen, Wachstum und Weiterentwicklung

Spielen/Feiern: Verluste, Abschiede, Siege, Erfolge und Träume, Entspannung, Unterhaltung, Abwechslung, Abenteuer

Beitrag leisten: Zur Bereicherung des Lebens beitragen, sich um das Wohl anderer kümmern, das Überleben sichern, helfen, kümmern, Nachhaltigkeit, soziale Verantwortung für Kranke oder Leidende, Kinder und Alte mittragen

Spiritualität: Schönheit, Harmonie, Inspiration, Sinnhaftigkeit, Frieden, Klarheit, Bewusstheit, geistige Orientierung

Wenn ein einziges Grundbedürfnis nicht befriedigt ist, kommt es mit der Zeit zu einem Energiestau. Das Schwingungsniveau wird immer gröber und äußert sich schließlich über ein körperliches Symptom. So wie Hunger das Bedürfnis nach Nahrungsaufnahme (Blockade Erd-Element) deutlich sichtbar hervortreten lässt, äußert sich z.B. Husten als Bedürfnis nach Luft, Raum und Freiheit (Sich den Weg freihusten. Blockade: Metall-Element); Blasenentzündung als Bedürfnis nach Vertrauen und Sicherheit (Wasser-Element), Herzschmerz oder Herzrasen als Bedürfnis nach Freude, Leichtigkeit und Leidenschaft (Feuer-Element) oder Halsschmerzen als Bedürfnis nach authentischem Ausdruck bzw. Aussprache (Holz-Element).

Bereits bevor ein Symptom den „Zellhunger" zum Ausdruck bringt, zeigen bereits die hochschlagenden Pulswellen das sich aufbauende Ungleichgewicht des Körpers an. Die Weisheit, mit der sich unsere Zellen über diesen Mechanismus zeigen, hat sich im Laufe der Evolution in dieser Weise herausgebildet. Wenn es gelingt, unsere Wahrnehmung für diese Botschaften zu schulen, dann leisten wir einen direkten Beitrag zu unserer eigenen Evolution. Eine Bestätigung für dieses Postulat finden wir ganz einfach, wenn wir unsere Kinder beobachten. Das Bewusstsein für die Naturgesetze (Wer anderen eine Grube gräbt...) muss sich erst durch Ausprobieren entwickeln. Je schneller dies geschieht, umso weniger Zeit und Energie muss für frustrierende „Tests" verwendet werden. Im hohen Alter ist dies ebenso gut zu beobachten. Wer das Bedürfnis nach Sicherheit (warm, satt, sauber) sowie nach Ordnung und Struktur in der Prioritätenliste ganz nach oben stellt, dessen Sinnes- und Wahrnehmungsfunktionen lassen nach in dem Maße, wie er sich nicht mehr kommunizierend mit sich und seiner Umwelt auseinandersetzt. Das Wachstum für dieses Leben scheint abgeschlossen. Neues ist unerwünscht.

Die vergessene Sprache der Menschheit

Bei dem Versuch zu verstehen, woran Menschen am meisten im Leben scheitern und was sie sich gleichzeitig am meisten ersehnen, kommt man in der Tiefe immer wieder an den gleichen Punkt. Nichts wünscht sich ein Mensch mehr, als in Verbindung zu sein. Verbindung zu spüren und gesehen, geachtet und im Idealfall geliebt zu werden. Wer nicht geliebt wird, will wenigstens gefürchtet werden. Wer nicht gefürchtet wird, will gehasst werden – Hauptsache wahrgenommen werden. Mit Kleinkindern kann es sich ebenso verhalten. Lieber geprügelt werden und Schmerzen in Kauf nehmen, als gar nicht beachtet zu werden. Hauptsache in Verbindung (z.B. mit dem Vater) sein, auch wenn es weh tut. Menschen sind unzufrieden mit sich und ihrem Leben, weil es ihnen nicht gelingt, befriedigende Kontakte zu knüpfen und aufrechtzuerhalten. Zweifel an sich selbst und mangelnde Fähigkeit, sich in einer verbindungsfördernden Weise auszudrücken, sind mit die größten Hindernisse, wenn es darum geht, ein erfülltes Leben zu führen.

Eine überwältigend materialistisch an der Außenwelt orientierte Gesellschaft fördert unausweichlich egozentrisches und selbstsüchtiges Streben nach mehr Macht, Reichtum und Befriedigung durch äußere Umstände. So dominieren eher Neid, Misstrauen, Vorurteile, Unverständnis, Hass, Frustration und Aggression. Nützlich für den Aufbau einer homogenen Gemeinschaft, egal ob einer Familie oder einer Nation, ist zweifellos, wenn dem Positiven, Lebensfördernden mehr Raum gegeben werden kann. Liebe, Respekt, Verständnis, Wertschätzung, Mitgefühl und Fürsorge sind Tugenden, die das Leben und die Gemeinschaft fördern und unterstützen.

Da die Welt das ist, was wir aus ihr gemacht haben, sollten wir uns schleunigst daran begeben, uns selbst zu ändern, denn nur so ändert sich die Welt und kann zu einem Ort werden, der uns mehr Freude schenkt. Die Veränderung muss hier und heute ernsthaft in uns selbst beginnen, indem wir uns zunächst darin üben, in anderer Weise untereinander zu kommunizieren und das zum Ausdruck zu bringen, was in uns lebendig ist. Bewusste Kommunikation bedeutet zugleich, dass wir über das Einfühlen in den Standpunkt des Anderen und die Beobachtung dessen, was dies mit uns macht, einen neuen Zugang zu uns selbst finden. Entsprechend der Resonanz- und Polaritätsgesetze dient uns einfühlsame Kommunikation dazu, uns unserer eigenen Bedürfnisse und Handlungsmotive ebenso bewusst zu werden wie des Schattens, der uns immer begleitet. Da wir aber auch mit dem anderen auf tiefer Ebene verbunden sind, können wir uns tief in uns einfühlen und bekommen dann eine Wahrnehmung dafür, was im Anderen los ist. Lebensfördernde Kommunikation wird somit zu einem wertvollen Schlüssel für das Leben. Diese Form der Sprache zu erlernen, ist ein großartiges Abenteuer, das neue Erfahrungswelten eröffnet.

Du wirst andere Menschen mehr mögen, wenn du
auf ihr Herz und nicht auf ihren Kopf hörst.

MARSHALL ROSENBERG

Kommunikation, die das Leben bereichert

Unser aller Bedürfnis nach Bindung ist sehr sehr stark. Wir können das Bedürfnis nach Verbindung als eines der tragenden, primären Bedürfnisse des Menschseins betrachten – gleich nach Essen, Trinken und Schlafen. Es beginnt bereits mit der ersten Verbindung zwischen Mutter und Kind. Die Mutter bietet den sicheren Hafen, von dem aus das Kind die Welt erkunden kann. Es ist mit ihr verbunden und wächst gleichzeitig jeden Tag über sich hinaus. Die Mutter ist da und bleibt da, auch bei hohem Seegang. Sie wird dem Kind vermitteln: Alles wird wieder gut, ich bin da, du kannst weiter die Welt entdecken. Es entwickelt sich ein verlässliches Urvertrauen von dieser ersten Bindung aus. Grundlage für Freiheit und Autonomie ein Leben lang – im Idealfall. Das Bedürfnis nach Bindung bleibt aber auch im späteren Alter bestehen. Freunde, Partner oder andere wichtige Mentoren oder Bindungspersonen werden immer wieder in Zeiten hoher Belastung aufgesucht, um hier Trost, Rat und Energie zu tanken. Jede Bindung, die auf einer stabilen Grundlage beruht, trägt folgende Essenz in sich, die das Leben fördert wie kaum etwas anderes: Ich bin so okay, wie ich bin. Ich werde hier in meinem Sosein bedingungslos angenommen. Ich bin liebenswert. Hierzu braucht es Verbindungen. In der Einsamkeit und Ablehnung von Kontakten ist dies nicht zu finden. Es fehlt etwas, mit oft tragischen Konsequenzen. Die Ausführungen von Rosenberg können helfen, die Dynamik rund um menschliche Grundbedürfnisse zu verstehen.

Gefühle als Wegweiser zu unseren Bedürfnissen

Gefühle verbinden uns mit unseren Bedürfnissen. Sie helfen uns, unser Leben zu erhalten, unser Wohlbefinden zu fördern und letztlich glücklich zu werden. Je mehr wir mit unseren Gefühlen verbunden sind, umso lebendiger sind wir. Wann immer ein Gefühl wahrgenommen und gewürdigt wird, stellt sich Erleichterung ein. Angenehme Gefühle, wie Freude, Zufriedenheit oder Gelassenheit, deuten darauf hin, dass Bedürfnisse befriedigt sind und unsere Energien ungehindert fließen können. Unangenehme Gefühle, wie Zweifel, Verwirrung, Neid oder Angst, äußern sich schnell in Befindungsstörungen, Symptomen oder gar Schmerzen. Sie zeigen an, dass unser Leben eingeschränkt ist, und deuten darauf hin, dass Bedürfnisse nicht befriedigt sind. Es kommt zu Blockaden im Energiefluss, die sich immer deutlicher bemerkbar machen. Sie können bis zu handfesten Krankheiten eskalieren. Sie helfen uns, unser Leben zu erhalten und unsere Bestimmung zu erfüllen.

Je mehr wir mit unseren Gefühlen verbunden sind, umso gleichmäßiger fließen die Energieströme unserer Lebenskraft (unser Qi) und umso lebendiger sind wir. Bemerkenswert ist, dass oft schon die Wahrnehmung und Würdigung eines Gefühls Erleichterung schafft. Wenn wir jedoch, etwa durch Erziehungsmuster, verlernen, unsere Gefühle wahrzunehmen und auszudrücken, entfremden wir uns von uns selbst. Es kommt zu einem Gefühlsstau (Qi-Stauung = Krankheit). Rationalität und Orientierung an Normen und Verhaltensmustern, die von außen kommen, an Gewohnheiten und Glaubensätze verhindern Verbindung. Die Selbstwahrnehmung ist reduziert. Dies schränkt das Leben ein. Die Wahrnehmung der Außenwelt schafft Verbindung. In dem Austausch und in der Verbindung mit der Umwelt entsteht Fülle. Dies generiert Kraft und fördert damit das Leben. Reduzierte Wahrnehmung schränkt das Leben ein und richtet sich gegen die Evolution. Ist das Bewusstsein für das, was ist, reduziert, ist der Drang nach Ersatzbefriedigungen groß. Außen wird verstärkt gesucht, wenn im Inneren der Halt oder die Verbindung fehlt.

Verbindung zu sich selbst, Verbindung zur Natur und Verbindung zu den Mitmenschen sind die drei größten Kraftquellen, die uns zur Verfügung stehen. Durch sie entwickelt sich das Leben weiter und gewinnt an Erfahrung und Fülle.

Der Kopf – das Uhrwerk

In den Kopf zu gehen, zu urteilen und Forderungen zu stellen, ist für uns alle meist immer leichter, als der Versuch, mit Bewusstsein wahrzunehmen, welche Bedürfnisse uns gerade treiben bzw. lebendig sind. Die Wahrnehmung unserer Gefühle ist im Lärm des Alltags mindestens ebenso schwer wie die Wahrnehmung der Bedürfnisse und Gefühle anderer. Was fühle ich – aber auch: „Was fühlst du"? Was brauchst du wirklich? Was können wir tun, um das Leben für uns alle lebenswerter zu machen?

Erst wenn das Anliegen des Anderen ausreichend berücksichtigt ist, kann es mir gutgehen. Daher geht es nicht darum, Recht zu haben und seine Bedürfnisse auf Kosten anderer durchzusetzen.

Die Verlorene Sprache

Worte schaffen Verbindung oder zerstören sie. Am Anfang war das Wort... Worte können Mauern aufbauen oder Türen öffnen. Worte haben das Potenzial, dem Leben zu dienen und es zu nähren. Sie können es aber auch zerstören. Worte sind „Energie in Aktion". Worte zu finden, die die innere Haltung in einer ehrlichen Weise und in flüssiger Sprache ausdrücken, ist nicht nur eine besondere Herausforderung, sondern entscheidet weit mehr über Gesundheit, Freude und Erfüllung als bisher angenommen. Über die Reflexion meines Ausdrucks in Form von Worten beginne ich, meine Wahrnehmung für mich und meine Bedürfnisse zu schulen. Wenn ich spreche, bin ich ganz bei mir. Wenn ich höre, bin ich ganz bei dir...

Wenn mich z.B. an meinem eigenen oder am Verhalten eines anderen etwas nervt, dann ist das Einzige, was ich tun kann, mir selbst oder der anderen Person aufrichtig mitzuteilen, was mich gerade in diesem Augenblick bewegt. Wie fühle ich mich, welches Anliegen kommt bei mir gerade zu kurz, so dass ich in Rage gerate. Dies Einzige, was wir tun können, ist gleichzeitig wirklich „einzigartig" und entspricht genau dem, was das Universum, das Dao, von uns fordert. Ich lade mich selbst ein und gebe mir Zeit und Raum, um zu erkunden, wie meine innere Welt aussieht. Jenseits von richtig und falsch liegt ein Ort – dort treffen wir uns.

Einem anderen Menschen kann ich auf diese Weise ein Geschenk machen, indem ich ihn einlade, an meiner Welt teilzuhaben. Wir können gemeinsam erkunden, wie meine Welt aussieht, und deren Einzigartigkeit anerkennen und würdigen. Dabei geht es nicht darum, gut dazustehen, perfekt zu sein, alles im Leben richtig und nichts falsch gemacht zu machen. Es geht darum, sich durch Austausch und Würdigung zu verbinden und letztlich gemeinsam das Lachen zu lachen und die Tränen zu weinen.

Es braucht zwar Mut und Vertrauen, sich zu zeigen, aber genau solche Momentaufnahmen sind oft die bewegendsten und zutiefst berührenden Erlebnisse, die als Geschenke unvergessen bleiben. Dieses

Vertrauen und Teilhabenlassen ist tiefster Ausdruck von Menschsein und erfüllt gleichzeitig ein Urbedürfnis eines jeden Menschen. Ist der Kommunikationfluss in dieser Weise intakt, fließt das Qi. Leben wird genährt. Verbindung und Fülle wird spürbar und tritt in Form von Gesundheit und blühender Lebenskraft in die Sichtbarkeit. Das, was fließt, ist reine Lebenskraft.

Bitten als Ausdruck von Wertschätzung

Wenn ich ein Bedürfnis habe und etwas bekommen möchte, ist es hilfreich, eine wirkliche Bitte auszusprechen (Kannst du bitte mal...!) und eine Forderung tunlichst zu vermeiden. Bei einer Bitte werden die Bedürfnisse meines Gegenübers nach Selbstbestimmung und Wertschätzung gewürdigt. Eine Bitte ist eine Einladung, das Gewünschte bewusst und freiwillig zu tun. Es ist eine Einladung, einen Beitrag zu leisten und daran mitzuwirken, das Leben eines anderen leichter zu machen.

Bitten bauen Brücken. Mit einer Bitte drücke ich in doppelter Hinsicht Wertschätzung aus. Ich traue dem anderen zu, meine Bitte tragen und erfüllen zu können. Ich baue auf sein Ur-Bedürfnis, im tiefsten Inneren einen Beitrag leisten zu wollen, um mein Leben zu bereichern. Ich drücke mir selbst gegenüber Wertschätzung aus, indem ich es mir wert bin, um etwas zu bitten und einen Wunsch erfüllt zu bekommen. Eine beiderseitige Win-Win-Situation, die eine Brücke baut und Verbindung schafft.

Die Bitte muss klar sein. Um zu einer tatsächlichen Umsetzung zu kommen, ist es notwendig, eine Bitte so zu formulieren, dass die angesprochene Person sie versteht und im „Jetzt" darauf reagieren kann. Eine Bitte ist nur dann eine Bitte, wenn sie einer Einladung gleichkommt, auf die der Andere mit Ja oder Nein antworten kann. Wenn hinter ihr ausgesprochen oder unausgesprochen der Satz steht: Bist Du damit einverstanden? Oder: Ist das so okay für Dich?

Folgende Merkmale machen eine echte Bitte aus:
Sie ist konkret und klar umrissen.
Sie ist positiv formuliert.
Sie ist „jetzt" umsetzbar.
Sie ist ohne Druck oder Strafandrohung.
Sie ist lässt dem anderen die Freiheit, Ja oder auch Nein zu sagen.

Ich gebe mein Bestes, um meine innere Haltung in Worte zu fassen und auszudrücken. Damit ist alles getan. So entsteht ein Fluss. Je mehr ich mich diesem Fluss anvertraue und mit seinen Wellen fließe, werde ich selbst zu einer Welle, die mit den anderen Wellen tanzt. Sicher und aufgehoben im Fluss, getragen von einer Kraft, die weit über mich hinausgeht.

Wahrnehmung und Empathie

Bewusstsein und Wahrnehmung fördern wie kaum etwas anderes das Leben. Wir wachsen und reifen in dem Maße, wie es uns gelingt, unsere Wahrnehmung zu verfeinern. Alle Spiritualität misst sich letztlich daran, wie fein der Grad der Wahrnehmung und unsere Reaktion darauf ist. Je leerer der Verstand, je unbeschriebener bzw. reiner unser Blatt Papier ist, desto weniger werten wir. Sind wir mit uns im Einklang, können wir mit unserem ganzen Wesen zuhören und schwingen mit dem Anderen. Andere Menschen empathisch aufzunehmen, heißt zu hören, was andere beobachten, fühlen, brauchen und indirekt erbitten. Wir gehen respektvoll mit den Erfahrungen und „Wahrheiten" des Anderen um, ohne in vorgefassten Meinungen oder Urteilen gefangen zu sein. Was dies bedeutet, beschreibt Marshall Rosenberg in typischen Alltagssituationen:

Ratschläge: Ich meine du solltest… Warum hast du nicht…
Belehren: Wenn du…
Trösten: Du kannst nichts dafür, du hast dein Bestes gegeben…
Geschichten: Das kenne ich, damals hatte ich…

Bemitleiden: Ach, das tut mir aber leid, du Armer hast...

Verhören: Wie und wann fing das an...

Es ist letztlich die starke Sehnsucht in uns, Dinge zu bewerten und wieder in Ordnung bringen zu wollen. Wir wollen schauen, dass andere sich beruhigen und es ihnen sofort besser geht. Genau diese Absicht verhindert, dass wir wirklich präsent sind und in Verbindung gehen. Das intellektuelle Erfassen blockiert letztlich die Qualität unserer Präsenz. Selbst jede Form von Mitleid hilft keinem. Wir bringen unser eigenes Thema mit hinein und sind damit weitab von Leere und wirklicher Präsenz.

Hilfreich ist es hingegen, wenn wir unsere Aufmerksamkeit auf das fokussieren, was der andere wirklich benötigt und worum er bittet, um seine Lebensqualität zu verbessern. Dann können wir in Verbindung gehen, indem wir das wiederholen, was wir gehört haben. Indem wir es mit unseren eigenen Worten wiedergeben. Dabei ist unsere Tonlage ganz entscheidend. Der kleinste Anflug von Kritik oder Ironie trennt sofort jede Verbindung.

Wann immer sich ein Mensch lautstark äußert und mit Angriff, Kritik oder Bewertungen aufwartet, ist dies ein Zeichen, besonders fein auf die Gefühle und Bedürfnisse hinter den Äußerungen zu achten. Fast immer sind es unerfüllte Bedürfnisse von Menschen, die sich an uns wenden, damit wir zu ihrem Wohlergehen beitragen. Wenn wir uns schulen, mit wacher Wahrnehmung und klarem Bewusstsein hinter die Worte zu schauen, dann fühlen wir uns nicht mehr getroffen und handeln möglicherweise nicht mehr frustriert oder beleidigt. Bewusste Wahrnehmung führt zu Verständnis. Dies führt zu Verständigung, Verbindung und Austausch. Dies fördert und bereichert das Leben aller Beteiligten. Jede schwierige Äußerung wird damit zu einer Gelegenheit, das Leben eines anderen Menschen zu bereichern. Wird der einfühlsame Kontakt weiter aufrechterhalten, ermöglicht dies beiden Beteiligten, mit tieferen Ebenen in Verbindung zu treten.

Empathie als Schlüssel zur Heilung

Carl Rogers betonte immer wieder die heilende Kraft des empathischen Zuhörens: „Wenn dir jemand wirklich zuhört, ohne dich zu verurteilen, wenn er dich nimmt, so wie du bist, und auch nicht den Versuch macht, die Verantwortung für dich zu übernehmen oder dich nach seinen Mustern zu formen, dann fühlt sich das verdammt gut an. Jedesmal, wenn mir zugehört wird, ich verstanden werde, kann ich meine Welt mit neuen Augen sehen und so weiterkommen. Es ist erstaunlich, wie scheinbar unlösliche Dinge doch zu bewältigen sind, wenn jemand zuhört. Wie sich scheinbar unentwirrbare Verstrickungen in relativ klare fließende Bewegungen verwandeln, sobald man gehört wird."

Empathisches Zuhören und die Einfühlung in eine andere Person macht es auch leichter, sich selbst auszudrücken, weil wir mit der Menschlichkeit des Anderen in Berührung kommen und dadurch erleben, dass es menschliche Eigenschaften gibt, die wir beide gemeinsam haben. Das schafft Verbindung, die Kraft gibt.

> Wir haben das Bedürfnis, dass der andere
> unseren Schmerz wirklich hört.
>
> MARSHALL ROSENBERG

Mit dem Werkzeug der Empathie und der einfühlsamen Kommunikation und dem Verständnis all dieser zwischenmenschlichen Zusammenhänge eröffnen sich ganz praktische Möglichkeiten, die Schicksalsgesetze der Resonanz und Polarität zu erfassen und zu üben. Diese Gesetze spiegeln sich in all unseren Verhaltensweisen und stellen uns jeden Augenblick vor eine Vielzahl von Handlungsmöglichkeiten. Wir können die Richtung entscheiden und damit unser Schicksal bestimmen. Bauen wir „Karma" auf – wie die Tibeter sagen würden – und setzen Ursachen für neue „Herausforderungen" und neue „Runden im Karussell" oder wählen wir Strategien, die das Leben aller Beteiligten bereichern. Der Grad unseres Bewusstseins bestimmt die Schwingung und damit die Übereinstimmung mit einer passenden Realität.

Klagen und Jammern ist ein Zeichen der Unkenntnis
der Naturgesetze.

R.DAHLKE

Selbsteinfühlung

Unsere innere Haltung uns selbst gegenüber zeigt uns, wie weit wir in
der Lage sind, auf andere einzugehen. Wenn wir innerlich gewalttätig
mit uns selbst umgehen, dann fällt es uns auch sehr schwer, auf andere
liebevoll oder zumindest einfühlend zuzugehen. Selbstzweifel spiegelt
sich im Zweifel an Anderen. Obwohl wir als wundervolle und einzigartige Wesen auf die Welt kommen und das Potenzial in uns tragen, jeden
Tag aufs Neue durch den Tag zu tanzen, verlieren wir irgendwann die
Wertschätzung für das, was um uns und in uns vor sich geht. Unser
mangelndes Bewusstsein für das Wohlergehen von Erde, Pflanzen und
Tieren spiegelt sich ebenfalls in einem Mangel an Selbstbewusstsein
und umgekehrt. Mit der Wertschätzung dessen, was zunächst unsere
Sinne uns mitteilen, beginnen wir den ersten Schritt. Wahrnehmung
dessen, was von außen wahrgenommen wird, und ein Bewusstsein für
das, was es in uns auslöst, ist der erste Schritt. Der Raum und der Wert,
den wir dem Kontakt mit unserer Außenwelt geben, bestimmt die Fülle
unseres Seins. In der Pflanze vor der Haustür oder in meinem Haustier
spiegelt sich meine eigene Einzigartigkeit. Kann ich sie wahrnehmen,
so gibt mir dies Kraft und ist bereits Teil meines Selbstbewusstseins.
Indem wir das Schöne um uns sehen und es dankbar wertschätzen,
halten wir Kontakt zur Umwelt, zu uns selbst und damit zur göttlichen
Einheit. Wenn wir die Schönheit in uns anerkennen, dann sagen wir Ja
zum Göttlichen in uns.

Selbstverurteilung ist tragischer Ausdruck unerfüllter Bedürfnisse.

MARSHALL ROSENBERG

Wenn wir Fehler machen oder, besser gesagt, Umwege gehen, können wir uns in Selbstvergebung üben, indem wir uns der Bedürfnisse bewusst werden, die unser Handeln gesteuert haben. Wir erkennen, dass nichts von dem, was wir tun, falsch ist. Das ist besser, als sich in moralischen Selbstabwertungen zu verstricken. So ist Erkenntnis und Wachstum möglich. Bewerten wir unser Verhalten in Bezug auf die unerfüllten Bedürfnisse, dann kommt der Veränderungsimpuls nicht aus Ärger oder Schuld, sondern aus dem aufrichtigen Wunsch, zum eigenen Wohlergehen und dem anderer Menschen beizutragen. Dies macht das Leben leichter, da dieser Weg mit guten Gefühlen gepflastert ist. Wir kultivieren dies im Alltag, indem wir uns von innen heraus leiten lassen und unsere Intuition als oberste Führungsinstanz anerkennen. Handlungen aus Pflicht, Scham, Schuld oder um Bestrafung zu vermeiden, sind unehrlich und schränken letztlich das Leben ein, da sie nicht im Einklang mit uns selbst und unseren wahren Bedürfnissen stehen.

Emotionen und Ärger als Weckruf

Wenn wir uns ärgern, sind Bedürfnisse in uns unbefriedigt. Oft projizieren wir nach außen und lenken damit von unserem Thema ab. Jede Emotion ist Ausdruck eines unerfüllten Bedürfnisses, das sich jetzt Ausdruck verschaffen will. Innehalten, atmen, selbstverurteilende Gedanken identifizieren und Kontakt zu den unerfüllten Bedürfnissen herzustellen, ist die Aufgabe, wenn wir in Kontakt mit uns bleiben wollen. Daher sind alle Emotionen wunderbare Signale, die uns die Möglichkeit geben, besser zu verstehen, wie wir ticken.

ÜBUNG

Wenn Sie einen wütenden Menschen vor sich haben – fühlen Sie sich ein, statt ihm ein Aber zu entgegnen.
Wenn Sie ein „Nein" hören, nehmen Sie es nicht als Zurückweisung. Ein „Nein" ist immer ein „Ja" zu etwas anderem. Richten Sie das Licht Ihrer Aufmerksamkeit auf die Bedürfnisse hinter dem Ja.

Wenn Schweigen eintritt, dann hören Sie auf die Bedürfnisse und Gefühle, die schweigend Ausdruck finden.

Das Üben in einfühlsamer oder bewusster Kommunikation schafft nicht nur Verbindung zum Anderen, sondern lässt entsprechend der Resonanz-Gesetze auch eine Verbindung zu sich selbst vertiefen. Umso tiefer die Verbindung, desto deutlicher spiegele ich mich im Anderen. Dort sehe ich meine Stärken und Schwächen und erkenne sie als etwas Menschliches, das so sein darf. Überhaupt wächst ein Bewusstsein dafür, dass das Menschsein genauso ist, wie es ist, und ich in all meinen Facetten völlig in Ordnung bin. Je tiefer ich in den Anderen vordringe, umso mehr lerne ich von mir kennen. Auf der tiefsten Ebene erkenne ich ein göttliches Wesen – das bin ich! „Wenn du Gott im Anderen sehen kannst, dann hast du ihn in dir gefunden!"

KAPITEL 13

PHARMAZIE ALS GEFAHRENMOMENT FÜR DAS EIGENE ÜBERLEBEN

Betrachtet man das gesammelte Heilwissen der Völker und Zeiten, so offenbart sich eine riesige Schatztruhe, gefüllt mit wertvollem Wissen über das Menschsein und die Möglichkeiten der Heilung. Wissen, das durch Prüfung und Erfahrung zum Wohl des Menschen gesammelt und in bester Absicht an spätere Generationen weitergegeben wurde. Heilpflanzen aus den unterschiedlichsten Gegenden unseres Planeten spielen dabei eine tragende Rolle. Sie gehören zu diesem Schatz, den die Menschheit über Jahrtausende zur Förderung ihres Wohlbefindens zusammengetragen hat.

Unbestreitbar ist, dass auch die moderne Schulmedizin mit ihren Arzneien im letzten Jahrhundert einen wichtigen Beitrag zur Förderung und Stabilisierung unserer Gesundheit geleistet hat und in Teilbereichen noch immer leistet. In den letzten zehn bis fünfzehn Jahren wird jedoch immer offensichtlicher, dass eine Grenze der Sättigung näher rückt. Dies bringt die Pharma-Branche in zunehmende Bedrängnis. Die Zahl neuer, wirklich innovativer Produkte ist so niedrig wie nie zuvor, dagegen nimmt die Zahl unnötiger und sogar gesundheitsschädigender Produkte überproportional zu. Die Branche ist daher bestrebt, neue Vertriebsfelder zu finden bzw. neuen Bedarf zu generieren. Dazu müssen neue Krankheiten erfunden und Grenzwerte, ab denen man von einer behandlungsnotwendigen Krankheit sprechen darf, Zug um Zug heruntergesetzt werden. Wir sind heute erstmalig mit der Frage konfrontiert, ob der Aufwand den Nutzen rechtfertigt und ob das, was im Moment geschieht, möglicherweise schon eine weit größere Gefahr für uns alle darstellt, als bisher angenommen wurde. Gerade im Zeit-

alter des Umweltschutzes und der Nachhaltigkeit (ökologischer Fußab-
druck) müssen wir den klaren Fakten ins Auge schauen:

30 000 Arzneimitteltote pro Jahr in Deutschland (Professor Dr. med.
Jürgen C. Frölich vom Institut für Klinische Pharmakologie an der Medizinischen Hochschule Hannover).

500 000 Todesfälle durch Herz-Kreislauf-Erkrankungen, von denen
wahrscheinlich 100 000 hätten verhindert werden können, wenn die
Patienten nicht die falschen Arzneimittel bekommen hätten. (Deutsche
Medizinische Wochenschrift).

Zwei Millionen Menschen erleiden in den USA schwere Nebenwirkungen nach der Einnahme von Medikamenten. 100.000 Patienten
sterben daran. Demnach sind schwere Arzneimittelfolgen die vierthäu-
figste Todesursache in den USA – dicht nach Krebs, Herzleiden und
Schlaganfall. (Nature, Bd. 446, S.975, 2007).

Rund eine Million Menschen werden pro Jahr wegen Nebenwirkungen von Medikamenten in Krankenhäuser eingeliefert, und die Hälfte
davon Patienten in akuter Lebensgefahr. Sie haben schädliche, falsche
oder zu viele Medikamente eingenommen. Das Bemerkenswerte daran
ist, dass die Hälfte dieser unerwünschten Arzneimittelwirkungen ver-
meidbar ist.

Nach Lucian Leape, Professor für Gesundheitspolitik an der Universität Harvard, hat man im Krankenhaus ein Risiko von 1 zu 200, eine
schwere oder gar tödliche Komplikation durch Medikamente zu erfahren, im Gegensatz zu einem Absturz-Risiko von 1 zu 2 000 000, wenn
man ein Flugzeug besteigt.

38 000 Tonnen Medikamente im Wert von zwei Milliarden Euro
müssen Jahr für Jahr, wie der Sachverständigenrat für Umweltfragen
(SRU) 2007 feststellte, entsorgt werden und belasten damit in starkem
Umfang die Umwelt. Egal ob über Hausmüll, Kanalisation oder Ver-
brennungsanlagen, ist die Belastung der Umwelt erheblich. Nach einer
Schätzung des Bayerischen Landesamts für Umwelt von 2006 [laut *Ab-
fallratgeber Bayern*] wandern pro Jahr aus Privathaushalten, die mit
etwa 85 % den Hauptanteil gegenüber Kliniken und Pflegeheimen stellen, bis zu 30.000 Tonnen nicht mehr benötigter Arzneimittel in den

Müll – nach einer anderen Schätzung *jede fünfte von 1,6 Milliarden in Verkehr gebrachten Packungen.* Das Dramatische dabei ist, dass jeder dritte Patient innerhalb von zehn Tagen seine Einnahme abbricht, da sie ihm unnötig vorkommt. Die Arzneimittel-Ausgaben stiegen in Deutschland 2009 um 4,8 Prozent auf 32,4 Milliarden Euro.

Milliardensubventionen für die Pharma-Branche: In Deutschland sind patentgeschützte Arzneimittel und Generika dreißig bis mehrere Hundert Prozent teurer als in anderen europäischen Ländern. So ist der Preis für das Omeprazol-Generikum Omep zur Hemmung von Magensäure in Deutschland auf einen Schlag von 60,- auf 43,- Euro gesunken – in Schweden kostet es aber nur 9,- Euro.

Überflüssige, nicht ausreichend gesicherte und sogar gefährliche Impfungen, wie z.B. die gegen Gebärmutterhalskrebs (hier gab es bislang neun Todesfälle nach Impfung), kosten in Deutschland zweieinhalb Mal so viel wie in anderen Ländern.

Angst erzeugt Profit

Die Zahl unerwünschter und tödlicher Nebenwirkungen von Medikamenten und deren grundsätzliche Belastung der Umwelt ist jedoch nur die Spitze des Eisbergs. Noch gravierender sind die Felder, welche die weltweite Pharma-Lobby entwickelt. Wie kürzlich vom Verband der forschenden Pharma-Unternehmen zugegeben werden musste, fließen nur 30 % des Umsatzes in die Erforschung neuer Arzneimittel. 40 % fließen in Marketing. Ein zweistelliger Milliarden Betrag wird also jährlich verwendet, um Felder zu schaffen, damit Produkte abgesetzt werden, die keiner kaufen würde, würden sie nicht beworben. Das Beispiel „Schweinegrippe" zeigte, wie man mit relativ wenig Marketingaufwand Schritt für Schritt über einen Zeitraum von drei Jahren ein Feld aufbauen konnte, an dessen Ende (nach WHO Warnstufe 5) jeder Staatschef der hochzivilisierten freien Welt Impfstoffe und Tamiflu bestellen musste, wollte er nicht das Risiko eingehen, seinen Posten zu verlieren. Die Bevölkerung zeigte sich dankbar, von den Regierungen so fürsorglich versorgt zu werden. Die Rechnung kam in Form erhöhter

Krankenkassenbeiträge nur wenige Monate später. GlaxoSmithKline brachte die Schweinegrippe drei Milliarden Dollar, Sanofi-Aventis siebenhundert Millionen, Novartis immerhin noch fünfhundert Millionen!

Disease Monitoring – Das Erfinden neuer Massenkrankheiten

Durch millionenschwere Aufklärungskampagnen werden inzwischen Allerweltsleiden zu bedrohlichen Krankheiten aufgebauscht oder – schlimmer noch – Massenkrankheiten völlig neu erfunden. „Handel treiben mit Krankheiten" (Disease Monitoring) bezeichnen Kritiker dieses makabre Spiel mit der Angst der Bürger, das inzwischen zum festen Bestandteil von Marketingstrategen der Pharma-Multis gehört. Der Wettbewerb zwingt zur Erschließung neuer Märkte, so das Thema einer Titelgeschichte, die im „Deutschen Ärzteblatt" erschien. Dort heißt es weiter: „Das Ziel muss die Umwandlung aller Gesunden in Kranke sein ..."

An einer Fülle von Beispielen für „Disease Monitoring" mangelt es nicht: Schlafstörungen, Essstörungen, Angst, Aufmerksamkeitsstörungen bei Kindern, aber auch unerwünschte Kinderlosigkeit oder Schönheitsmängel, Erektionsstörungen, Sodbrennen, Existenzangst, Vergesslichkeit, Fußpilze, Glatzenbildung, Depressionen oder das sogenannte Reizdarmsyndrom werden durch konzertierte Aktionen in den Stand gefährlicher und behandlungsbedürftiger Krankheiten erhoben – besonders dann, wenn auch die passenden Medikamente zur Verfügung stehen. Die Pharma-Industrie macht die Angst der Menschen zum Programm.

Diese Verschwendungsorgie im Gesundheitswesen kostet die Versicherten jährlich bis zu fünfzig Milliarden Euro. Das Schlimme dabei ist, dass die Schulmedizin auf dem besten Weg ist, durch die Pharmastrategen unmerklich zur Quacksalberei zu verkommen. Betrachtet man aufmerksam ihre Misserfolge, so kommt man zu dem Schluss, dass es so nicht weitergehen kann. Dazu kommt, dass das Gesundheitswesen unbezahlbar wird, wenn die Politik in gleicher Weise fortfährt, den Medizinbetrieb zu Tode zu kurieren bei gleichzeitiger maßloser Vergeudung des Beitrags-Reichtums durch nimmersatte Interessengruppen.

Die Diagnose ist unstrittig, und sie gibt wenig Anlass zur Hoffnung: Das deutsche Gesundheitswesen, einst das Mekka der Medizin und jahrzehntelang von Experten im In- und Ausland als vorbildlich gepriesen, ist enorm überteuert und gleichzeitig unglaublich ineffizient. Im Ergebnis produziert es inzwischen mehr Kranke als Gesunde.

Medizin ist eine Art der Unterhaltung, bei der der Patient so lange bei Laune gehalten werden soll, bis die Natur ihn von selbst heilt. Dies hat heute mehr denn je Bedeutung.

VOLTAIRE

Manipulierte Bewusstseinszustände

Die neuesten Erkenntnisse der Quantenphysik haben die alte Sichtweise des materiellen Körpers, der nicht mehr ist als die Summe seiner Organe, endgültig abgelöst. Die unsichtbaren Kräfte und Essenzen, die das Leben bestimmen, sind im herkömmlichen Sinne nicht messbar. Jedoch liefert die Quantenphysik Erklärungsmodelle, die faszinierende Perspektiven eröffnen. Diese zeigen aber auch, dass die herkömmliche Medizin an ihre Grenzen stößt, umso mehr wenn man bedenkt, dass 85 % aller Arztbesuche nicht auf organischen Schäden bzw. Ursachen beruhen, sondern energetischer Natur sind. Ihre überzogene Behandlung mit Chemie wird damit zu einer neuen Gefahr für das menschliche Überleben. Die Therapie geht in den allermeisten Fälle an den wirklichen Notwendigkeiten vorbei. Ein zu viel, zu lange, zu hart, zu chemisch und zu nebenwirkungsreich in der Behandlung schadet mehr, als dass es nutzt. Eine den Menschen täuschende Scheinmedizin mit gravierenden Auswirkungen auf unser ökologisches System wiegt uns in falscher Sicherheit. Fehlgelenkte Wissenschaft, Pharma-Marketing und zahlreiche von ihr eingenommene Instanzen und Kräfte manipulieren unsere Gesellschaft in einer Weise, die uns mehr schadet als nutzt. Ihr Einfluss muss minimiert werden. An deren Stelle sollte Eigenverantwortung wieder ernsthafter betrieben werden. Alle reden davon, doch wenn die Bronchitis da ist, werden Antibiotika „in diesem einen Ausnahmefall" dann doch gefordert. In der Schwangerschaft, einer wunderbaren Zeit der Reifung des weiblichen Yin, werden dann doch lieber die Präventionsuntersuchungen der eigentlichen Vorsorge vorgezogen. Meist wird die Chance für Wachstum und Weiterentwicklung verpasst, und schließlich wird die Geburt des neuen Erdenbürgers dann doch im Krankenhaus gefeiert. Arzt und Hebamme werden es schon richten. Die Statistik belegt, dass nur 5 % aller Geburten im Krankenhaus vollzogen werden müssen, da eine wirkliche Gefahr für Mutter oder Kind besteht. Aber in unserer angstbesetzten Gesellschaft ist das Vertrauen in die eigene Kraft und in die Weisheit des Körpers so weit verlorengegangen, dass nur 4 % aller Mütter ihre Kinder im eigenen, viel sicheren Heim begrüßen. Überflüssige Medikamenteneinnahmen, eine völlig aus dem Ruder gelaufene Diagnostik, mit Röntgen, CT und unzähligen völlig überflüssigen Vorsorgeuntersuchungen, und eine beispiellose Impf-Hysterie belegen, wie es um unser Vertrauen in unsere eigene Wahrnehmung steht.

Gesundheit ist ein Geburtsrecht

98 % aller Menschen kommen gesund auf die Welt. Dennoch müssen wir feststellen, dass es in der Regel nicht lange dauert, bis sich energetische Blockaden einstellen, die dann zu Krankheiten eskalieren. Alle Bemühungen der letzten Jahrzehnte, Krankheiten zu bekämpfen und die Gesundheit des Menschen zu verbessern, haben eines gemeinsam. Die Suche findet in der Außenwelt statt. Die Ursache und die Verantwortung wird nach außen abgegeben. „Macht mich bitte wieder gesund", lautet die dringliche Bitte. Der Arzt, das Krankenhaus, die Impfung, der Chirurg, das Medikament, die Untersuchung – die Heilung soll von außen erbracht werden. Details sind meist unerwünscht. Die Krankheit, die zufällig von außen hereinbrach, soll auch von außen

wieder weggenommen werden. Dies kann so dauerhaft nicht funktionieren. Im Gegenteil – es ruft mehr Schaden als Nutzen hervor.

Der Ärzte oberstes Gebot: Hauptsache nicht schaden

Wir alle wissen inzwischen, dass das Fieber eines Kindes Ausdruck einer gesund funktionierenden Infektabwehr ist. Fieber ist ein direkter Ausdruck der Intelligenz unseres Körpers. So wie die Intelligenz unseres Körpers Wunden innerhalb von Minuten verschließt, so gibt es auch Kaskaden von immunmodulierenden Effekten, die eine Infektion bekämpfen. Fieber ist ein wichtiger Teil des Abwehrsystems, und doch gibt es immer noch Ärzte, die fiebersenkende Mittel zu früh und zu hoch dosiert verordnen und damit einen Heilungsablauf regelrecht blockieren oder ganz zunichte machen. Leider erlebe ich fast täglich schulmedizinische Entgleisungen, die durch eine einfache Anwendung des gesunden Menschenverstands korrigiert werden müssen. Wirkliche Empathie und Bewusstsein für das, was an Schaden angerichtet wird, ist oft nicht vorhanden.

ÜBUNG

Schauen Sie in Ihrem Medikamentenschrank die Beipackzettel an und gewinnen Sie ein Bewusstsein für das, was Sie einnehmen. Versuchen Sie sich klar zu werden, ob es andere Möglichkeiten und Strategien zur Gesundung gibt und ob diese nicht doch für Sie in Frage kommen. Führen Sie Ihrem Körper nur das zu, wovon Sie überzeugt sind, dass es Ihnen nützt und Sie fördert. Erlauben Sie sich, auf Ihre innere Weisheit ernsthafter zu hören. Vertrauen Sie den Botschaften Ihres Körpers und folgen Sie intuitiv den Anweisungen dessen, was die Symptome Ihnen bereits als Therapie vorschlagen.

KAPITEL 14

BEWUSSTSEINSMEDIZIN
– GANZHEITLICH HEILEN

Der Arzt der Zukunft wird ein Philosoph und Lehrer sein, und seine Aufgabe wird es sein, den Mensch gesund zu halten, bevor er seine Heilung versucht. Er wird die Menschen lehren, dass Liebe, Güte und ein frohes Herz die beste Arznei sind… und noch später wird eine Zeit kommen, wo jeder sein eigener Arzt sein wird.

RALPH WALDO TRINE

Im Licht neuer Erkenntnisse wird auch für die letzten 'Ungläubigen' immer deutlicher, dass Körper und Geist viel mehr miteinander verwoben sind, als die meisten Ärzte und Wissenschaftler bis heute vermuten. Noch immer lässt sich nicht jede ungewöhnliche Heilung vollständig erklären; aber immer mehr Zusammenhänge werden sichtbar. Der Körper besitzt eine eigene Weisheit, deren Kraft wir bislang nicht einmal erahnen können. Das alte Heilwissen anderer Kulturen liefert dazu spannende Erkenntnisse, die zeigen, dass die Mauern zwischen konventioneller Medizin und ungewöhnlichen Behandlungsmethoden zu wanken beginnen.

Es ist bereits eine Zeit der Veränderung angebrochen. Immer mehr Naturheilärzte setzen auf sanfte Heilmethoden, indem sie mit Techniken und biologischen Heilverfahren das Gesunde im Menschen stärken und die Selbstheilungskräfte anregen. Die Gefahr, die von pharmazeutischen Dauerlutschern mit ihren weit unterschätzten Nebenwirkungen ausgeht, wird von immer mehr verantwortungsbewussten Ärzten erkannt. Vorbeugung und Vorsorge – die sich im Moment fast ausschließlich auf Diagnostik beziehen – werden sich mehr und mehr auf echte Krankheitsvorbeugung konzentrieren.

Die Evolution, die Weiterentwicklung unseres Bewusstseins, wird neben modernster High-Tech-Medizin eine Ganzheitsmedizin hervorbringen, die Körperbewusstsein und Zellintelligenz in den Mittelpunkt der Wahrnehmung rücken wird. Wir werden als Ärzte unsere Aufmerksamkeit verstärkt auf die Eigenwahrnehmung und Intuition des Patienten richten. Die sichtbaren äußeren Signale und Botschaften, mit der sich die „Weisheit des Körpers" ausdrückt, sind fast immer bereits heilungsweisend. Die Botschaften wollen wahrgenommen, gewürdigt, integriert und umgesetzt werden. Es bedarf Techniken, die dem Patienten helfen, eine bessere Selbstwahrnehmung zu bekommen. Selbsteinfühlung bedeutet, für sich selbst Botschaften zu erspüren und daraus neue Handlungsweisen entstehen zu lassen. In Zukunft geht es nicht mehr um Aufdiktiertes „So sollst du leben" (Hippokrates), sondern es wird vielmehr um ein „Spüre – wie willst du leben" gehen. Selbstwahrnehmung als Vorsorge, damit Energie ohne Stauung (Druck) fließen kann.

Lustvolle Selbstbestimmung

Klar ist, dass es ohne angemessene Lebensordnung schwer ist, körperlich und seelisch gesund zu werden. Allerdings wird immer klarer, dass Gesundheitsregeln zu den individuellen Wünschen und Bedürfnissen des Menschen passen müssen, sonst bleiben die Regeln fremdbestimmt und wirkungslos. Die gesunde Lebensordnung muss sich daher mit einer individuellen lustvollen Selbstbestimmung verbinden. Vom hippokratischen Imperativ müssen wir in kreativer Weise zu einem eigenverantwortlichen „Wie will ich leben?" finden. Die Authentizität in der Lebensführung ist dabei der eigentliche gesundheitsfördernde Faktor. Er setzt jedoch ein hohes Maß an Selbstwahrnehmung der eigenen körperlichen Botschaften voraus. Aufgabe des Ganzheitsmediziners kann es daher nur sein, dem Patienten zu helfen, seine Körper- und Selbstwahrnehmung zu schulen, um dann mit ihm einen passsenden gesunden Lebensstil einzuüben. Heute ist nicht mehr das Wissen um die gesunden Dinge das Problem, sondern die Umsetzung. Das, was als richtig erfahren und wahrgenommen wurde, will kompetent umgesetzt werden. Aufgabe des Arztes ist es, die Ordnungsfähigkeit des Patienten zu optimieren, seine Eigenkompetenz zu steigern und sich auf das zu konzentrieren, was sich in der Vergangenheit bewährt hat. Ordnungstherapie bezieht ihre hohe Effizienz letztlich aus der Passgenauigkeit ihrer Interventionen und aus der Konzentration der Entwicklung von Potenzialen und Ressourcen. Es geht darum, in der Umsetzung die eigenen Stärken richtig anzuwenden. Die Frage nach der Motivation ist die Frage nach dem, was wir wirklich wollen, was uns wirklich attraktiv und wertvoll erscheint und was unsere Leidenschaft und unseren Willen in gleicher Weise anspricht. Nur solche Lebensordnungen sind angemessen, die vom Patienten selbst gewählt werden und die zu seinen individuellen Werten und vor allem Bedürfnissen passen. Nur solche Lebensordnungen sind langfristig wirksam, für die der Patient die ganze Verantwortung übernimmt und eine ernsthafte und bewusste Entscheidung trifft. Auf diesem Weg kann der Arzt mit seiner eigenen Kraft und Motivation beim Patienten ein Feld aufbauen, das ihn unterstützt und die nötige Anschubkraft überträgt.

Damit ein Patient auf diesem Weg kompetente Anleitung und Hilfestellung erfahren kann, ist es Voraussetzung, dass der Arzt ein Ganzheitsmediziner auch in der Hinsicht ist, dass er seine eigene „ganzheitliche" Entwicklung immer im Auge hat. Das heißt, er ist gefordert, dem Patienten mehr als nur ein kleines Stück voraus zu sein. Alles, was er lehrt, muss er selbst erfahren haben und, so gut wie es ihm im Rahmen seines Lebenskonzeptes möglich ist, selbst leben. Die Schulung der eigenen Wahrnehmung und Intuition ist zudem unbedingt erforderlich, um mit all den feinen körperlichen Fühl- und Verbindungstechniken (z.B. Pulsdiagnose- oder Zungendiagnose) das energetische Muster des Patienten aufzunehmen.

Die Gefahr ist groß, dass ein Arzt, der nicht in seiner Mitte ist, seine eigenen aktuellen „Dysbalancen" in den Patienten projiziert. Ein allgemein beobachtetes Phänomen, das oft bei Geistheilern, Kinesiologen und Reiki-Praktizierenden anzutreffen ist. Nur wenn es dem Therapeuten gelingt, sich bei Diagnostik und Therapie wirklich innerlich „leer" zu machen, kann er verhindern, seine eigenen Themen auf den Patienten zu übertragen bzw. in ihm etwas zu sehen, das mehr mit ihm als mit dem Patienten zu tun hat.

Wertvollstes Therapeutikum ist und war zu allen Zeiten der Arzt mit seiner Ausstrahlung, seinem Wissen und seiner Fähigkeit, zum richtigen Zeitpunkt das Wesentliche zu erspüren, zu verstehen und verständlich zu vermitteln. Darüber hinaus verfügt er über die Fähigkeit, im passenden Moment in der Tiefe zu berühren und einen neuen, frischen und kraftvollen Impuls zu setzen. Gleich einem Samenkorn im Bewusstsein des Patienten, kann dieser Wurzeln schlagen und dann wachsen und gedeihen.

Auf diese Weise kann die Begegnung zu einer Berührung mit lebensverändernder Auswirkung werden. Die Entstehungsgeschichte einer Krankheit ist ein Prozess, der von unterschiedlichen Gedanken, Mustern und Glaubenssätzen ausgelöst und begleitet wird. Aufgabe des Arztes ist es, diese aufzudecken und mit frischen Inspirationen Hilfestellung bei der „Umprogrammierung" des Bewusstseins zu geben, denn nur eine wirkliche Veränderung des Bewusstseins und seiner bisherigen Überzeugungen und „Gewissheiten" und des aus ihr entstehenden Denkens kann zu Heilung führen.

Ein fundiertes Verständnis für die vorherrschenden Grundenergien und ihren Einfluss auf die Konstitution des Patienten zu erlangen, ist das Anliegen jedes Arztes, der nach den Grundlagen der tibetischen Medizin arbeitet. Dabei benutzt er neben bewährten traditionellen Diagnose-Prinzipien, wie etwa der Pulsdiagnose, seine Intuition. Mit ihrer Hilfe erkennt er, wo er ansetzen muss, um den Patienten wieder in dessen Mitte zu begleiten, seine Lebenskräfte zu stärken und seine Gesundheit zu optimieren. Er gibt Anleitungen zur gesunden und natürlichen Lebensführung und hilft, den verlorengegangenen Kontakt zur Intuition wiederherzustellen. Der Erfolg des Arztes ist – neben seinem medizinischen Wissen und seiner praktischen Erfahrung – abhängig von seiner Zeit sowie von seinem Respekt, Verständnis und Mitgefühl, die er dem Patienten entgegenbringt.

Das aufrichtige Verlangen des Arztes, Zuhörer und Begleiter sein zu dürfen und so einen Beitrag zur Überwindung des Leides zu leisten, schafft Nähe und Vertrauen. Dies ist einer der wichtigsten Garanten für den Heilerfolg, wie immer man diesen auch definieren mag.

Der Arzt muss nicht vollkommen sein, aber er sollte bestrebt sein, das eigene spirituelle Wachstum zu vervollkommnen und immer einen Schritt voraus zu sein – was permanente innere Arbeit jenseits des medizinischen Wissens, jenseits des Verstandes erfordert. Die Früchte der inneren Arbeit, die der Arzt bereit ist zu leisten, ist seine Authentizität, die sich in ihm selbst, seiner Familie und seinem Umfeld widerspiegelt. Ihre Kraft wirkt als unsichtbare Essenz direkt auf den Patienten, stärkt und motiviert ihn, für sich Gleiches zu tun, um seine Heilung auch mit eigener Kraft anzutreiben.

So, wie man einen Führer braucht, um ein fremdes, abenteuerreiches Land zu bereisen, lässt sich auch die Reise durch das Leben und ganz besonders die Reise durch die innere Welt erleichtern, wenn es gelingt, einen „Führer" zu finden. Das ist jemand, der die Reise schon einmal unternommen hat und auf die Gefahren, Probleme und Irrtümer hinweisen kann. Er bietet die notwendige Ermutigung, sich immer wieder aus der Umklammerung des Egos zu lösen, der Melodie des Herzens zu lauschen und ihrem Ruf zu folgen. Er hilft, Bewusstsein für die einengenden Denk- und Verhaltensmuster zu gewinnen und sich aus Überzeugungen und Glaubenssätzen zu befreien.

Dabei sind Lehrer keine unfehlbaren Instanzen, keine Erleuchteten, sondern lediglich Lotsen, die einen Schritt weiter sind als die Patienten. Sie können dem Verirrten immer wieder den Weg weisen und seinen Mut und seine Willenskraft stärken. Sie können ihm helfen, den Glauben an sich selbst wiederzufinden. Das Ziel ist dabei nicht, dem Patienten seine Krankheit oder sein Karma abzunehmen – dies ist von keinem Arzt und oder Heiler leistbar. Wohl aber kann man ihn ermutigen, wieder in die eigene Kraft zu kommen und das Netzwerk der Verstrickungen bewusster zu erkennen und zu lösen.

Die individuelle Diagnose

Der Weg zur individuellen Diagnose erfordert eine scharfe Wahrnehmungsgabe des Arztes. Die Botschaften, die der Patient mit jeder Zelle seines Körpers aussendet, sprechen eine klare Sprache. Alles spiegelt sich in allem. Alleine das Betrachten und das Beobachten eines Menschen ist schon die halbe Diagnose. Pulsfühlen, Sehen, Riechen, Hören und Betasten führen letztlich zu einer neunzigprozentigen Diagnose. Der Körper zeigt mit all den Zeichen genau an, wie sein Zustand ist und was er dringend benötigt. Die abschließende Befragung dient dann nur noch der Sicherung der zuvor schon gestellten Diagnose. Die Krankheitsursache und der Weg zu ihrer Ausschaltung bzw. Therapie liegen bereits in der Diagnose.

Tasten, Fühlen und Beobachten

Über Jahrtausende ausgereifte Diagnoseverfahren der asiatischen Medizin, mit ihrer genauen Wahrnehmung des Körpers, lassen Krankheiten bereits im Frühstadium erkennbar werden. Sie liefern die Diagnose, die Hinweise auf die Ursache offenbart und damit die Botschaft für die notwendige Bewusstseins- und damit Verhaltensänderung in sich trägt.

Der ärztlichen Untersuchung mit Betrachten, Beobachten und Betasten folgt die Befragung des Patienten. Aus dem dadurch gewonnenen Bild erstellt der Arzt einen Therapieplan mit unterschiedlichen Behandlungsformen. Auf der körperlichen Ebene ist das wichtigste therapeutische Ziel die Wiederherstellung des Gleichgewichts der drei Körpersäfte und die Gewährleistung, dass die fünf Elemente des Körpers wieder in einem ausgewogenem Zustand sind, wodurch Nüspa wieder frei fließen kann. Auf der spirituellen Ebene hat die Begleitung auch das Erreichen und Stabilisieren der verlorengegangenen Mitte als Ziel.

Während bei uns im Westen die Untersuchung und Befunderhebung mit einer Befragung des Patienten beginnt, ist die asiatische Vorgehensweise eine andere. Hier macht sich der Untersucher mit all seinen Sinnen zuerst ein umfassendes Bild vom Patienten. Dann stellt er sehr gezielte Fragen. Der Deutung und Bewertung der Beobachtungen und Aussagen folgt die Aufstellung eines Therapieplans mit Verhaltensregeln für zu Hause und Anwendungen in der Praxis.

Wahrnehmung des körperlichen Ausdrucks

Besondere Beachtung findet immer das zunächst äußerlich Sichtbare. Haut, Gestalt und Konstitution, Haltung, Bewegung, Reinlichkeit, Zähne, Augen, Blickfestigkeit und Ausstrahlung des Patienten. Auch Stimme, Klang, Sprache, Redefluss und Atmung sowie Mund- und Schweißgeruch werden aufmerksam registriert, ebenso wie Haare, Nägel, Zähne und Speichel.

Pulsdiagnose

Das ganze Universum formt sich aus der Kraft von Wellen. Diese Energiewellen durchlaufen auch den menschlichen Körper. Je nach Gemütsverfassung können sie sich lang und flach oder stürmisch und hoch aufbäumend darstellen. Durch das tibetische Pulslesen kann der energetische und emotionale Status eines Menschen diagnostiziert werden. Die Pulsdiagnose, als Kernelement tibetischer Diagnostik, ist ein erstaunlich präzises Diagnose-Verfahren, das neben langjähriger Erfahrung ein hohes Maß an Intuition und Fingerspitzengefühl erfordert. Der ausgeruhte Arzt legt Zeige-, Mittel- und Ringfinger direkt nebeneinander an bestimmten Pulsstellen auf die Haut des Patienten, um dann mit einem Finger nach dem anderen nach unten zu drücken – wie beim Klavierspielen.

Neben Länge, Breite, Tiefe, aber auch Kraft, Fülle und Form der einzelnen Pulswellen lassen sich insgesamt fünfzehn Pulsqualitäten unterscheiden. Die Qualität der Pulswellen an den entsprechenden Taststellen erlaubt eine sehr präzise Aussage über die gefährdeten oder bereits erkrankten Organe. Außerdem kann der Arzt den Energiestatus des Patienten, dessen emotionale Grundverfassung und die zugrunde liegenden emotionalen und rationalen Anhaftungen und Verstrickungen erkennen.

Nicht selten wird die Pulsdiagnose von erfahrenen Ärzten als einzige Diagnose-Methode verwendet, da sie die energetische Situation des Patienten in seiner Ganzheit erfasst. Zungendiagnose, Urinbetrachtung und Befragung dienen dann nur noch der Bestätigung dessen, was bereits in den Pulsen diagnostiziert wurde. Sie ist daher das Erste, was den tibetischen Arzt interessiert, und steht noch vor der Befragung.

Bei der Pulsdiagnose handelt es sich um ein hochempfindliches Diagnose-Verfahren erstaunlichster Präzision. Sie ist eine der schwierigsten, zugleich aber auch effektivsten Disziplinen traditioneller ärztlicher Kunst. In den Pulsen schwingt die Energie des Körpers. Hier zeigt sich der Grad seines Gleichgewichts bzw. wie stark es gestört ist.

Zungendiagnose

Die Form, Farbe und Beschaffenheit der Zunge spielt eine wichtige Rolle in der tibetischen Diagnostik. Sie erlaubt Aussagen zur Differenzierung von sogenannten Wind-, Galle- oder Schleim-Krankheiten, also energetischen Störungen, die krankheitsauslösend wirksam sind.

Urindiagnose

Der Urin ist ein außerordentlich wichtiges diagnostisches Medium. Er wird auf Farbe, Dunst, Geruch und Blasenbildung hin untersucht. Grundsätzlich gilt, dass heller, klarer und reichlicher Urin mit großer Blasenbildung (beim Umrühren) auf eine Kältekrankheit hinweist, während dunkler, trüber und spärlicher Urin eine Hitzekrankheit anzeigt. Bei Galle-Krankheiten ist er z.B. übel riechend, dunkelgelb, trübe und geht manchmal sogar leicht ins Rötliche über.

Befragung

In einem üblicherweise erst der gründlichen Untersuchung folgenden Gespräch wird der Patient besonders nach seinen Gewohnheiten, seinem spirituellen Lebenskonzept, nach Lebenssinn, Leidenschaften,

Freuden, Sorgen, sozialer und familiärer Einbindung gefragt, bevor ein individueller, alle Lebensbereiche umfassender Therapieplan erstellt wird. Die Befragung des Patienten und möglichst auch seiner nächsten Angehörigen soll dem Arzt einen umfassenden Einblick in die gegenwärtige Lebenssituation ermöglichen. Gleichzeitig soll sich der Arzt auch ein Bild über die Lebensgeschichte machen, um so ein klares Bild der Zusammenhänge zu erhalten, die maßgeblich das Krankheitsgeschehen beeinflusst haben.

Träume

Der Qualität des Schlafes und möglicher Träume wird besondere Aufmerksamkeit geschenkt, da schlechter Schlaf und aufwühlende Träume auf eine Störung des energetischen Gleichgewichts hindeuten. In der tibetischen Medizin sind Träume ein wichtiges diagnostisches Instrument, um das Gefühls- und Seelenleben des Patienten in groben Strukturen zu erfassen.

Träume sind Botschafter des Unterbewussten und spiegeln in gewisser Weise wider, was die Seele bewegt. Wie Computer scannen Träume unsere psychischen Speicher und beheben dabei vielerlei kleine Fehlverarbeitungen in eigenständiger Weise.

Dabei reorganisieren bzw. defragmentieren sie die Festplatte, die Matrix der Psyche, in einer Weise, dass wir gesund und ausgeglichen bleiben. Nacht für Nacht findet somit eine Art Selbstheilung statt.

Dabei haben die Träume häufig auch eine ausgleichende, ergänzende und kompensierende Funktion. Das, was im Alltagsbewusstsein unterrepräsentiert ist, kann nachts oftmals im Traum ausgelebt werden. Dies erklärt, warum man in einem ruhigen, bewusst abwechslungsarmen Entspannungsurlaub nachts überaktiv träumt, während man in einem stressgeplagten Alltag oft nur kurze, kaum wahrnehmbare Traumphasen hat.

Vor allem zwei Arten von Träumen werden unterschieden: Sogenannte Hinweisträume, die eine innere Situation beleuchten und auf Ungeklärtes aufmerksam machen, und die bereits erwähnten kompensatorischen Träume, bei denen das im Traum sichtbar wird, was der Patient braucht. Bei einer Kältekrankheit beispielsweise träumt man von Feuer.

Heilkräuter

Heilkräuter und Pillen aus pflanzlichen, tierischen, mineralischen und metallischen Substanzen aus dem Himalaya, geerntet nach strengen astrologischen Regeln, werden nach uralten bewährten Rezepten hergestellt. Mit ihrer Hilfe können Krankheiten erstaunlich effektiv behandelt werden. In der schamanischen Welt des Himalaya ist jede Pflanze ein Teilaspekt des kosmischen Bewusstseins. Dabei ist z.B. die Blüte der Kopf der Pflanze mit einer feinstofflichen, spirituellen Heilwirkung, die Wurzel jener Teil, der Kraft und Energie verleiht. Durch den Kontakt zur Geistigkeit der Heilpflanze schaffen wir eine Verbindung mit der allumfassenden Bewusstseinsmatrix und schöpfen daraus natürliche Heilkraft.

Heilung findet dann statt, wenn Bewusstheit als einheitliches, nicht differenziertes Bewusstsein fernab jeglichen Trennungsgedankens von den Zellen erkannt wird. Wildkräuter, Heilpflanzen und Wildblütenessenzen verstärken auf ihre Weise die Rückbindung an unser Sein. Sie verbinden uns mit den Kräften der Natur und sind wertvolle Werkzeuge und Hilfsmittel, um das unbegrenzte Potenzial unserer Möglichkeiten und Talente zu entdecken und mutig zu nutzen. Herausragend und auffallend wirksam sind für mich immer wieder drei verschiedene Heilmittelgruppen, die ich seit vielen Jahren erfolgreich in meiner Praxis anwende:

1. Algen, wie z.B. Afa Algen, Chlorella, Braunalgen und Spirulina. Als Grundbausteine des Lebens enthalten sie alles, was der Körper braucht. (z.B. www.bluegreen.de)
2. Ginseng Wurzel (Stärkung des Erdelements. (In jeder Apotheke)
3. Australische Wildblütenessenzen (Love Remedies). Sie werden nach einer neuen Erntemethode gewonnen, bei der Gefäße um die Blüten gebunden werden. So muss die Blüte nicht abgepflügt

oder zerstört werden. Auf diese Weise wird die feinstoffliche Heilenergie der Pflanze konserviert. Bei der Einnahme kommt es zu einer Anbindung an die Urkraft der Natur. Dies setzt Heilimpulse. (www.wildblüten.de oder www.loveremedies.de)

Ernährung und spezielle Heilverfahren

Typgerechte, der Tages- und Jahreszeit angepasste Nahrungsmittel, gezielt nach ihren Geschmacks- und Wirkqualitäten (Zuordnung zu den fünf Elementen) eingesetzt, wirken wie Heilmittel und stärken das Gleichgewicht der Lebensessenzen. Moxatherapie, psychosomatische Akupunktur, Öl- und Klangschalenmassagen, Kräutereinreibungen, Einrenktechniken, Aderlass und Schröpfen sind spezielle Therapieverfahren, die, richtig eingesetzt, der Stabilisierung des Systems dienen und helfen, Krankheiten zu überwinden.

Nicht nur Krebs- und Rheumaerkrankungen, sondern auch Burn-Out-Syndrom und vielerlei Depressionsformen und Angststörungen lassen sich auf diese Weise effektiv therapieren.

Behandlung durch spirituelle Therapien

Die vielschichtigen rituellen und spirituellen Heilansätze bauen heilende Felder auf, die Verbindung schaffen mit universeller Energie, mit etwas, das größer ist als man selbst. So entsteht ein innerer Raum, der eine deutlich tiefere Form der Heilung ermöglicht. Ein Raum, der es erlaubt, den Prozess der Heilung fernab des schulmedizinischen Wissens an die höhere Kraft zu übergeben, die alles miteinander verbindet und lenkt.

Meditation

Heilungsrituale und spezielle Geistes- und Körperübungen beschleunigen und vertiefen den Heilungsprozess. Dazu gehört neben Lu Jong, Kum Nye und Atemübungen die regelmäßige Kontemplation in Stille und Askese. Unabdingbar für tiefgreifende Heilung ist die Meditation, die konzentrierte Sammlung in der Stille, um dem Lärm des Alltags etwas entgegenzusetzen und den Geist zur Ruhe kommen zu lassen.

Geistesfreude hat seine Wurzeln in Zuneigung und Mitgefühl. Das verlangt ein sehr hohes Maß an Empfindsamkeit und Gefühl.

DALAI LAMA

Mit Meditation in die eigene Kraft kommen

Mittels der Meditation üben wir, zu entschleunigen und anzukommen. Es geht darum, Stress abzubauen und Energie zu tanken, um wieder in die eigene Kraft und Mitte zu kommen. Meditation ist in der Lage, in tiefen Schichten des Unterbewusstseins Blockaden zu lösen, die daran hindern, die inneren Potenziale zur Entfaltung zu bringen. Die Meditation öffnet und ermöglicht es, neue Ideen zu schöpfen und bislang unentdeckte Ressourcen zu erschließen. In der Begegnung mit mir selbst entwickelt sich ein neues Gefühl von Fülle und „so sein zu dürfen". Es entstehen tiefe Momente, die das Leben als Geschenk – das es gilt zu feiern – erkennen lassen. Dies nimmt Schwere und schenkt Leichtigkeit, Vertrauen und Selbstbewusstsein. Plötzlich öffnen sich Türen, und was bisher als unmöglich erschien, wird Realität. Sie erkennen, dass Sie mehr sind und können, als Sie bislang geglaubt haben.

Tief in uns sitzt ein großes Lächeln.
Meditation heißt, sich in dieses Lächeln hineinzusetzen.

KAPITEL 15

ALLTAG – ERKENNEN, WAS TRÄGT,
SPÜREN, WAS WIRKT

Es gibt kein Vergnügen auf der Erde, das spiritueller Freude gleichkommt. Es gibt keine größere Freude als diejenige, welche der Weisheit entspringt. Hat ein Mensch wirklich einmal die Freude der Spiritualität erlebt, wird er jeden Gefallen an anderen Dingen verlieren.

GURUNAM

Was bedeutet nun all dieses Wissen für den Einzelnen? Wie hilft es
ihm, seinen Alltag so zu verändern, dass er mehr Freude und Erfüllung
findet? Was kann er ganz konkret tun, um endlich die Trennung zu
überwinden und noch viel näher an sich und seine Talente heranzu-
kommen? Ein faszinierendes Abenteuer liegt vor uns. Wenn wir die
Lust und den Drang nach Wachstum und Weiterentwicklung verspüren,
dann kann hier und jetzt die Reise losgehen.

Krisen als Chance

Die Lebensmitte ist bei den meisten von uns ein besonderer Wendepunkt. In der asiatischen Elementelehre haben wir gesehen, dass hier,
am Ende der Erd-Phase und am Beginn der Metall-Phase, neue Herausforderungen auf uns warten. Nach C.G. Jung folgt dem Drang, hinaus
in die Polarität der Verwicklung, nun die Wende – und ein Weg der inneren Entwicklung verstärkt sich. Die Erkenntnis, dass das Glück nicht
im Äußeren zu finden ist, reift im gleichen Maß wie die Bedeutung
materieller Faktoren abnimmt. Eine Ahnung fordert im Bewusstsein
immer mehr Raum: Leben muss mehr sein als nur das!

Fragen wie: Wo stehe ich heute eigentlich – ist der Weg, den ich gehe, und der Ort, wo ich lebe, liebe, esse und arbeite, passend zu mir? Ist er geeignet, mich bei der Entfaltung meiner Möglichkeiten zu unterstützen? Welche Herzensangelegenheit, Talente und Potenziale warten darauf, von mir entdeckt zu werden? Oftmals sind es Krisen, Schicksalsschläge oder Krankheiten, die einen Menschen auf sich selbst und auf diese Fragen zurückwerfen. So grausam die Aufforderungen zur Wende möglicherweise auch sein werden, sie alle verbindet die Chance eines Neuanfangs auf einer weiteren Ebene. Natürlich können wir auch außergewöhnliche Ereignisse selbst hervorrufen. Wir können alleine eine lange Reise in ein herausforderndes „Entwicklungs"-Land machen, durch ein längeres Fasten-Schweige-Meditations-Retreat gehen oder zunächst erst einmal an einen Feuerlauf teilnehmen, bei dem wir spüren, dass das Unmögliche eben doch möglich ist.

Solche Momente, wo wir das Gewöhnliche verlassen und eine außergewöhnliche (spirituelle) Erfahrung machen, befreien das Bewusstsein und setzen ungeahnte Energien frei. Wer kennt das Gefühl nicht. Sie joggen, kommen an einem See oder Fluss vorbei und springen spontan, einem inneren Impuls folgend, in das glasklare, wenn auch eiskalte Wasser. Kennen sie das himmlische Wonnegefühl, wenn sie anschließend aus dem Wasser steigen? Sie fühlen sich kraftvoll und wie neu geboren. Auch dies ist eine spirituelle Erfahrung. Das Leben bietet eine unglaubliche Vielzahl an Möglichkeiten, um solche kleinen Erfahrungen aneinanderzureihen.

Mit sieben Schritten zu einem erfüllten Leben

Der erste Schritt – Die Entscheidung

Wie jeder Weg, der gegangen werden will, so beginnt natürlich auch dieser mit dem ersten Schritt. Ich habe erkannt, dass ein neues großes Abenteuer vor mir liegt. Ich will herausfinden, wer ich bin und welche Möglichkeiten in mir schlummern. Wie kann ich meine unentwickelten Potenziale mit Hilfe des Wunderwerks Körper-Geist-Bewusstsein entfalten?

Ich treffe die Entscheidung, wachsen zu wollen. Es ist meine ernsthafte Entscheidung, in meiner Bedürfnis-Hierarchie die Gruppe Wachstum / Authentizität / Sinn ganz nach oben zu stellen. Vor Sicherheit und vor dem Bedürfnis nach Anerkennung. Die Intention, wachsen zu wollen, wird von nun an zum entscheidenden Motor für meine weitere Entwicklung. Sie hat Vorrang vor allem anderen und wird von nun an zum Wichtigsten in meinem Leben.

Ich schaffe mir „Symbole", die ich an verschiedenen Stellen platziere – die mich mehrmals täglich an meine Intention, wachsen zu wollen, erinnern.

Der zweite Schritt – Radikale Selbstannahme. – Ich bin, der ich sein soll. Ich darf so sein.

Ich weiß inzwischen, dass Selbstliebe und das Ablegen des ständigen „Selbst"-zweifels der Schlüssel zum Leben sind. Ich entwickle ein Gespür, für mich alleine die Verantwortung zu übernehmen und mich mit voller Aufmerksamkeit dem zuzuwenden, was in mir lebendig ist. Ich beginne, meinen Gefühlen und Bedürfnissen Beachtung zu schenken. Selbsteinfühlung bedeutet, immer wieder staunend auf mich selbst zu schauen und zu sagen: Wow…, interessant, so funktioniere ich also. Ein staunendes Betrachten, das wertfrei erkennt: Ich bin so, wie ich bin, und ich darf so sein. (Sonst hätte mich der „liebe Gott" nicht so gemacht!) Jeder Gedanke und jedes Wort, das Selbstzweifel ausdrückt oder wertet, schränkt mich ein. Es ist Maya (Schein, Unwirklichkeit). Ich bin eine göttliche Ausdrucksform des Lebens, und alles an mir ist so, wie es sein soll. Ich erkenne diese Wahrheit bis in die Tiefe meines Zellbewusstseins an und sage laut und deutlich „Ja" zu mir.

Ich verneige mich täglich vor dem Göttlichen in mir und bedanke mich für das, was ich bin.

Der dritte Schritt – Bewusstsein schafft das Sein

Ich weiß inzwischen, dass ständiges Klagen und Trauern über alte Geschichten mich kaum voran bringt. Ich habe erkannt, welche Verletzungen mein System erschüttert haben, die aber letztlich doch Geschenke waren, an denen ich wachsen und reifen konnte. Ich arbeite bereits daran, mich mit all den Dramen meines Lebens auszusöhnen, sie zu würdigen und mich mit ihnen einverstanden zu erklären. Jetzt weiß ich um die Programme, Muster und Glaubenssätze, die daraus entstanden sind. Damals haben sie mir geholfen, aber heute stehen sie meiner Freiheit im Weg. Der dritte Schritt besteht in konsequentem Üben bewussten Verhaltens. Ich reduziere das „Zuviel" meines Alltags, um Raum für Achtsamkeit und Bewusstsein zu schaffen. Das Bewusstsein als Zeuge und Beobachter meiner selbst hilft mir, bewusst und achtsam Fallstricke rechtzeitig zu erkennen und sie erneut staunend zu betrachten, um dann wach einen anderen, noch nicht beschrittenen Weg einzuschlagen. Herausforderungen anzunehmen und das Spiel, das vielleicht schon zehntausend Mal gespielt wurde, nun zu verlassen für das Geschenk einer neuen Erfahrung, die neues Staunen möglich macht. Bewusstsein ist nötig, um meine innere Stimme von all den anderen Stimmen in mir unterscheiden zu können. Der größte Teil meines Bewusstseins ist nicht gefordert und kann jetzt Zug um Zug entwickelt und ins Spiel gebracht werden.

Ich geben den zwei entscheidenden Stimmen in mir Namen und rufe sie gezielt an: „Sonne (Gott), bist du da?– Wenn ja, gib mir ein Zeichen." Und: „Wolke, was sagst du dazu?"

Der vierte Schritt – Anschubkraft und Fülle

Je voller meine Energieflasche ist, desto klarer sehe ich, was zu tun und anzupacken ist. Um Fülle als „Geschmack" auf der Zunge zu „schmecken", bedarf es einer täglichen ernsthaften Bemühung, der Fülle in mir Raum zu geben. Aus einem Bewusstsein der Fülle heraus generiert sich Qi, das ich benötige, um mutig auf das einzugehen, was mir am

Herzen liegt. Die Kraft dazu kann ich aus mir heraus jederzeit erzeugen. Hilfreich ist es aber, wenn ich Techniken zu Hilfe nehme, die mir Kraft geben. Wie aus den vorausgegangenen Kapiteln zu entnehmen war, ist die wichtigste Kraftquelle die Natur, die Verbindung und Kommunikation mit dem Qi der Natur: Natürliche frische Nahrung aus der Natur, reines, industriell unbearbeitetes Trinkwasser, Meditation, Mittagsschlaf, Spaziergänge, Sport in der Natur, Verbindung mit Pflanzen oder Tieren.

Ich begrüße voller Staunen und Dankbarkeit jeden neuen Tag als wunderbares Geschenk, um wieder kreativ etwas von mir ausdrücken oder einen Beitrag leisten zu dürfen. Ich gebe etwas von meiner Freude und Dankbarkeit an eine Pflanze weiter, der ich in der Natur begegne. Ich berühre sie und verneige mich vor ihr.

Der fünfte Schritt – Synchronizitäten beachten, Felder erkennen, wandeln und neue aufbauen.

Ich weiß um die Kraft der Naturgesetze und bin achtsam bezüglich all der „Geschenke", die in meinen Tag hineinpurzeln. Ich habe erkannt, dass mir jede hochschäumende Emotion etwas mitteilen will, ebenso wie jedes Ereignis eine Botschaft für mich persönlich in sich trägt. Herausforderungen und Wachstumsmöglichkeiten gibt es zur Genüge. Ich gehe mutig darauf zu, immer bereit, etwas Neues auszuprobieren. Mein Augenmerk liegt dabei auf den Bewusstseinfeldern, in denen ich mich bewege. Diese sollte ich bewusster als bisher wahrnehmen und möglicherweise neue Felder aufbauen. Die Gesetze der Polarität und Resonanz helfen mir und sind dabei der Schlüssel. Durch Selbsteinfühlung bemerke ich, dass z.B. mein „Unruhe-Geist" mich ablenkt und ich mich permanent überfordere. Ich spüre dies und treffe die Entscheidung, ein Feld von Achtsamkeit und Bewusstsein gezielt aufzubauen.

Beispiele für weitere typische Hindernisse und deren Überwindung sind:

1. Hindernis: Geistige Unruhe – Ablenkung – Überforderung
Neues Feld: Achtsamkeit / Aufmerksamkeit / Bewusstsein / Sorgfalt
In jedem Moment haben wir das Potenzial, dem Leben zu dienen oder
es zu zerstören.

2. Hindernis: Widerstand – Widerwille – Wut – Hass – Schmerz
Neues Feld: Veränderung / Loslassen / Einlassen / Zuversicht / Verge-
bung / Akzeptanz
Leben heißt: Herausforderung durch unablässigen Wandel.

3. Hindernis: Egoismus – Kritik – Widerstand
Neues Feld: Mitgefühl /Wohlwollen / Freundlichkeit / Respekt / Würdigung
Je öfter man sich dafür entscheidet, auch die eigenen Schwächen zu
lieben, desto liebenswerter und einzigartiger wird auch der Andere.

4. Hindernis: Zweifel – Angst – Unentschlossenheit
Neues Feld: Vertrauen / Selbstbewusstsein / Selbstsicherheit / Lächeln
/ Annehmen
Das Leben zu feiern heißt, die Liebe, die wir in uns spüren, nach außen
zu tragen.

**5. Hindernis: Konzentrationsstörungen – Gleichgültigkeit – fehlende
Motivation**
Neues Feld: Fokussierung / Konzentration / Selbstdisziplin / Ausdauer
/ Nachhaltigkeit

6. Hindernis: Trägheit – Gewohnheit – Lustlosigkeit
Neues Feld: Freude / Lachen / Glücklich sein / Leichtigkeit / Lebenslust
Wann immer ein Mensch lacht, ist ein Stück Himmel dabei.

7. Hindernis: Verlangen – Gier – Ignoranz – Machtgelüste
Neues Feld: Gleichgewicht / Dankbarkeit / Ausgeglichenheit / Souve-
ränität

8. Hindernis: Unruhe – Stress – Ruhelosigkeit – Nervosität
Neues Feld: Entspannung / Geduld / Ruhe / Entschleunigung / Gelassenheit / Entspannung
Ich erinnere mich, ich bin schon da, ich muss nirgendwo hin...

9. Hindernis: Herausforderung – Schock – Unglück – Erschütterung
Neues Feld: Vertrauen / Standfestigkeit / Erdung

10. Hindernis: Schuldgefühl – Selbstzweifel – Mangel an Selbstbewusstsein
Neues Feld: Liebe / Herzenswärme / Hingebung / Wertschätzung / Annehmen / Dankbarkeit / Wohlwollen
Je mehr wir uns annehmen, desto mehr stellen wir fest, was wir zu geben haben.

11. Hindernis: Gefühlskälte – Verschlossenheit – Angst vor Kontrollverlust
Neues Feld: Sinnlichkeit / Einlassen / Lust / Genuss

12. Hindernis: Lethargie – Gleichgültigkeit – Desinteresse
Neues Feld: Visionäre Kraft / Begeisterung / Leidenschaft / Enthusiasmus

13. Hindernis: Blockaden – Gefühl getrennt zu sein von Intuition und innerer Weisheit – Ablenkung
Neues Feld: Kreativität / Intuition / Weisheit / Erkenntnis / Inspiration

14. Hindernis: Kraftlosigkeit – Schwäche – Angst
Neues Feld: Männliche Kraft / Yang-Durchsetzungskraft / Mut / Tatendrang

15. Hindernis: Rationalität – Verschlossenheit
Neues Feld: Weibliches Urvertrauen / Yin-Empfindung / Öffnung / Herzenswärme

Jede Begegnung, jedes Ereignis, jeder kaputte Teller, jeder platte Reifen oder Zahnschmerz – alles trägt eine Botschaft. Ich bemühe mich, ernsthaft hinzuschauen.

Der sechste Schritt – Verbindende Kommunikation – Empathie
Wissend, das ich mit jedem ausgesprochenen Wort eine Verbindung herstellen und mein Umfeld bereichern kann, lenke ich meine Aufmerksamkeit auf bewusst präsente Kommunikation. Meine innere Haltung ist geprägt von Wohlwollen und dem Wunsch, auch das Leben anderer zu bereichern. In meinen Worten drückt sich diese Haltung der Empathie – so gut wie es mir gelingt – aus. Ich unternehme immer wieder eine ernsthafte Bemühung, die Bedürfnisse des Anderen im Auge zu behalten und mich von jeglichen Wertungen und Urteilen fernzuhalten.

Der siebte Schritt – Einschwingen
So wie jedes Symbol, jedes Ding und jede Pflanze ihre eigene Energie-Signatur aufweist, so bin ich mir auch bewusst, dass das Wesen eines jeden Menschen ebenfalls ein ganz eigenes Schwingungsmuster aufzeigt. Es liegt nun an mir, mit welchen Frequenzen ich mitschwingen möchte. Ich habe die freie Wahl zu entscheiden, wo ich mich bevorzugt aufhalte und mit wem ich dies tue. Das Schwingungsfeld wird sich im Lauf der Zeit angleichen. Die Hinterhöfe von Großstadtbahnhöfen haben eine ganz eigene Atmosphäre, genauso wie große Kaufhäuser, Fastfoot-Theken oder Schlachthöfe. Gleichzeitig heben und inspirieren uns Menschen, die sehr kreativ und spirituell unterwegs sind. Wir sollten ein Bewusstsein dafür entwickeln, wer und was uns feiner schwingen lässt und uns damit ein gutes Gefühl schenkt. Ein gutes Gefühl ist immer das wichtigste Indiz dafür, dass wir auf dem richtigen Weg sind. Sind wir erschlagen und erschöpft, haben wir möglicherweise zu etwas Ja gesagt, wo wir eigentlich Nein meinten.

Ich verbanne Situationen und Menschen, die mir kein gutes Schwingungsgefühl geben, Schritt für Schritt aus meinem Leben und erlaube mir, meine Zeit bewusst dort zu verbringen, wo ich inspiriert und aufgeladen werde.

Die Natur um uns herum, aber auch viele Symbole, Mantras und Klänge, laden uns immer wieder ein, uns einzulassen auf das, was unsere Sinnesorgane uns mitteilen. Wahrnehmen, Einschwingen und Sich-Verbinden fördert und stärkt unsere Existenz. Hier einige Beispiele, worauf wir unsere Aufmerksamkeit lenken können:

Einschwingen und Verbinden

In jeder Zeit der Menschheitsgeschichte wurde die Welt in all ihren Erscheinungsformen, lebender wie toter, natürlicher wie übernatürlichen Bereiche, mit Symbolen dargestellt. Leben, Sterben und Wiedergeburt lagen dicht beieinander. Das Gewebe zwischen Mensch und Natur, mit den sich ständig wiederholenden Transformationen, wurde mit Hilfe von Überlieferung und Symbolik erklärt: Der Übergang von dieser Welt in die nächste, die Ankunft jedes neuen Tages oder jedes neuen Frühlings. Diese Überlieferungen wurden stets aufs Neue belebt durch Rituale, Kunstwerke, Zeichen, Tänze, Opferzeremonien, Masken, Hieroglyphen, Amulette, Fetische, Architektur, Gesänge und Musik, aber auch durch Pflanzen und Kräuter, deren Symbolkräfte starke heilende Effekte haben. Sie alle werden als Informationsträger genutzt, um Kraft und Mut zu stärken oder Heil-sein im weitesten Sinne zu unterstützen. Sie waren und sind wichtige Bindeglieder zwischen Menschengruppen sowie Kommunikationsmittel zwischen Mensch und Schöpferkraft.

Selbst im modernen westlichen Kulturkreis, in dem rationales Denken, Konsum und immer neue optische Reize das Leben bestimmen, prägen überlieferte sowie neue Statussymbole unser Bewusstsein. Der Wunsch, die Zusammenhänge des Universums und unseren Standort darin zu bestimmen, ist ein dem Menschen angeborenes Bedürfnis, das wir selbst mit unseren ältesten Vorfahren teilen. Die alten Ägypter verwendeten Symbole zur Darstellung aller Kräfte des Universums: Der

Götter und der Menschen, der Geburt und des Lebens nach dem Tod. Die meisten Kulturen sahen in allen Kräften der Natur das Wirken von Ahnen, Geistern und übersinnlichen Wesen, die mit Hilfe von Symbolen, Mythen, Ritualen, Zeremonien und Kunstwerken unterschiedlichster Art verehrt und besänftigt wurden.

Die Religionen der Welt haben ihre Glaubensgrundsätze immer in Form von Symbolen verbreitet, um deren tiefe, geheimnisvolle Wahrheiten zu offenbaren und sich mit der Schöpferkraft zu verbinden. Brot und Wein beim Abendmahl Christi, oder Buddha, der meditierend, mit gefalteten Händen dargestellt ist oder die rechte Hand zur Erde hin ausstreckt, um sie zu segnen. Andere Symbole überschreiten ethnische, historische und religiöse Grenzen. Das zeitlose und alles umfassende Mandala ist eines der bedeutendsten Symbole menschlicher Erfahrung. Die konzentrische Struktur des Mandalas, die sowohl dem Kosmos als auch dem Mikrokosmos entspricht, verweist auf den physischen Aufbau des Universums sowie auf die Reise der Seele des Individuums durch eine Aufeinanderfolge innerer Zustände zum Mittelpunkt des All-Wissens, dem Zustand des höchsten Bewusstseins.

Allen Symbolen und Kommunikationstechniken ist gemeinsam, dass es zu einer inneren Berührung kommt, zu einem Ein-stimmen und Mitschwingen. Das feinstoffliche Feld wird beeinflusst und beginnt, sich auf ein feineres Schwingungsniveau einzuschwingen. Dies fördert Heilung und damit das Leben.

Die Urkraft der Natur nutzen

DIE ZEHN WEISHEITEN DER NANGKARIS

1. Spürt das Gras unter euren Füßen, küsst die Erde mit euren Zehen.
2. Achtet die Natur und haltet bewusst Kontakt. Nutzt ihre Kräfte und lasst zu, dass sie euch auftankt.
3. Schützt unsere Mutter Erde und fügt ihr keinen Schaden zu.
4. Sucht euch euren Platz in der Natur und nutzt ihn als Kraftplatz, um euch zu heilen, wenn ihr krank seid.

5. Achtet eure Ahnen, denn sie leiten und schützen euch auf unsichtbare Weise. Außerdem senden sie euch Kraft, wenn ihr es zulasst.
6. All eure Gedanken sind reine Energie – positive wie negative. Sie entscheiden darüber, was euch als Nächstes passiert.
7. Setzt die Energien der Gedanken und Gefühle bewusst ein, um euer Leben so zu steuern, wie ihr es aus tiefstem Herzen spürt.
8. Achtet den Augenblick und genießt ihn. Er ist das Beste, was ihr habt, und das Einzige, was vergeht.
9. Verhaltet euch zum Wohle aller und lasst nicht ab, der Melodie des Herzens und der Liebe zu lauschen und ihr zu folgen.
10. Wendet schamanische Techniken der Reinigung an, um euch von Altem zu lösen, damit Neues entstehen kann und ihr zu eurer wirklichen Bestimmung finden könnt.

Die Einheit aller Lebewesen in einem großen Geist und der Respekt für die Natur ist für die Ureinwohner Australiens eine Selbstverständlichkeit. Sie leben seit Jahrtausenden in diesem Bewusstsein und im engen Kontakt mit einer natürlichen Umgebung. Sie ist ihnen spirituelle Heimat, aufgeladen mit feinstofflicher Energie der Urahnen, die sie wahrnehmen und an der sie teilhaben. Deshalb fühlen sie sich in ihr geborgen, auch wenn die Anforderungen oft hart sind. Wir, im sogenannten zivilisierten Westen, verbringen die meiste Zeit in künstlich beleuchteten und beheizten Büros, Schulen oder Wohnungen aus Beton und Stahl. Tagtäglich haben wir eher Umgang mit unbelebten Objekten, Computern, Telefonen und Autos, aber selten mit Bäumen, Tieren, Flüssen, Seen oder Gartenerde. Natur findet nur in der Freizeit statt, aber eigentlich dient sie nur als Hintergrundkulisse für zahlreiche sportliche Aktivitäten. Wenn wir einmal hinausgehen, ist es uns zu heiß, zu kalt, zu regnerisch oder zu stürmisch. Wir haben größtenteils kein Bewusstsein mehr dafür, dass auch wir immer noch Teil der Natur sind, sie unser eigentliches Zuhause ist oder, wie die Mystiker sagen, der Urgrund unseres Seins. Diese Entfremdung beraubt uns unserer Verbundenheit mit unseren ursprünglichen Wurzeln und damit einer natürlichen Kraftquelle, aus der wir jederzeit schöpfen könnten.

Die Visionssuche

In vielen Stammeskulturen, insbesondere bei den Indianern, stellte die Visionssuche ein Übergangsritual dar. Ihm unterzogen sich vor allem Jugendliche auf dem Weg zum Erwachsenwerden. Aber auch ältere Menschen, die ihrem Leben eine neue Richtung geben wollten, ihre neue Bestimmung aber noch nicht kannten, begaben sich zur Innenschau allein in die Natur, um dort Antworten zu bekommen. Viele Psychologen bieten heute die Visionssuche auch für zivilisierte Westler an.

Zur Vorbereitung auf die Visionssuche dienen Fasten und manchmal auch Schlafentzug. Dann geht es mit genügend Trinkwasser für einen, besser sind drei bis vier Tage, in die Wildnis. Ohne Schutz von Mauern, schweigend und auf sich selbst gestellt, meditiert der Suchende im Freien über das Thema, das er mitgebracht hat, hier ein paar Beispiele:

- Ich möchte meinen Platz im Leben finden …
- Ich will mehr Klarheit und Harmonie in mein Leben bringen …
- Ich will mich einer Herausforderung stellen und sie bewältigen…
- Ich will die Welt mit neuen Augen sehen …
- Ich will meinen Beitrag für die Welt erkennen …
- Ich will eine persönliche Krise meistern und beenden …
- Ich möchte mein Wachstum in eine neue Richtung wenden …
- Ich spüre eine Veränderung, weiß aber noch nicht wohin …
- Ich möchte wichtige Entscheidungen fällen und kundtun …
- Ich möchte meinen Ängsten begegnen und sie in Kraft verwandeln …
- Ich möchte mich mit etwas Vergangenem aussöhnen …
- Ich möchte Abhängigkeiten und einschränkende Muster zurücklassen …
- Ich möchte mehr Vertrauen in mich entwickeln und mich wertschätzen …
- Mein Leben fühlt sich zurzeit einfach nur gut an, und ich möchte es feiern.…

Im Kontakt mit der Natur und abgeschnitten von seiner sonstigen Umgebung, kommt der Visionssucher zu neuen Erkenntnissen, die er aus sich selbst schöpft. Oft tauchen Tiere auf, die eine besondere Bedeutung für ihn haben, oder Pflanzen, Steine, Hölzer, das Wetter oder andere Vorkommnisse übermitteln ihre „Botschaften", die ihm den neuen Weg weisen.

Bei der Nachbereitung der Visionssuche wird thematisiert, was der „Rückkehrer" aus der Suche für sich gewonnen hat, aber auch, welchen Beitrag zur Gemeinschaft, für seine Familie, Freunde und Mitmenschen er damit leistet.

Alles hat seinen Klang

Mantras – Worte und Klänge in Aktion

Alles in der Natur ist letztlich reine Schwingung. Jede Schwingung hat einen Klang, auch wenn er für unser Ohr zunächst nicht direkt hörbar ist. Dieser innere Klang, der seiner Natur nach fein und überall präsent ist, ist der direkte Ausdruck des Absoluten. Auf diesen Klang zu meditieren, führt zu einem Strom, der das Bewusstsein zur Ausdehnung führt. Mantras sind Klänge und Worte, die den Geist einstellen und lenken. „Man" bedeutet Geist und „tra" ist die Welle bzw. die Bewegung des Geistes. Im Sanskrit bedeutet es wörtlich: „Den Geist aus Leiden und Krankheit zu erretten." Wenn man ein Mantra laut rezitiert, hat man eine spürbare Wirkung auf mehreren Ebenen: Durch die Stimulation der Meridianpunkte im Mund, durch seinen Rhythmus, durch die Kraft seiner Bedeutung und durch seine energetische Bedeutung in der Zeit. Wird ein Mantra korrekt rezitiert, wird es bestimmte Areale des Nervensystems und des Gehirns aktivieren und das Schwingungsniveau des Körpers verändern. Die Art der Wahrnehmung und die eigenen energetischen Fähigkeiten verlagern sich. Mantras konzentrieren sich vornehmlich auf den Klang als Medium innerer Transformation. Ein Mantra ist die reine, essenzielle Energie des Klanges. Klang hat in seiner reinsten und essenziellen Manifestation unbegrenzte Potenzialität. Deshalb ist das Rezitieren eines Mantras eine Art, sich mit spezifischen subtilen Energien in Verbindung zu setzen und diese zu verändern. Viele Religionen, vor allem Hinduismus und Buddhismus, benutzen die Energie von Mantras, um Körper und Geist zu harmonisieren oder auf ein spirituelles Ziel auszurichten. Es kann aber auch in der Stille in Gedanken wiederholt werden.

Mantras zur Heilung

Es gibt hunderte verschiedener Mantras zur Heilung. Einige Mantras beziehen sich auf spezielle körperliche Symptome, auf Organkrankheiten oder Körpersäfte, die ausbalanciert werden müssen. Es gibt aber auch globale Mantras für den Erhalt der Natur, zur Stärkung der fünf elementaren Naturkräfte oder für den Erhalt des Friedens auf unserem Planeten. Besonders berührend und für alle Beteiligten sehr wohltuend sind Mantras für Lebensfreude und Mitgefühl: Möge sich das Leid der Menschen verringern.

In der tibetischen Medizin wird angenommen, dass Krankheit nur entstehen kann, wenn eine subtile energetische Störung besteht. Das Mantra-Heilen benutzt die Energie des Klanges, um diese unterliegende energetische Störung zu heilen. Somit wird die Ursache behandelt sowie damit in Beziehung stehende krankheitsfördernde Faktoren, anstatt einfach nur symptomatisch vorzugehen. Tibetisches Mantra-Heilen arbeitet mit überlieferten alten Mantras, in denen teilweise die Essenz des natürlichen Klanges verschlüsselt ist. Es benutzt oft Wörter aus dem Sanskrit und aus alten tibetischen Sprachen.

Der Austausch über die Atmung

Unsere Atmung verbindet uns mit dem Leben, das uns umgibt. Atmung weist auf Kontakt und Kommunikation mit unserer Umwelt hin. Atmung besteht aus den beiden Polen Einatmen und Ausatmen, Nehmen und Geben. Probleme mit den Atmungsorganen spiegeln eine Disharmonie im Austausch mit unserer Umwelt wieder. Etwas nimmt uns die Luft zum atmen.

Die Natur erfassen, das Leben im Griff haben, Hände und Füße als Kontaktorgane

Unsere Füße stellen unsere Wurzeln dar. Das Fußgewölbe gibt uns Standfestigkeit, die Zehen geben uns Halt. Unsere Wurzeln zeigen, wie geerdet wir sind und wie wir dastehen und daherkommen. So verraten sie, wie es um uns steht und wie kraftvoll wir auftreten und vorwärtskommen. Die Fußspitzen zeigen beim Gehen die Richtung an, in die es mit uns geht. Wer zielstrebig vorankommt, dessen Zehen zeigen auch in diese Richtung. Wer dagegen auswärts watschelt, lässt von seinen richtungsweisenden Zehen andeuten, wie viel Energie bei ihn nach außen und zu den Seiten verlorengeht und so vergeudet und verschlampt endet, wie sein Gang wirkt. Der Bogen unserer Zehen verrät unübersehbar, ob wir den Bogen heraushaben und uns in Harmonie mit der Welt fühlen, ob wir Fortschritte machen, um im Einklang mit ihren Gesetzen zu leben. Auf diesem Entwicklungsweg können wir über einige Dinge stolpern. Vieles kann auch übergangen oder von uns niedergetreten werden. Mit jedem neuen Schritt hinterlassen wir Spuren auf der Erde, wie auch das Leben seine Spuren in den Füßen hinterlässt und wir gut sehen können, welche Spuren dies sind.

Die Hände sind uns näher als die Füße, denn mit ihnen packen wir das Leben an. Sie zeigen, wie gut wir zupacken und das Leben im Griff haben. Wir haben es in der Hand, was wir gebrauchen und was wir als Nächstes anfassen wollen, wo wir zugreifen, um neue Erfahrungen zu machen.

> Nimm an dir selbst die Veränderung in die Hand, die du in der Welt sehen willst.

Ein fester Händedruck flößt Vertrauen ein. Im Bewusstsein seiner Vitalität greift jemand vertrauensvoll zu und begrüßt diesen Kontakt. Er zeigt, wie zupackend er das Leben in Angriff nehmen und in den Griff bekommen kann. Auch die ruhige Hand zeigt Kompetenz und löst Vertrauen aus. Unser Fingerspitzengefühl zeigt unsere Präsenz und

Achtsamkeit im Umgang mit unserer Umgebung. Wir üben es, indem wir tatsächlich zunächst mit den Fingerspitzen bewusst die Blätter der Bäume oder Sträucher berühren, an denen wir auf dem Weg zur Arbeit vorbeigehen. Wann immer wir Nahrungsmittel anfassen und sie direkt zum Mund führen, lenken wir unsere Achtsamkeit auf das Wunderwerk, das wir in Händen halten, und gewinnen dabei ein Gefühl dafür, wie gut und wertvoll es für uns ist. Dieses Fingerspitzengefühl wird im Lauf der Zeit dazu führen, dass wir bestimmte Dinge nicht mehr in unseren Einkaufskorb bzw. zu unserem Mund führen.

Der Geschmack auf der Zunge

Jeder hat seinen ganz eigenen Geschmack und eine ganz eigene Spürnase für das, was zu ihm passt und ihm gut tut. Viele Ereignisse haben oft einen Beigeschmack oder es bleibt ein Nachgeschmack. Manches stinkt dabei bis zu Himmel. Alles schwingt und hinterlässt dabei eine einzigartige Komposition von Interferenzen. Ein feiner Geschmack auf den Geschmacksknospen der Zungenspitze erzeugt eine feine Schwingung, die in entsprechende Resonanz geht und das Leben bereichert. Aber dies erfordert einen hohen Grad an Achtsamkeit. Einfach herunterschlucken, lässt ein neues Geschmackserlebnis nicht zu. Eine Schulung der Sinne lädt dazu ein, Neues kennenzulernen. Über den Geschmacks- und Geruchssinn können wir mit bislang unbekannten Schwingungen der Natur in Kontakt treten. Das Ablecken eines Blattes oder der Geruch einer Blüte bringt uns in Resonanz mit der Schwingung bzw. dem Ausdruck dessen, was die Natur an dieser Stelle hervorgebracht hat. Aborigines leckten den Blütentau von Blättern und Blüten kraftvoller Heilpflanzen ab, um mit ihrer Kraft in Resonanz zu kommen. Oft legten sie sich unter die Heilpflanzen, um unter ihnen zu schlafen, oder sie setzten sich tagelang vor eine Heilpflanze, um sie zu betrachten und sich mit ihr zu verbinden. Sie wussten um die Kraft, die von jeder Pflanze ausgeht, und nutzten sie.

Meditation – Innehalten, um wieder Inhalt und Halt zu finden.

Der uns umgebende Lärm des Alltags, das „zu laut" und „zu viel von allem", stellt für das menschliche System eine Überforderung dar. Es bedarf eines Gegengewichts, um eine stabile Mitte zu halten. Mit Meditation stellen wir der Überladung und Überforderung etwas gegenüber. Mit innerer Haltung und äußerer Übung praktizieren wir aktives Innehalten. In der bewussten Wahrnehmung des Lebens im Augenblick gewinnt das Leben an Farbe und Tiefe. Unsere Sinne bekommen wieder die Möglichkeit, wahrgenommen zu werden. Sehen, Riechen, Fühlen, Schmecken und feinstoffliches Wahrnehmen wird intensiver und bereichert uns in zunehmender Weise. Es fordert jedoch Disziplin durch gelegentliches „Nichtstun", um so etwas wie „Meisterschaft im Leben" in ganz anderer Form zu erlangen.

Ein erfülltes Leben zu führen, ist kein fernes Ziel – sondern beschreibt den Grad unserer Bewusstheit, Offenheit und Dankbarkeit gegenüber dem Leben in seiner grandiosen Vielfalt, aber auch gegenüber seinen Schwierigkeiten und Widersprüchen, die uns (oft schwer erkennbar) als Geschenke und eigentliche Wachstumshilfen entgegentreten. Unser Verständnis und unsere Achtsamkeit im Umgang mit den Lebensgesetzen rund um Resonanz, Polarität und Bewusstsein bestimmt darüber, wie sehr es gelingt, zu einem erfüllten und damit gelungenen Leben zu finden. Ein mit Bewusstsein und höchstmöglicher Offenheit beschrittener Weg bringt dabei immer deutlicher die eigene Essenz hervor: Stärken, Talente und Potenziale rücken in das Bewusstsein und treten in Resonanz mit neuen Lebensereignissen. Das bewusste Leben der mitgebrachten Möglichkeiten führt zu einem erfüllten und damit gesünderen Leben.

Meditation ist eine Begegnung mit sich selbst. In der Bereitschaft, sich selbst zu begegnen und auszuhalten, liegt die eigentliche Arbeit.

Meditation – Ich treffe mich mit mir

Mit Meditation wird zunächst, z.b. über ein Mantra, die Gedanken-
kraft auf einen Punkt konzentriert. Weg von den zahllosen Gedanken,
lenken wir unsere Aufmerksamkeit auf den Augenblick und zeigen
Präsenz für das, was gerade ist: Atmen und Sein. So wird Entschleunigung geübt. Dabei kommt es zum Abbau von Stress, die Wogen glätten
sich und Blockaden beginnen sich zu lösen, während langsam eine Verbindung zur Quelle aller Lebenskraft aufgebaut wird.

Die Lebenskraft wecken

Das höchste spirituelle Ziel der Meditation liegt darin, mit der Natur
(dem Dao = der Schöpferkraft) in Verbindung zu treten und aus ihr
heraus das Qi, die mächtige und gewaltige Evolutionskraft, zu wecken,
sich an ihre Kraft anzubinden und sich von ihr leiten zu lassen. Immer,
wenn Gebete wie durch ein Wunder beantwortet werden, wenn sich in
irgendeinem Bemühen menschliches Genie zeigt, wenn Wunder vollbracht werden oder die spirituelle Kraft sich durch Spontanheilungen
ausdrückt, wurde bewusst oder zufällig eine winzige Menge dieser unendlichen Kraft freigesetzt. Das Erwachen dieser Schöpferkraft bringt
eine Ausdehnung des Bewusstseins mit sich, die einen Menschen zu
neuem Leben erweckt und dadurch das Einzigartige und Geniale in
ihm entfacht. Sie öffnet und ermöglicht es, neue Ideen zu schöpfen und
bei längerer Übung unentdeckte Ressourcen zu erschließen. Im Lauf
der Zeit entwickelt sich ein neues Gefühl von Fülle und „Angekom-
men-sein". Tiefe Momente, die das Leben als Geschenk – das es zu
feiern gilt – erkennen lassen, werden häufiger. Dies nimmt Schwere
und schenkt Leichtigkeit, Vertrauen und Selbstbewusstsein. Die Wahrnehmung der eigenen Einzigartigkeit und Größe verstärkt das Gefühl
der Entspannung und Gelassenheit. Gesundheit findet nun eine neue
Basis. Zunehmende Unabhängigkeit von äußeren, besonders materiellen Faktoren tritt ein. Innere Stabilität und das Gefühl, als „Fels in der
Brandung" geerdet und verbunden zu sein, nimmt zu. Alte Muster, Pro-

gramme, Verletzungen und Gewohnheiten weichen einem bisher kaum erfahrenen Gefühl von Freiheit und wirklicher Selbst-Bestimmung. Unabhängigkeit vom Erreichen-müssen eines Ziels, einer äußeren Bestätigung. Begrenzung fällt ab. Leben offenbart sich in seiner unmittelbaren Qualität.

Die Seligkeit eines Augenblicks verlängert das Leben um tausend Jahre.

JAPANISCHES SPRICHWORT

Die höchste Zukunftsmöglichkeit erkennen und realisieren wollen

Im Lauf der Geschichte haben Menschen jeden Alters, welche die Freisetzung einer bestimmten Menge dieser Kraft erlebt haben, wundervolle und atemberaubende Kunst- und Meisterwerke (z.B. in Malerei, Musik, Philosophie, Religion oder Literatur) geschaffen. Die Aktivierung dieser Kraft hebt das Bewusstsein und führt zu Augenblicken des wachen Verstehens all dessen, was ist. Wahre Erleuchtung manifestiert sich Stück für Stück im Herzen. Die einmal geweckte Kraft verwandelt das Herz in spirituelles Gold und bewirkt, dass die Seele ihr Genie ausdrücken kann, damit sich das aus uns heraus entfalten kann, was gleich einem Samenkorn von Natur aus in uns angelegt ist. Meditation legt den Grundstein für das Erkennen des Höchsten, das in uns angelegt ist und sich entfalten möchte.

In Verbindung mit dem Shen-Bewusstsein treten

Die folgenden drei Meditationen stammen aus dem Kundalini-Yoga und wurden von Gurunam, einem Schüler von Yogi Bhajan, neu nach Europa gebracht. Sie haben eine uralte und sehr außergewöhnliche Kraft:

Mit der Meditation auf die Sonne die Türen öffnen

Die Meditation auf die Sonne wird Sie direkt mit Ihrem höheren Selbst verbinden. Sie wird Ihr Herz öffnen, die Schöpferkraft in Ihnen wecken und Ihnen Glück und Erfüllung bringen. Sie wird Ihre körperliche Lebenskraft stärken und Sie unterstützen, Ihren Lebensweg zu finden und ihm zu folgen. Dementsprechend werden sich Gesundheit und Wohlbefinden auf allen Ebenen verbessern:

Erheben Sie Ihr Bewusstsein über Ihren Körper hinaus und gehen Sie in ihrer Vorstellung zur Sonne. Sie sind ein Kind der Sonne. Sie ist Ihr rechtmäßiges Zuhause. Spüren Sie, wie Sie in ihre strahlende Aura eintreten. Erlauben Sie den Strahlen der Sonne, Ihr ganzes Sein zu durchfluten, jede kleinste Zelle zu erfrischen und zu stärken. Sehen Sie sich selbst umhüllt von diesem warmen und hellen Licht. Sie sind die Sonne, die Wärme und das Licht.

Lassen Sie sich erheben von dem Licht, dem Frieden und der Liebe, die Sie in diesem Augenblick spüren:

Licht – vor mir, hinter mir, neben mir, über und unter mir, in mir und für alle um mich herum und überall.

Frieden – vor mir, hinter mir, neben mir, über und unter mir, in mir und für alle um mich herum und überall.

Liebe – vor mir, hinter mir, neben mir, über und unter mir, in mir und für alle um mich herum und überall.

Meditation mit dem Adi-Mantra (Kundalini-Meditation)

Wann immer Sie Ihre Mitte verloren haben, hilft Ihnen dieses Mantra, Ihr inneres Gleichgewicht wiederzufinden. Das Mantra öffnet einen schützenden Kanal und stimmt das Energieniveau auf das Shen-Bewusstsein ein.

Om Namoh, Guru Dev Namoh

Bedeutung: „Ich rufe das unendliche kreative Bewusstsein. Ich rufe das Göttliche in mir."

Wenn Sie dieses Mantra in Gedanken oder besser laut singen, stellt es die Verbindung zu Ihrem höheren Selbst her. Bitten Sie um Schutz und Führung. Je tiefer Sie in Ihr höheres Selbst dabei eindringen, umso näher kommen Sie dem Göttlichen in Ihnen. Es ist natürlich, dass dies manchmal besser und auch manchmal schlechter und dann wieder überraschend gut funktioniert. Die Kunst liegt im Loslassen der Absicht, das Göttliche erfahren zu wollen.

Sitzen Sie für diese Übung mit aufrechter Wirbelsäule auf einem Meditationskissen (oder einer Meditationsbank) und bringen Sie die flachen Hände vor Ihrem Brustbein in Gebetsposition. Meditieren sie in dieser Haltung elf Minuten.

Heilmeditation mit dem Shushumna-Mantra

Mit diesem Mantra bringen Sie kraftvolle und heilende Schwingungen in Ihren Geist. So kann sich das Bewusstsein für Heilung weiterentwickeln. Alles Handeln und Ihr gesamtes Sein werden dann diesem Impuls folgen. Die heilenden Schwingungen des Mantras helfen Ihnen, Ihre Gedankenmuster, die sich körperlich in Krankheit ausdrücken, zu verändern. Das Mantra enthält acht Klänge, die das Fließen der Kundalini im zentralen Kanal des Rückgrats und in den spirituellen Zentren fördert. Der Energiefluss wird angeregt, und die Selbstheilungskräfte werden aktiviert. Der erste Teil des Mantras **Ra Ma Da Sa** steigt zum Himmel herauf (einatmen); der zweite Teil **Sa Se So Hong** bringt die Heilkräfte der höheren Welt auf die Erde herab.

Dieses Mantra verwandelt kranke Zellen Stück für Stück in ein harmonisches und gesundes Zellgewebe. Es erstickt Krankheiten im Keim und erhöht die Lebensschwingung, so dass die Mitte gestärkt wird und Gesundheit und Lebenskraft Einkehr halten. Singen oder hören Sie dieses Mantra immer wieder in Momenten der Angst, Verzweiflung, Furcht oder Sorge.

Zen-Meditation

Mit der Zen-Meditation üben wir Bewusst-zu-sein. Zazen bedeutet, in einer aufrechten Haltung tiefer Konzentration einfach zu sitzen. „Einfach" heißt, die Vitalität von Körper und Geist sind intensiv gesammelt, konzentriert, versenkt in die Zazen-Haltung. Körper und Geist sind dadurch völlig wach und in der kraftvollen Stille der gegenwärtigen Zeit zentriert. Mit der Präsenz unseres individuellen Daseins verankern wir uns im Urgrund allen Seins. Die Zazen-Haltung besteht darin, auf einem Kissen mit gekreuzten Beinen in aufrechter, natürlicher Haltung zu sitzen. Die Aufmerksamkeit wird auf die Spannkraft der Haltung und eine lange Ausatmung konzentriert. Im Raum des gesammelten Geistes auftauchende Gedanken und Bilder werden weder zurückgewiesen, noch beurteilt, noch verfolgt. Bewusstsein und Unterbewusstsein können sich entleeren. Körper und Geist kehren so zu ihrer ursprünglichen, ungetrübten Verfassung zurück. Zen ist in seinem Wesen die Erfahrung einer tieferen Qualität der Wirklichkeit. Diese Erfahrung gründet sich auf Ausübung und kann durch das Denken weder vorweggenommen noch ersetzt werden. Worte und Begriffe können die lebendige Wirklichkeit nicht wirklich einfangen.

Zen und die Kunst des Bogenschießens

Bogenschießen im Bewusstsein des Zen ist eine wunderbare Möglichkeit, Zen in praktischer Handlung zu erfahren. Bogenschießen bedeutet, Loslassen zu üben, Vertrauen zu finden und der eigenen Wesensnatur zu begegnen. Gelassenheit bedeutet, lassen zu können. Loslassen und ins Vertrauen gehen. Bogen, Schütze und Ziel werden zu einer Wirklichkeit. Diese Wirklichkeit ist das gelebte Jetzt, frei von Anhaftungen, ohne Trübungen des Geistes. Der Pfeil kennt bereits sein Ziel und erreicht es – mit Hilfe unseres Unbewussten! Wir erfahren beim Bogenschießen Schritt für Schritt, was es heißt, klar, korrekt und zielgerichtet zu handeln. Wir entdecken die Bedeutung eines festen Standpunktes, von dem aus wir mit der Sehne die richtige Spannung (im Leben) aufnehmen, um dann im passenden Augenblick loszulassen. Eine besondere Atemtechnik fördert die Konzentration auf den Augenblick des „Jetzt", um im Abschuss ein Spannungs- und zugleich ein Zielgefühl zu entwickeln.

Diesem Ziel gehen Sie Schritt für Schritt (Pfeil für Pfeil) mit so viel innerer Kraft – wie im Augenblick zur Verfügung steht – entgegen. Jeder geschossene Pfeil ist ein neuer Schritt, eine Bewegung auf das Ziel zu. Hier gibt es keine Fehlschüsse, sondern nur ein stetiges Üben in die Richtung des eigentlichen Ziels – der Begegnung mit sich selbst. Egal, was wir gerade tun, ob wir Tee eingießen, einen Blumenstrauß binden oder die Straße kehren: Wenn wir eins sind in dem, was wir tun, erfahren wir in jedem Augenblick die Kraft der Schöpfung. Die Straße so zu kehren, wie Michelangelo ein Bild malen würde, voller Liebe zum Detail, eins werdend mit dem Besen...

Egal, was passiert, egal, welches Ereignis von außen kommt – jede Prüfung gibt uns die Gelegenheit, über uns hinauszuwachsen und in uns einen Raum aufzusuchen, wo wir fest verankert sind und uns nicht von den Widrigkeiten des Lebens erdrücken lassen.

Die fünf Freiheiten

Die fünf Freiheiten sind sehr frei interpretierte Handlungsrichtlinien auf dem Weg des Wachstums hin zur Freiheit des Bewusstseins von karmischen Einschränkungen. Sie sind ausdrücklich nicht auf die Aufgabe von Konzepten ausgerichtet, sondern immer nur auf das Gewinnen neuer, interessanterer und umfassenderer Erfahrungsdimensionen. Wir vertrauen voller Gewissheit darauf, dass wir einen neuen, angenehmeren Zustand schon allein deshalb erreichen, weil er uns mehr fasziniert als der alte. Wir verschwenden keine Energie auf das Loswerden-Wollen (was sowieso nicht funktionieren kann), sondern richten unsere Aufmerksamkeit auf die Erschließung neuer Zustände aus. Unsere Bereitschaft zu wachsen, ist dabei das Kernelement jeden Wegs zur Freiheit.

Wer das Wohlergehen anderer über sein eigenes stellt, erschließt sich eine unerschöpfliche Quelle von Mut und Entschlossenheit.

DALAI LAMA

1. **Wachsendes Verständnis für alle Wesen und eine natürliche Zuneigung zu ihnen.**
   Wir verstehen, wie sich unser Verhalten auf das Leben anderer auswirkt. Deshalb achten wir verstärkt darauf, dass unsere Handlungen andere in ihren Lebensäußerungen nicht einschränken.

2. **Der intensive Drang, Wahrheit erfahren zu wollen.**
   Wir verstehen, dass wir nur wachsen und Klarheit erfahren, wenn wir das, was wir als Wahrheit erkennen, auch real leben und vorbehaltlos weitergeben, indem wir in unserem eigenen Handeln und Sprechen Wahrheit zum Ausdruck bringen.

3. **Die Erkenntnis, dass alle Komponenten, die zum Erreichen der Freiheit von karmischen Beschränkungen nötig sind, bereits in uns und in unserer unmittelbaren Umgebung vorhanden sind.**
   Es ist die persönliche Erfahrung, dass wir in der Fülle leben und die Natur uns alles zur Verfügung stellt, was wir für unsere Entwicklung benötigen. Gedanken des Mangels oder des Strebens nach dem Besitz anderer sind irrelevant und sinnlos.

4. **Die Intention zu wachsen.**
   Unsere innere Energie wächst, je höher wir steigen. Durst nach mehr Erkenntnis ist der Hauptantrieb für unseren Weg zur Freiheit.

5. **Die Erkenntnis, dass materieller Besitz für das Erreichen der Freiheit von karmischen Beschränkungen keine wesentliche Rolle spielt.**
   Wir erfahren den materiellen Aspekt des Lebens mehr und mehr als bloßen Teilbereich. Sein Einfluss auf unsere Entwicklung verliert an Bedeutung. Wir müssen nichts aufgeben, stimmen aber der abnehmenden Bedeutung materieller Faktoren für unseren Weg zu.

Zusammengefasst heißt das:
Wir können unser spirituelles Wachstum in verschiedene Stufen unterteilen. Je höher wir auf dem Berg stehen, desto näher sind wir dem Himmel und desto weiter ist der Überblick. Ab Ebene fünf nehmen wir uns nicht mehr nur vor, zu meditieren, zu joggen, mit dem Rauchen aufzuhören und anderes mehr, sondern wir tun es. Ab Ebene sieben gehen wir den direkten Weg der sich uns stellenden Herausforderungen und weichen nicht mehr aus. Spätestens ab Ebene acht und neun löst sich jede Form von Begierde, Sehnsüchten und Wünschen auf, und wir beginnen, alles so anzunehmen, wie es ist, da wir die Verbundenheit allen Seins wahrhaftig in uns spüren.

ÜBUNG

Heute, hier und jetzt beginne ich etwas, das ich schon immer machen wollte.

Egal, wie du dich fühlst, stehe auf, kleide dich und zeige dich.

Träume mehr, wenn du wach bist.

Verbringe mehr Zeit mit Menschen über siebzig und unter sechs Jahren.

Bringe mindestens drei Leute am Tag zum Lachen oder bereichere sie.

Versuche, einmal am Tag zu staunen.

Behalte Familie und Freunde im Blick.

Es bedarf einer beharrlichen Disziplin, einer ernsthaften Schulung, damit wir unsere alten geistigen Gewohnheiten aufgeben und eine neue Art des Sehens entdecken und aufrecht erhalten können.

DALAI LAMA

Literaturverzeichnis

Asshauer E. (Hg.): Ganzheitlich leben und heilen. Der Leibarzt des Dalai Lama über Vorbeugung und Therapie von Krankheiten / Tenzin Choedrak, Freiburg im Breisgau 1994

Balsekar, Ramesh S.: Schuld und Sünde – Der IrrSinn des Verstandes, Freiburg im Breisgau 2001

Dahlke, Ruediger: Das Schattenprinzip, München 2010

Capra, Fritjof: Das Dao der Physik, Bern / München / Wien 1984

Clark, Barry: Die Tibeter-Medizin. Die Geheimnisse der Heilkunst aus den Hochtälern des Himalaja, Bern / München / Wien 1997

Dahlke, Ruediger: Krankheit als Symbol. Handbuch der Psychosomatik, München 2007

Dalai Lama: Das Buch der Menschlichkeit, Bergisch-Gladbach 2000

Dalai Lama: Der Weg zum Glück, Freiburg im Breisgau 2002

Dalai Lama: Die Weisheit des Herzens, München 1990

Donden, Yeshi: Gesundheit durch Harmonie. Einführung in die Tibetische Medizin, München 1990

Einstein, Albert: Die Relativitätstheorie, München 1988

Englert, Axel: Die Schöpferkraft in Dir, Aschaffenburg 2006

Fosar, Grazyna / Bludorf, Franz: Vernetzte Intelligenz, Aachen 2001

Green, B.: Das elegante Universum: Superstrings, verborgene Dimensionen und die Suche nach der Weltformel, München 2006

Hawking, Stephen: Das Universum in der Nussschale, Hamburg 2001

Hawking, Stephen: Eine kurze Geschichte der Zeit, Reinbek bei Hamburg 1998

Heisenberg, Werner: Physik und Philosophie, Stuttgart 2000

Hobert, Ingfried: Die Praxis der tibetischen Medizin, Frankfurt am Main 2004

Hobert, Ingfried: Gesundheit selbst gestalten – Wege der Selbstheilung und die Fünf »Tibeter«, München 1992

Jung, Carl Gustav: Archetypen, München 2001

Kopp, Zensho W.: Die Freiheit des Zen, Darmstadt 2007

Krautwald, Christine Li Ulja: Donner, Wind und Berge, Franfurt am Main 2004

Krishnamurti, Jiddu: Über Leben und Sterben, Frankfurt am Main 1998

Kuhn, Hermann: Das Gespür für Wachstum, Wunstorf 2000

Lao-tzu: Dao Te King, Stuttgart 1997

Maciocia, Giovanni: Die Praxis der Chinesischen Medizin, Kötzting 1994

Newberg, Andrew / D'Aquili, Eugene / Rause, Vince: Der gedachte Gott: wie Glaube im Gehirn entsteht, München 2003

Platsch, Klaus Dieter: Psychosomatik in der chinesischen Medizin, München 2000

Sheldrake, Rupert: Das schöpferische Universum, München 1993

Sheldrake, Rupert: Denken am Rande des Undenkbaren, München 2004

Starkmuth, Jörg: Die Entstehung der Realität, Bonn 2005

Swami Vivekananda: Vedanta: Ozean der Weisheit, Bern / Wien / München 1986

Talbot, M.: Das holographische Universum, München 1994

Waldo, Trine: In Harmonie mit dem Unendlichen, Stuttgart 1994

Watts, Alan: Die Illusion des Ich, München 2005

Weizsäcker, C. F.: Die Einheit der Natur, München 2002

Wolf, Fred Alan: Der Quantensprung ist keine Hexerei, Basel 1986

Wolf, Fred Alan: Parallele Universen, Frankfurt am Main 1998

Yogi Bhajan: Der Verstand- seine Projektionen und vielfachen Facetten, Kelkheim 1999

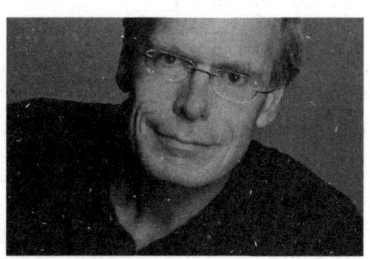

Foto: Maren Kolf

Dr. med. Ingfried Hobert, praktiziert als Arzt für Ganzheitsmedizin und Ethnomedizin in eigener Praxis am Steinhuder Meer. Hier verbindet er das Beste aus verschiedenen Welten miteinander: Schulmedizin, Naturheilkunde und traditionelles Heilwissen anderer Kulturen. Er ist Meditationslehrer und Autor zahlreicher Gesundheitsratgeber und Bücher über traditionelle Heilverfahren. Ihm wurde es zur Lebensaufgabe, die Jahrtausende alten Weisheiten und Heilkünste anderer Kulturen zu erforschen und auf ihre Anwendbarkeit im Westen zu prüfen. In einem eigens entwickelten ganzheitlichen Therapiekonzept wendet er dieses Wissen mit großer Leidenschaft in seiner Praxis an. www.drhobert.de

**Praxis für Ganzheitsmedizin
Dr. med. Ingfried Hobert
Tibetische Medizin, TCM, Ethnomedizin
Pulsdiagnose, Gesprächstherapien, Coaching
An der Friedenseiche 5
D-31515 Steinhude am Meer**

**Website: www.drhobert.de
E-Mail: praxis@drhobert.de
Tel. 05033/9503-0, Fax 05033/9503-33**

„Dieses Buch eines engagierten Arztes kann die Brücke schlagen zwischen unseren eigenen spirituellen und religiösen Wurzeln und der modernen wissenschaftlichen Medizin!"

- Ruediger Dahlke -

Larry Dossey
Heilende Worte
Die Kraft der Gebete
als Schlüssel zur Heilung

Schon die großen Weisen der Antike wussten: „Dasselbe ist Denken und Sein!" So wie der Mensch denkt, so wird er auch. Worte und Gedanken haben eine entscheidende Bedeutung für die Gesundheit des Menschen. So wie ein im Zorn geäußertes Wort eine Verletzung verursachen kann, vermag ein segnendes Wort eine Heilung herbeizuführen.

Larry Dossey beschreibt in diesem Grundlagenwerk zur Gebetsheilung, welche Macht im gesprochenen Wort liegt und welche segensreiche Heilwirkung von einem Gebet ausgeht. Die alte biblische Überlieferung des „Bittet, so wird euch gegeben" erfährt durch einen modernen Wissenschaftler eine bewegende Bestätigung. Das Gebet öffnet das Tor zu einer höheren Wirklichkeit, aus der jene wundervolle Heilkraft hervorströmt, die selbst in scheinbar aussichtslosen Situationen Heilung zu schenken vermag und so wahre Wunder bewirkt.

Ein entscheidender Brückenschlag zwischen der Heilkunst und der Gebetsheilung, der ein neues, tieferes Verständnis über das Wesen von Krankheit und Gesundheit zu vermitteln vermag.

ISBN 978-3-86191-008-4
Hardcover, 288 Seiten

Ein grundlegendes Werk zum Verständnis des Sterbeprozesses und seiner geistigen Gesetzmäßigkeiten

Ruediger Dahlke
Von der großen Verwandlung
Wir sterben und werden weiterleben

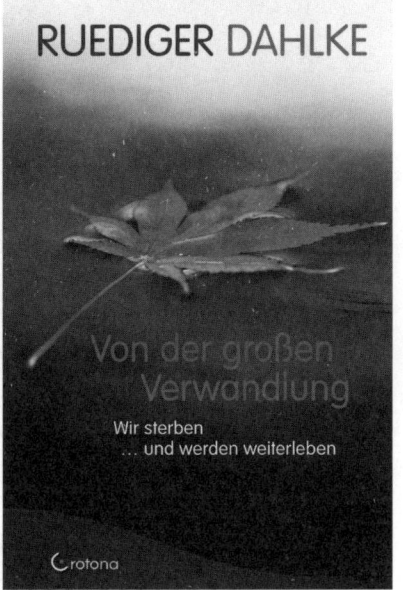

Ruediger Dahlke ist der maßgebliche Autor Deutschlands zu Fragen von Körper, Seele und Geist. Er ist der Pionier auf dem Forschungsgebiet der Zusammenhänge zwischen geistiger Einstellung und körperlicher Symptomatik. Seine Bücher über die „Schicksalsgesetze" oder über „Krankheit als Weg" sind Meilensteine auf dem Weg zu einem neuen Welt- und Menschenbild. Mit diesem Buch über die „große Verwandlung" spricht er erstmals ganz offen über die letzte, die entscheidende Menschheitsfrage – das persönliche Überleben des Todes. Als Arzt und Kenner der menschlichen Seele konnte er in seiner langjährigen Praxis zahllose Erfahrungen sammeln. Anhand dieser beeindruckenden Fülle von Erlebnissen und aufgrund seiner intensiven Forschungsarbeit kommt er zu der unerschütterlichen Überzeugung: Jeder Einzelne wird als Individuum nach dem Ablegen seiner Körperhülle weiterleben!

Ein Meisterschlüssel zum Verständnis des Lebens nach dem Tod und ein grundlegendes Werk zum Verständnis des Sterbeprozesses und seiner geistigen Gesetzmäßigkeiten!

ISBN 978-3-86191-010-7
Hardcover mit Schutzumschlag, 144 Seiten

Weitere Titel aus dem Crotona Verlag:

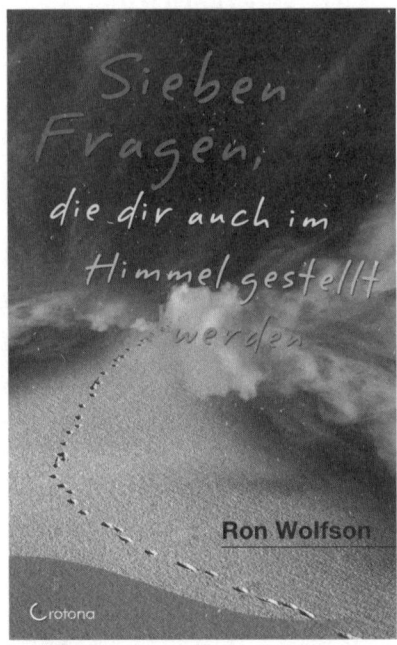

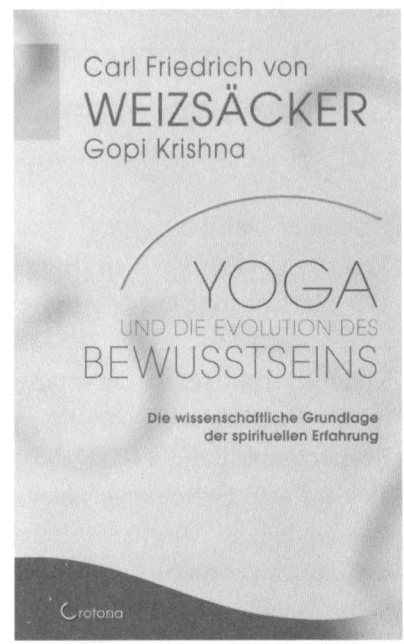

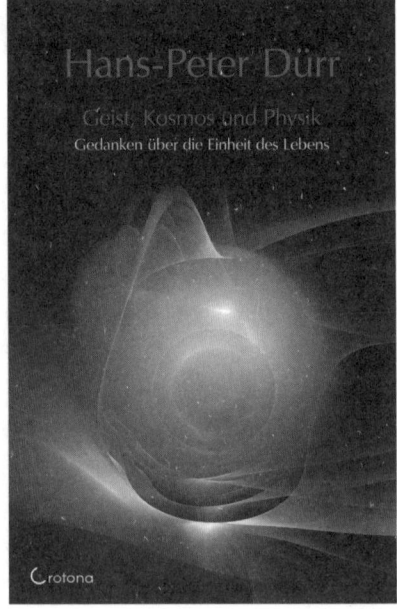

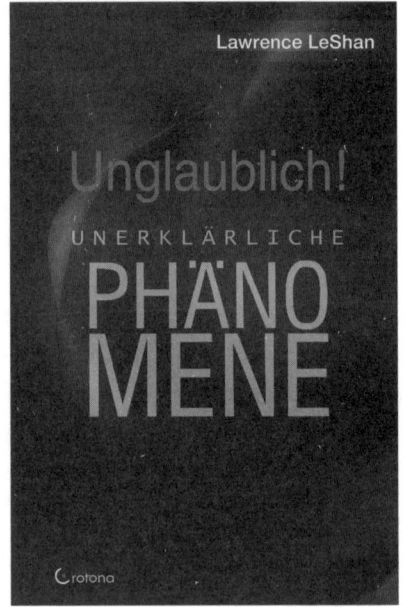